中医学基础

雷 斌 石爱桥 主 编

人民体育出版社

图书在版编目（CIP）数据

中医学基础 / 雷斌，石爱桥主编. -- 北京：人民体育出版社，2019（2024.3重印）

ISBN 978-7-5009-5525-2

Ⅰ.①中… Ⅱ.①雷… ②石… Ⅲ.①中医医学基础—教材 Ⅳ.①R22

中国版本图书馆CIP数据核字(2019)第008508号

*

人民体育出版社出版发行

北京中献拓方科技发展有限公司印刷

新华书店经销

*

787×1092　16开本　13.75印张　300千字

2019年3月第1版　2024年3月第5次印刷

印数：3,001—3,100册

*

ISBN 978-7-5009-5525-2

定价：60.00元

社址：北京市东城区体育馆路8号（天坛公园东门）

电话：67151482（发行部）　邮编：100061

传真：67151483　邮购：67118491

网址：www.psphpress.com

（购买本社图书，如遇有缺损页可与邮购部联系）

前言

《中医学基础》是民族传统体育专业的主干课程之一，是民族传统体育专业的学生必须学习和掌握的重要内容。依据国家教育委员会1998年颁布实施的《普通高等学校本科专业目录》，民族传统体育专业的教学计划以及《中医学基础》教学大纲的任务要求着手编写了这本书。

在编写过程中，我们参考了大量相关著作，本着存真求实、去粗取精、简而有要的原则，针对民族传统体育专业发展之需要，力求深入浅出，通俗易懂，便于读者在有限的时间里尽快掌握其内容。本书不仅可作为体育院校、业余体校、武术馆校的科教书，也适宜于广大的民族传统体育工作者、爱好者阅读和学习。

本书由雷斌、石爱桥主编，其中石爱桥制定了本书的编写思路、框架结构并担任全书的统稿工作，雷斌撰写了绪论和第一、二、三、八、九、十章；杨翼撰写了第四、六、七章；刘晶撰写了第五章；由雷斌、刘晶、任秋林、闫振峰、卢新伟撰写了全书的课后练习题和参考答案。

本书的问世得到了武汉体育学院领导、专家、教授们的关心和支持。同时，对书中引用和借鉴的有关著作或成果，在此一并致谢。限于编者水平，书中谬误在所难免，敬请读者不吝赐教。

编者

2017年6月

目录

绪论

中医学是中国优秀文化遗产的重要组成部分，有数千年悠久历史，是中华民族长期与疾病作斗争的极为丰富的经验总结。其独特的医学理论体系和医技，为中华民族的繁衍昌盛做出了巨大的贡献。

中医学是一门具有独特理论体系，并有丰富的养生和诊疗手段的传统医学。它包括中医学基础理论、中医预防医学和中医临床医学三部分。《中医学基础》是中医学的主要组成部分，主要阐述人体的生理、病理以及疾病的诊断、防治和康复等基础理论、基本知识和基本技能。

第一节　中医学的起源

中医学是我国劳动人民在长期的生活和劳动实践中创造和发展起来的。

在远古时期，为了生存，人类在同自然灾害、猛兽、疾病的斗争中，逐步认识了疾病，并逐渐了解了一些防治疾病的方法。通过不断的实践尝试，认识了一些植物和动物，并逐渐积累了应用某些动、植物治病的经验。古代的推拿按摩与针灸疗法，也是在无数次自我解救和本能防痛实践中逐渐积累起来的。这些经验和方法随着社会的进步和发展，尤其受古代哲学的渗透和影响，在长期的实践中逐渐形成了中医学体系。

第二节　中医学理论体系的形成和发展

中医理论体系的形成和发展，大体可分为5个时期。

一、先秦、秦、汉时期

这一时期是中医理论体系的形成时期，代表性著作主要有4部。

1.《黄帝内经》是我国现存最早的医学著作，总结了我国以前的治疗经验和理论知识。分《素问》和《灵枢》两部分，共收集文章162篇，系统地阐述了人体的结构、生理、病理以及对疾病的诊断、治疗和养生等问题，奠定了中医学的理论基础。它在阐述医学理论的同时，还对阴阳、五行、气、天人相应、形神关系等进行了深入的探讨。其中的许多内容在当今仍具有较高的学术价值。

2.《难经》是一部与《黄帝内经》相媲美的古典医籍，系秦越人所著，成书于汉代之前。《难经》的“难”是质难的意思，即问答之意，全书共有81个问答，称为“81难”。书中用问答方式，阐述了人体的结构、生理、病因、病机、诊断、治则和治法等，尤其在脉诊和针灸治疗方面，其内容较《黄帝内经》更为详细。

3.《伤寒杂病论》为东汉末年张仲景所著。他是在《黄帝内经》《难经》等医学理论专著的基础上，总结了前人的医学成就，结合自己的临床经验写成的。该书在宋代林亿等人整理出版时，被分为《伤寒论》和《金匮要略》两书。《伤寒论》确立了六经辨证论治的纲领，是中医学中阐明辨证论治的第一部专著，并为后世诊断学、八纲辨证奠定了基础。书中记载了113方，使中医基础理论与临床医学紧密结合，形成了理、法、方、药的体系。《金匮要略》以脏腑的病机理论进行证候分类，记载了40多种杂病，并发展了病因学说，提出了“千般疢难，不越三条”，给后世三因学说以深刻的影响。

4.《神农本草经》据考证成书汉代，托名神农，是集东汉以前药物学大成的名著，也是我国现存最早的一部药物学重要典籍。载药365种，将药物分为寒、凉、温、热四性，酸、苦、甘、辛、咸五味。并根据养生、治病和有毒、无毒，分为上、中、下三品。

总之，这是中医药学理论、实践技法形成体系的关键时期，为后世中医发展奠定了基础。

二、晋、隋、唐时期

这时期丰富的医疗实践使中医理论体系得到充实和系统化。如晋代王叔和的《脉经》，汇集了晋以前脉学的成就，成为我国第一部脉学专著。晋代皇甫谧的《针灸甲乙经》是我国第一部针灸学专著。隋代巢元方在《诸病源候沦》中对各种病证的原因、病理和临床证候的描述，远较秦汉时期的著作全面、系统、详尽。唐代孙思邈所著的《千金要方》和《千金翼方》是两本以记载处方和其他各种治病手段为主的方书，书中在论述方剂的分类和各种处方的适应症方面，尤其在脏腑辨证方面比《伤寒杂病论》更丰富和系统化。

三、宋、金、元时期

这一时期的医家们在前人的理论和实践的基础上，根据自己的实践，提出了许多独到见解，中医的理论体系产生了突破性的进展。

宋代陈言（字无择）所著的《三因极一病证方论》在中医病因学方面提出了著名的“三因学说”，他把复杂的病因概括分为内因、外因、不内外因三类。该书发展了《金匮要略》的病因学说，使中医病因学更加系统化。

金元时期，其中最有代表性的有刘完素（字守真）、李杲（自号东垣老人）、张从正（字子和）和朱震亨（字彦修），被后人尊称为金元四大家。

刘完素提出了百病多因于“火”的理论，认为外感“六气皆从火化，五志过极，皆过热甚”。因此，治疗疾病多用寒性凉性的药物，后世医家称他为“主火派”或称之为“寒凉派”。

李杲提出了“内伤脾胃，百病由生”的论点，治疗以补益脾胃为主，后世称他为“补土派”。

张从正认为病由邪生，“邪去则正安”，攻邪祛病，以汗、吐、下为攻去病邪的三个主要方法，后世称他为“攻下派”。

朱震亨最著名的是在《相火论》中提出的“阳常有余，阴常不足”理论，治病以滋阴降火为主，后世称他为“滋阴派”。

四、明清时期

这一时期的主要特点是在前人的理论和实践的基础上，提出了许多创见，大大地提高了中医对人体和疾病的认知水平，使中医理论体系得到进一步的完善。

这时期的著作颇多，如明代的《普济方》是一部规模巨大的方书，共收集医方61739方，成为当时方剂学发展的高峰。明代伟大的医学家李时珍，历时27年，参考了800多种书籍，刻苦钻研，勇于实践，虚心求教，以实事求是的科学态度，总结了明代前的药物学成就，著成了《本草纲目》一书。这是一部世界著名的药物学著作，共载药1892种，附方11000多方，绘图1000多幅。它不仅丰富了我国医药学的内容，而且奠定了植物学的基础。又如明代楼英的《医学纲目》、王肯堂的《证治准绳》、清代政府组织编写的《医宗金鉴》《四库全书·子部》和清代陈梦雷主编的《古今图书集成·医部全录》，为后世学习中医者提供了丰富的理论资料。

明代医家开始探索调节人体全身脏腑阴阳的枢纽所在，提出了“命门学说”。同时李中梓明确提出了“肾为先天本，脾为后天本”的论断。明代吴又可在《瘟疫论》中提出，瘟疫的病因是非风、非寒、非暑、非湿，乃天地间别有一种异气所感，瘟疫的传染途径是从口鼻而入等，进一步丰富了中医理论体系。

五、近代和现代

这时期的医家，一方面，继续搜集和整理前人的学术成果，另一方面，由于西方医学大量传入我国，引起了中西医的争论，并逐步走向中西医结合的道路。

20世纪20年代，曹炳章主编的《中国医学大成》，是一部集古今中医学大成的巨著。20世纪80年代《中医学概论》一书问世，为中医理论体系的系统化和规范化打下了基础。

新中国成立以来，中西医药学工作者在整理研究历代医药学文献的同时，运用现代科学方法研究中医药基础理论，在经络和脏腑的实质研究、病证动物模型研究、中药及复方药理研究等方面取得了一定的发展，为中医的现代化奠定了坚实的基础。

第三节　中医学的主要特点

中医学的理论体系是经过长期的临床实践逐步形成的，是中华民族长期与疾病斗争的智慧结晶。它来源于临床实践，反过来又指导临床实践。这一独特理论体系的基本特点是整体观念和辨证论治。

一、整体观念

整体观念，即认为事物是一个整体，事物内部的各个部分是互相联系不可分割的，事物与事物之间也有密切的联系，整个宇宙是一个大整体。中医从此观念出发，认为人体是一个有机的整体，人体的结构互相联系，不可分割，人体的各种功能互相协调，彼此为用。同时，中医认为人和环境也是不可分割、相互影响的整体。这一观念贯穿于中医的生理、病理、诊法、辨证、养生和治疗等所有领域，是中医的一种思想方法。

1. 人体是一个有机的整体

人体是由骨骼、组织和器官等组成的。各个组织或器官都具有不同的功能，这些不同的功能又都是整体活动的一个组成部分，同时，人体各组成部分又决定了机体的整体统一性。因此，在生理上相互联系，以维持其生理活动上的协调平衡，在病理上则相互影响。机体整体统一性的形成是以五脏为中心，配以六腑，通过经络系统“内属于脏腑，外络于肢节”的作用而实现的。五脏是代表着整个人体的五大系统，人体所有器官都包括在这五个系统之中。人体以五脏为中心，通过经络系统，将六腑、五体、五官、九窍、四肢百骸等全身组织、器官联系成为有机的整体，并通过气、血、津液、精、神的作用，来完成机体统一的机能活动。

中医学在整体观念指导下认为，人体正常生理活动一方面要靠各脏腑组织发挥自己的功能，另一方面又要靠脏腑间相辅相成的协同作用和相反相成的制约作用，才能维持生理平衡。每个脏腑各自有不同的功能，又有整体观念下的分工合作，这是人体局部与整体的统一。这种整体作用只有在心脏的统一“指挥”下才能生机不息，如《素问·灵兰秘典论》中说：“心者，君主之官，神明出焉”“主明则下安……主不明则十二官危”。这种心与形的统一观，反映了机能与形体的整体性。因此，心对人的生命活动起着主宰作用。

中医学不仅从整体来探索生命活动的规律，而且在分析病证的病理机制时，也首先着眼于整体，即着眼于局部病变所引起的整体病理反应，把局部病理变化与整体病理反应统一起来，既重视局部病变和与之直接相关的脏腑、经络，又不忽视病变的脏腑、经络对其他脏腑、经络产生的影响。

由于各组织器官在生理上和病理上是相互联系和影响的，这就决定了在诊治疾病时，可以通过五官、形体、色脉等外在变化，了解和判断内在脏腑病变，从而作出正确的诊断。在治疗上，局部的病变常需从整体出发，采用相应的整体疗法，如心开窍于舌，心与小肠相表里，所以可用清心泻小肠火的方法治疗口舌糜烂，又如“从阴引阳，从阳引阴，以右治左，以左治右”，以及“病在上者下取之，病在下者高取之”等，都是在整体观念指导下确定的治疗原则。

2. 人与自然界密切相关

人生活在天地之间，六合之中，自然环境之内，是整个物质世界的一部分，即人和自然环境是一个整体。因此，当自然环境发生变化时，人体也会发生与之相应的变化。《灵枢·邪客》中说：“人与天地相应也。”各种生物在自然界气候影响下，有春生夏长秋收冬藏的变化。人体也是如此，当春夏阳气发泄时，人体气血易趋向于表，呈现皮肤松弛少尿多汗；在秋冬阳气收藏时，人体气血易趋向于里，呈现皮肤致密少汗多尿。这种人体对自然界的适应还表现在对地理环境、居住条件等许多方面。如果自然界的变化超过了人体的适应能力，或者人体的机能失调，对自然界的变化不能及时作出适应性调节时，就会发生疾病。

在四季的气候变化中，每一季节都有它不同的特点。因此，除了一般的疾病外，常常可以发生一些季节性的多发病或时令性的流行病。如《素问·金匮真言论》中说：“春善病鼽衄，仲夏善病胸胁，长夏善病洞泄寒中，秋善病风疟，冬善病痹厥。”此外，疾病还与地理环境和生活环境等都有一定的关系。即使是昼夜的变化对病情也有一定的影响。因此，治疗疾病时，还必须考虑自然界的因素。

中医学还认为，人与天地相应，不是消极的、被动的，而是积极的、主动的。人类不仅能主动地适应自然，更能主动地改造自然，与自然作斗争，从而提高健康水平，减少疾病。

综上所述，中医学将人体看成一个以心为主宰、五脏为中心的整体，同时，认为人和自然环境密切相关，是一个不可分割的整体。这种整体观念，贯穿于中医的所有领域，成为中医理论体系的一大核心要素。

二、辨证论治

辨证论治是中医认识和治疗疾病的基本原则，是中医学对疾病的一种特殊的研究和处理方法，也是中医学的基本特点之一。

辨证，就是将望、闻、问、切四诊所收集的症状和体征资料，通过分析、综合以辨清疾病的产生原因、性质、部位以及邪正之间的关系，概括、判断为某种性质的证。证，也称证候。

论治，又称施治，是根据辨证的结果确定相应的治疗方法。

辨证和论治，是诊疗疾病过程中相互联系不可分割的两个方面。辨证是确定治疗方法的前提和依据，论治是辨证的目的，通过辨证论治的效果，可以检验辨证论治是否正确。

辨病论治是在确立疾病的诊断之后，根据疾病确定治疗的原则。对于比较简单的疾病来说，辨病论治是比较容易做到的。但是，多数疾病都存在比较长的发展过程，在这个过程中，每个阶段的病理变化不尽相同，很难有确定划一的治疗方法。因此，只能根据疾病发展过程中每一阶段的病理概括来确定治疗方针，这就是说，不是根据“病”，而是根据“证”来确定治疗方法。在同一种疾病中，由于在疾病发展的不同阶段，病理变化不同，即“证”不相同，根据辨证论治的原则，治法也就不同，这种情况称之为“同病异治”。与此相反，有时在不同的疾病中，会出现相同或相似的证。根据辨证论治的原则，证相同治疗也应相同，因此，出现了不同疾病采用相同治法的情况，这称之为“异病同治”。

临床上，在整体的治疗方案中，有时也针对病的症状，采用及时减轻病人的痛苦为目的的对症治疗方法，但施治者必须明白，对症治疗只能减轻病人一时的痛苦，不能解决疾病的根本问题。总之，根据不同疾病及其情况，采用不同的方法去解决的做法，就是辨证论治的精神实质。

第四节 《中医学基础》的学习方法

通过本课程的学习，要求系统掌握、熟悉和了解中医学的基础理论、基本知识和基本技能。为学习武术理论、民族传统体育养生学等武术与民族传统体育专业的相关课程打好基础。

中医学与民族传统体育，特别是武术、气功有相同的理论渊源，有着共同的文化背景。因而，学习中医学基础理论，对民族传统体育专业学生而言是十分必要的。学习者在学习过程中要有明确的学习目的，即进一步丰富和完善民族传统体育专业的知识结构，培养把中医学与民族传统体育学结合和运用的能力，以更好地为民族传统体育学的发展和全民健身服务。

本课程要求以辩证唯物主义和历史唯物主义为指导思想，充分认识学习基础理论的重要性；树立理论联系实际的学风，遵循学习规律。由于中医学与西医学是两个不同的医学理论体系，在学习过程中，要切实掌握中医学的特点，既要联系现代医学科学知识，又不能生搬硬套；既要分清两个医学理论体系，又不能把它们对立起来，简单地、不加分析地肯定或否认一方面都不是科学的态度。

课后练习题

一、名词解释

1. 中医学：
2. 辨证：
3. 论治：
4. 同病异治：
5. 整体观念：

二、选择题

1. 我国现存最早的医学著作是（ ）
A.《伤寒杂病论》 B.《神农本草经》 C.《黄帝内经》 D.《脉经》
2.《神农本草经》载药数为（ ）
A. 1892种 B. 365种 C. 844种 D. 369种
3. 隋代巢元方著有（ ）
A.《伤寒杂病论》 B.《备急千金要方》 C.《诸病源候论》 D.《世医得效方》
4.《脉经》的作者是（ ）
A. 张仲景 B. 皇甫谧 C. 巢元方 D. 王叔和
5. 金元四大医学家中，被称为“滋阴派”的医家是（ ）
A. 朱震亨 B. 张从正 C. 刘完素 D. 李杲
6. 明确提出了“肾为先天本，脾为后天本”论断的医家是（ ）
A. 李中梓 B. 吴又可 C. 张仲景 D. 李杲
7. 唐代名医孙思邈著有（ ）
A.《伤寒杂病论》 B.《千金要方》 C.《脉经》 D.《新修本草》
8. 下列哪项属于中医学的基本特点（ ）
A. 同病异治 B. 审因论治 C. 辨证论治 D. 标本同治
9. 金元四大家中被称“攻下派”的医家是（ ）
A. 朱震亨 B. 张从正 C. 刘完素 D. 李杲
10. 下列哪一项不是中医独特理论体系的内容（ ）
A. 病因病机学说 B. 预防为主学说 C. 经络学说 D. 阴阳学说

三、填空题

1. 中医学是一门具有独特理论体系，并有丰富的养生和诊疗手段的传统医学，它包括__________、__________和__________三部分。

2.《黄帝内经》是我国现存_____著作；分____和_____两部分，共收集文章___篇。

3. 在中医学的发展中，金元时期代表性人物有______、______、______和______称之为金元四大家。

4. 朱震亨最著名的是在《相火论》中提出的“______________________”的理论，治病以滋阴降火为主，称为__________派。

5. 中医学的主要特点是____________和____________。

四、判断题

1. 中医学包括中医学基础理论、中医预防医学和中医临床医学三部分。（　）

2. 中医学是我国劳动人民在长期的生活和劳动实践中创造和发展起来。（　）

3.《黄帝内经》是我国现存最早的医学著作，分《素问》和《灵枢》两部分，共收集文章182篇。（　）

4. 孙思邈所著《伤寒杂病论》，后被分为《伤寒论》和《金匮要略》。（　）

5. 金元四大家分别是刘完素、李杲、张从正和朱震亨。（　）

6. 李杲被后世医家称之为“主火派”或“寒凉派”。（　）

7. 张从正认为病由邪生，“邪去则正安”，攻邪祛病，以汗、吐、下为攻去病邪的三个主要方法，后世称他为“攻下派”。（　）

8. 王叔和的《针灸甲乙经》是我国第一部针灸学专著。（　）

9. 中医学理论体系的主要特点是整体观念和辨证论治。（　）

10. 论治，又称施治，是根据辨证的结果确定相应的治疗方法。（　）

五、简答题

1. 中医基础理论的主要内容有哪些?

2. 中医理论体系的形成时期，主要有哪4部代表性著作为后世中医发展奠定了基础?

3. 刘完素提出了什么理论，又被后世医家称为什么派?

4. 简述中医学的整体观念。

5. 何谓辨证论治?

六、思考题

1. 为什么说中医学是我国劳动人民在长期的生活和劳动实践中创造和发展起来的?

2. 民族传统体育专业的为什么要学习中医学，又该怎样进行中医课程的学习呢?

第一章　中医学的哲学基础和思维方法

在中医学的形成早期，实验科学不如今天发达，人体的生理和病理现象更多地借助于古代的哲学知识来解释。因此，中国古典哲学诸多观点被运用到中医学的各个方面，对中医学的形成和发展具有深刻影响。

中医学的方法体系分为三个层次：一是中医的哲学方法，即是阴阳学说和五行学说等。二是中医的一般思维方法，主要有比较、演绎、类比、以表知里、试探和反证等。三是中医学的具体方法，包括具体的理论研究方法、诊断方法、治疗方法、预防方法等。前两个层次的方法在本章论述，第三个层次的方法将在其他章节中分别论述。

第一节　整体观念

整体观是对事物统一性和完整性的认识观点。整体观，首先是指自然界本身是一个整体，人和其他的生物都是其中的一部分，如果这个整体中的某一部分受到损害，那么其他方面也将受到影响，整体则因之破坏。天、地、人三者相互联系，人不是孤立地生活在时空中，而是时刻与时空发生着各种联系，这就是“天人合一”的思想。人体是一个有机整体，人体内部的各个器官、组织之间也是相互联系、密不可分的，包括人的思想、意识与机体具有密切的联系，即“形神合一”。总之，世间万物是普遍联系的，不是孤立的。

整体观念是中医学理论的特点之一。中医学整体观念的内涵是人与自然的统一。中医学非常重视人体本身的统一性、完整性及其与自然界的相互关系，认为人体是一个有机的整体，构成人体的各个组成部分在结构上不可分割，在功能上相互协调、互为补充，在病理上则相互影响。整体观既重视人体自身的统一和完整，即人体整体观；又重视人与外界客观环境的和谐统一，即天人整体观。中医学的整体观念主要包含以下几个方面的内容。

一、元气学说的整体观

气是中国哲学的最高范畴，中医学认为，气是存在于宇宙中无形而运动不息的极细微物质，是宇宙万物的共同物质本原。元气学说则是以元气作为构成世界的基本物质，以元气的运动变化来解释宇宙万物的生成、发展、变化、消亡等现象。这种朴素的唯物主义哲学思想，在中国古代哲学史上占有极重要的地位，并对中国古代的自然科学的发展产生了深刻的影响。

《素问·气交变大论》中说："善言气者，必彰于物。"气与物是一个统一体，气的存在可以通过其运动变化及产生的物质表现出来。元气学说作为一种自然观，是中医学对整个物质世界的总体认识。因为人的生命活动是物质运动的一种特殊形态，故元气学说在对天地万物的生成和各种自然现象作唯物主义解释的同时，还对人类生命的起源以及有关生理现象提出了独特的见解。

基于元气学说对人类生命的认识，《灵枢·决气》中说："人有精、气、津、液、血、脉，余意以为一气耳。"中医学用其物质性来解释自然、生命、健康和疾病，由此构建元气的理论，即"元气论"，用以阐释人的生命活动，认识人体的健康和疾病，指导疾病诊断和治疗。元气论以其整体观念成为中医学体系、气功体系重要的理论基础和思维方法。

二、《易经》的整体观

中医学与《易经》之间的关系，可以说"源于《易经》而异于《易经》"。《易经》是论述中国古代哲学的世界观的学说，而中医学正是借助《易经》的思想方法和理论框架，独创性地构架了完整而系统的理论体系。《易经》的整体观是古人在对自然现象进行长期大量观察、分析的基础上形成的，它虽然掺杂了不少神秘成分，但基本属于唯物主义范畴。阴阳交错、相推相摩、交感相与的观点体现出《易经》对事物普遍联系、相互作用的认识以及对客观世界普遍存在的对立统一运动规律的认识，已经达到了相当高的水平，而这些又符合辩证法的基本要求。

《易经》的整体观表现为：把客观事物都看作一个充满联系不断变易的整体，且作为整体的客观事物是由不同的部分组成，并用"阴""阳"这两个高度抽象的符号代表整体中的组成部分；揭示了大大小小客观事物不同的结构图式，如太极结构图式、单卦结构图式等；用独特的语言阐述了作为整体的各部分之间的联系和变易运动模式，以说明事物变易运动的规律。《易经》把自然和人看作一个有机整体。基于这样的思维，世界上的一切事物都不是孤立地存在着的，相反，它们都是相互联系，相互影响，一气相通，统一、和谐地联系在一起的，是一个整体。现代系统论告诉我们，只有部分的整体还不是一个完整的整体。《易经》整体观的可贵之处，就在于它不仅看到了事物是由不同的部分构成，并且通过设卦取象一定程度地揭示了事物各部分之间矛盾运动变化的关系。

《易经》的整体观具有全面性、统一性、辩证性三大特点。如果说全面性使《易经》的整体思想较之其他整体思想更为广阔，那么统一性则使《易经》的整体思想比其他整体思想更趋系统，辩证性则使《易经》整体观比其他整体思想更加深刻。三大特点不仅使《易经》的整体观成为中国古代首屈一指的思想，而且独一无二地存在于世界古代思想史上。

三、天人相应的整体观

我们知道，宇宙间各种事物都受到客观规律的制约，又都有自身的运动规律。中国天人相应的整体观最早可以追溯到《周易·系辞上传》中说的“天地变化，圣人效之”。《周易》以天人合一看待人的活动变化与自然环境的关系，追寻天、地、人的和谐统一。《黄帝四经·十大经》中说“王者不以幸治国，治国固有前道，上知天时，下知地利，中知人事”。天人相应的整体观，在古代已经产生了深远的影响，并为后世留下了宝贵的财富。

《黄帝内经》从天地人一体的角度定义人：“夫人生于地，悬命于天，天地合气，命之曰人”。“天人相应”“天人合一”，人的形神机能与天地环境有着密切的联系，且相互依存、相互影响。事实上是把人视为天地环境间大系统中一个开放着的小系统，自然环境和社会环境的各种变化，皆对人之形神机能状态产生一定的影响。

天人合一的整体观同样也在中医领域发挥了巨大的作用，指导着人们对人体生理、病理的认识，并渗透到疾病的诊断和治疗中。人体与自然界是密不可分的，自然界的变化随时影响着人体，人类在能动地适应自然和改造自然的过程中维持着正常的生命活动。这种机体自身整体性和内外环境统一性的思想是中国古代唯物论和辩证思想在中医学中的体现，它贯穿于中医学的生理、病理、诊法、辨证和治疗等各个方面。

四、人体的整体观

人体是一个有机的整体。人体由五脏、六腑、五体以及诸窍组成。五脏，即心、肝、脾、肺、肾；六腑，即胆、胃、小肠、大肠、膀胱、三焦；五体，即皮、脉、肉、筋、骨；诸窍，即眼、鼻、耳、口、舌、前阴、肛门。人体的各个部分各司其职、彼此协调，共同维持生命的延续。人的身体是以五脏为中心，通过经络逐渐把身体各个部分的组织器官联系起来，并以精、气、血、津液为依托，结合成为一个有机整体。

中医学不仅对生物形体及其机能活动有着独特的见解，对种种精神、心理活动有着丰富的论述，而且对于形神关系也有正确的认识。这一认识的基点是“形具则神生”“形神合一”而为人。中医学对人体生理与病理的认识是相对的、辩证的，是从整体、动态、和谐等多方位来审视的。局部的病变可以影响全身，内脏的病变可以从五官、四肢、体表各个方面反映出来。

中医学不仅重视机体的整体性、关联性、有序性和动态性，更强调机体内部矛盾运动的对立统一性，善于从对立统一的矛盾运动规律中寻找控制其运动和变化的规律。从现代科学来看，人体的整体与局部、形态与功能、生理与病理都不是彼此孤立的，而是互相联系、不可分割的。这正是中医学人体整体观念的科学内涵。

五、中医辨证的整体观

中国古人的智慧孕育了中医理论的整体观念，使中医学成为中华文化的瑰宝，整体观念在中医学中的运用也是极为丰富的。人体正常的生理活动一方面依靠各脏腑、组织发挥自己的功能作用，另一方面则要靠脏腑、组织之间相辅相成的协同作用和相反相成的制约作用，才能维持其生理上的平衡。每个脏腑都有其各自不同的功能，在治疗上，需要因证因人而异，治疗标准是因证而论、辨证论治，但是又需要在整体观念下进行分工合作、有机配合，共同延续鲜活的生命。

在认识和分析疾病的病理状况时，中医学也是首先从整体出发，将重点放在局部病变引起的整体病理变化上，并把局部病理变化与整体病理反应统一起来。一般来说，人体某一局部的病理变化，往往与全身的脏腑、气血、阴阳的盛衰有关。由于组织和器官在生理、病理上的相互联系和相互影响，因而就决定了在诊治疾病时，可以通过面色、形体、舌象、脉象等外在的变化，来了解和判断其内在的病变，以做出正确的诊断，从而进行适当的治疗。

人体是一个有机的整体，在治疗局部病变时，也必须从整体出发，采取适当的措施。例如，心开窍于舌，心与小肠相表里，所以可用清心热、泻小肠火的方法治疗口舌糜烂。再如“从阴引阳，从阳引阴，以右治左，以左治右”（《素问·阴阳应象大论》），“病在上者下取之，病在下者高取之”（《灵枢·终始》）等，都是在整体观指导下确定的治疗原则。

六、民族传统体育的整体观

（一）概念角度说

民族传统体育指的是世界各族人民在不同历史时期所创造的，以满足人们在不同历史时期身心发展所需要的体育活动方式。中国民族传统体育，是指在中华历史上一个或多个民族内流传或继承的体育活动的总称。主要是指我国各民族传统的祛病、健身和娱乐活动项目。

民族传统体育专业学生培养要求是：主要学习武术、传统体育养生、民族民间传统体育的基本理论与知识，具有组织教学、训练、科研、竞赛、裁判、管理等方面的基本能力。

民族传统体育专业培养目标是：培养具备民族传统体育教学、训练、科研的基本能力，能从事武术、传统体育养生及民族民间体育工作的高级专门人才。

无论是民族传统体育的概念，还是其学术范畴或是其培养原则和目标，都是从全方位的角度，立体化的要求，整体上的论述加以概括，这充分说明了民族传统体育就其本身来讲都是在整体观念中进行的。

（二）功法套路角度说

民族传统体育项目的产生受到地域、社会需求、风俗习惯、民族风格和生产生活等多方面因素的影响。诸如：武术、气功等，都涉及人体内环境的整体性和精神与形体的统一性。功法套路的学习会牵动经络系统加强各脏各腑、四肢百骸、诸窍上下的沟通，整体上优化人的生命活动。

功法套路的独特之处在于它把精神和身体看作一个整体，通过“内外兼修”达到“人体生命的和谐统一”“人与自然的和谐统一”“人与社会的和谐统一”的境界。首先，从人体本身来看，“内外兼修”思想在其发展过程中所形成的整体性思维模式对功法练习有着深远的影响，主要体现在把人体当作一个整体来看待，追求这个整体内外合一的生命意境。内外合一主要表现在外在动作的整体技能显现与内在意境的整体观照，以达到身体运动与内在心志的和谐统一，从而实现人体自身的和谐。

其次，从人与自然这一层面来看，功法练习既是一种身体运动，又是一种复杂的心志运动，不管是在练习方法上还是身体结构上，它都力求通过顺应自然界的变化规律，达到与自然的和谐。天人合一是其所追求的高级阶段，它超越了外在“形”与内在“意”的桎梏而达到一种“物我合一”“物我两忘”“天地与我共生”“万物与我合一”的境界。

再次，从与社会和谐的角度看，它的内在修养对群体之间的和谐相处极为有利，体现了“与天合德”“与人为善”的境界，与中华民族的传统道德极为和谐。

（三）功理原理角度说

从表象上来说，民族传统体育的产生受制于民族特色和风俗习惯等因素。因此，就其“体育”范畴来说，它是肢体的运动，能够强身健体；就其“民族传统”范畴来说，它又是文化和习俗的映射。也即是说，民族传统体育不仅是身体的锻炼，也是身体的文化。中医学认为，人体的健康是由形与神两个方面决定的，只有形强神足，人体才能获得真正意义上的健康。因此，在练功过程中，保养形与神是养生的两个主要的方面，但在具体实施过程中，则有侧重于养形或养神的不同学派及相应的理论与手段。

民族传统体育项目的习练，不仅注重身体素质的强化，更注重道德品质的强化；不仅注重体育技能的学习，更注重内外兼修的追求。古往今来，练功不仅是为了强身健体、延年益寿，更有陶冶情操、修身养性的功能，许多民族传统体育项目都把道德的修炼放在首位，特别注重以德培功。古人“功从德上来，德为功之母”的醒世之说，后人“练功不修德，必定要着魔”的警示名言，都告诫练功者“欲修其身，先正其心”，修德与练功如鸟之两翼、车之两轮缺一不可。如传统武术，习武之人素来讲究“未曾学艺先学礼，未曾习武先习德”；又如健身气功，习练者需要涵养道德，树立正念、陶冶情操、增益禀赋，使生命符合自然发展的规律。

于此可知，民族传统体育从纵向的产生、发展、传承，到横向的概念、功法、功理，都是在整体观范畴之内。

第二节　阴阳学说

阴阳是对宇宙中相互关联的事物或现象的对立双方属性的概括。它既可以代表两个相互对立的事物，也可以代表同一事物内部所存在的相互对立的两个方面。

阴阳的最初含义是很朴素的，指日光的向背，向日的一方属阳，背日的一方属阴。《素问·阴阳应象大论》中讲道："天地者，万物之上下也；阴阳者，血气之男女也；左右者，阴阳之道路也；水火者，阴阳之征兆也。"是区分事物阴阳属性的标准。后来引申运用于说明气候的寒热，方位的上下、内外，运动状态的动和静等。进而又认识到事物正反两方面既相互对立又相互依存，都是在不断地运动变化。由此而总结出阴阳交感、对立、依存、消长、转化等基本理论，用来认识和解释整个宇宙中事物的存在和变化，逐渐就形成了我国古代独有的哲学理论——阴阳学说。

阴阳学说认为世界本身是阴阳二气对立统一的结果，即认为是宇宙间一切事物对立统一双方属性的概括。阴阳的属性是相对的，而不是绝对的。一方面表现在一定条件下，阴阳之间可以互相转化，另一方面表现在事物的无限可分性。

一、阴阳学说的基本内容

阴阳学说的基本内容包括阴阳交感、对立制约、互根互用、消长平衡和相互转化等方面。

（一）阴阳交感

阴阳交感，是指阴阳二气在运动中相互感应而交合的过程。《易传·咸》中说："天地感而万物化生。"指出阴阳交感是万物化生的根本条件，如果阴阳二气在运动中不能交合感应，新事物和新个体就不会产生。正是由于天地阴阳二气的交感或雌雄二性之精的媾和，有形的万物才能产生，新的个体才能诞生。

《素问·天元纪大论》中说："天有阴阳，地亦有阴阳……动静相召，上下相临，阴阳相临，而变由生也。"相召、相临、相错，皆是指天地阴阳之气相互感应而交合之意。在自然界，天之阳气下降，地之阴气上升，阴阳二气交感，形成云、雾、雷、电、雨、露，生命得以诞生，从而化生成万物。如果没有阴阳的交感运动，就没有生命，也没有自然界。由此可知，阴阳交感是生命产生的基本条件。

阴阳交感是在阴阳二气运动的过程中进行的，没有阴阳二气的运动，也就不会发生阴阳交感。阴阳二气的运动是阴阳交感得以实现的基础，阴阳交感则是阴阳二气在运动中相互感应的一个过程，是阴阳在运动过程中的一种最佳状态。这种最佳状态的实现来自于阴阳二气在运动过程中的平衡协调，即中国古代哲学家所讲的“和”。这就说明阴阳二气是永恒运动的，当他们在运动过程中相遇而又处于和谐状态时，就会发生交感作用。阴阳的相互交感，使对立着的两种事物或力量统一于一体，于是产生了自然界，产生了万物，产生了人类，并使自然界时时处于运动变化之中。

（二）阴阳对立制约

阴阳学说认为自然界的一切事物或现象，都存在着相互对立的两个方面。如天与地，天为阳，地为阴；昼与夜，昼为阳，夜为阴；动与静，动为阳，静为阴；升与降，升为阳，降为阴；热与寒，热为阳，寒为阴等。

阴阳对立导致阴阳相互制约，如温热可以驱散寒冷，冰冷可以降低高温，水可以灭火，火可以使水沸腾而化气等。这就是阴阳相互制约。阴阳双方制约的结果，使事物取得了动态平衡。在人体的生理机能方面，兴奋为阳，抑制为阴，二者相互制约，维持人体机能动态平衡，这是人体的正常生理状态。因此，阴阳对立的两个方面并非平静地、各不相关地共处于一个统一体中，而是时刻在相互制约对方。

（三）阴阳互根互用

阴阳互根是指一切事物或现象中对立着的阴阳两个方面，具有相互依存、互为根本的关系。阴和阳任何一方都不能脱离另一方而单独存在，每一方都以另一方的存在作为自己存在的前提和条件。如外为阳、内为阴，没有外也就无所谓内，没有内也就无所谓外。阳依存于阴，阴依存于阳，这种相互依存的关系，称之为“互根”。

阴阳互用是指阴阳双方不断地资生、促进和助长对方。认为藏于体内的阴精，不断地化生为阳气，保卫于体表的阳气，使阴精得以固守于内。《素问·阴阳应象大论》中说：“阴在内，阳之守也；阳在外，阴之使也。”认为阴精在内，是阳气的根据；阳气在外，是阴精所化生。

历代医家从不同角度论述了阴阳互根互用的内在联系。如《医贯·阴阳论》中说：“阴阳又各互为其根，阳根于阴，阴根于阳；无阳则阴无以生，无阴则阳无以化。”因此，阳不能自立，必得阴而后立，故阳以阴为基，而阴为阳之母；阴不能自见，必得阳而后见，故阴以阳为统，而阳为阴之父。根阳根阴，天人一理也。

（四）阴阳消长平衡

阴阳的相互对立和相互依存不是处于静止不变的状态，而是始终处于“阳消阴长”和“阴消阳长”的运动变化中。例如，人体各种营养物质（阴）的新陈代谢，必须消耗一定的能量（阳），这是“阳消阴长”的过程。而各种机能活动（阳）的产生，必然要消耗一定的营养物质（阴），这就是“阴消阳长”的过程。在正常状态时，这种“阴阳消长”是处于相对平衡的。只有不断地消长和不断地平衡，才能推动事物的正常发展，对人体来说，这样才能维持正常的生命活动。如果这种“消长”关系超过一定限度，不能保持相对平衡，就会出现阴、阳某一方的偏衰或偏盛，在人体方面就会表现出病理状态。

（五）阴阳相互转化

阴阳相互转化是指阴阳对立的双方在一定条件下可以向其相反的方向转化，属阳的事物可以转化为属阴的事物，属阴的事物可以转化为属阳的事物。例如，昼夜的变化，属阳的昼可以转化为属阴的夜，属阴的夜可以转化为属阳的昼。在人体的病证方面，属阳的热证可以转化为属阴的寒证，属阴的寒证又可以转化为属阳的热证。

阴阳相互转化是阴阳运动的又一基本形式。阴阳双方的消长运动发展到一定阶段，事物内部阴与阳的比例出现了颠倒，则该事物的属性发生转化，所以说，转化是消长的结果。阴阳转化，一般都产生于事物发展变化的“物极”阶段，即所谓“物极必反”。因此，在事物的发展过程中，如果说阴阳消长是一个量变的过程，则阴阳转化是在量变的基础上的质交。阴阳转化表现为渐变形式和突变形式两种。如一天之中的昼夜转化、一年四季之中的寒暑交替等，属于“渐变”的形式；在急性热病中，由高热突然出现体温下降、四肢厥冷等，即属于“突变”的形式。

阴阳转化，必须具备一定的条件，如《素问·阴阳应象大论》中说：“重阴必阳，重阳必阴……寒极生热，热极生寒。”其中的“重”和“极”就是条件。例如，武术中的冲拳，当手臂完全伸直时，肘关节伸展（阳）达到极点，那么接下来的动作必然是手臂屈曲（阴）。因此，武术的运动形式也是阴阳转化的形式。

二、阴阳学说在中医学中的应用

阴阳学说贯穿于中医学的各个领域，用来说明人体的组织结构、生理功能、病理变化，并指导养生和临床的诊断与治疗。

（一）说明人体的组织结构

人体是一个有机整体，人体一切组织结构既是有机联系的，又可以划分为相互对立的阴阳两部分。就人体部位来说：上为阳，下为阴；体表为阳，体内为阴；背部为阳，腹部为阴；外侧属阳，内侧属阴。就体内脏腑来说，六腑属阳，五脏属阴；上部的心肺属阳，下部的肝肾属阴。具体到每一脏腑，又有阴阳之分，如心有心阴、心阳，肝有肝阴、肝阳等。

人体经络系统也分阴阳，其中正经十二经脉，有手、足三阴经、三阳经。督脉行于背，又有总督阳经的功能，故称为“阳脉之海”；任脉行于腹，具有涵养各阴经的作用，故称为“阴脉之海”等。

总之，人体脏腑、经络等组织结构，均可以根据其所在的上下、内外、表里、前后等各相对部位、相对的功能活动特点来概括其阴阳属性，并进而说明它们之间的对立统一关系。

（二）说明人体的生理功能

对于人体的生理功能，无论就其整体还是就其部分而言，都可以用阴阳来加以概括说明。人体正常的生命活动，是阴阳保持协调平衡的结果。如人体气机运动的基本形式是升降出入，阳主升、阴主降，阳主出、阴主入。人体的生理功能，均是通过气的升降出入而实现的。例如，清阳外发腠理、浊阴内走五脏，清阳外突四肢、浊阴内归六腑，清阳上升、浊阴下降以及脾升胃降等，无不属于阴阳升降出入的运动。总之，人体的一切生理功能，都可以用阴阳理论来说明。

（三）说明人体的病理变化

人体内阴阳之间的消长平衡是维持正常生命活动的基本条件。而阴阳失调，则是一切疾病发生的基本原理之一。疾病的发生，是人体阴阳失去相对平衡而出现偏盛、偏衰的结果。具体体现在人体正气和致病邪气两个方面。人体正气有阳气和阴精之分，致病邪气也有阳邪和阴邪之别。阴邪致病则会出现阴盛阳衰的寒证；阳邪致病就会出现阳盛阴衰的热证。阴精亏虚不能制阳，则出现阴虚阳亢的虚热证，阳气虚衰不能制阴，则出现阳虚阴盛的虚寒证。例如，《黄帝内经》中说：“阴胜则阳病，阳胜则阴病；阳胜则热，阴胜则寒”“阳虚则外寒，阴虚则内热”。总之，尽管疾病的病理变化复杂多变，但均可以用阴阳失调来概括说明。

（四）用于疾病的诊断

阴阳学说用于疾病的诊断，是以阴阳来概括说明病变部位、性质及各种证候的属性，从而作为辨证的纲领。《素问·阴阳应象大论》中说：“善诊者，察色按脉，先别阴阳。”临床上常用的“八纲辨证”是各种辨证的纲领，而阴阳则是其中的总纲，以统领表里、寒热、虚实，即表、热、实属阳，里、寒、虚属阴。正确的诊断首先要分清阴阳，才能执简驭繁，抓住本质。如望诊中色泽鲜明者属阳，晦暗者属阴；闻诊中声音洪亮者属阳，低微断续者属阴；切脉中浮、大、滑、数、实者属阳，沉、小、涩、迟、虚者属阴。

（五）用于疾病的治疗

阴阳失调是疾病发生、发展的根本原因，因此，调整阴阳、补偏救弊，促使阴阳恢复相对平衡，是治疗的基本原则。如临床上见到因阴寒太甚而损伤阳气者，则给予温热药物以治其寒，即“寒者热之”；若因阳热太过而耗损阴液者，则用寒凉药物以治其热，即“热者寒之”；若因阳虚不能制阴而阴盛者，则需益阳以消阴，即“阴病治阳”；若因阴虚不能潜阳而阳亢者，则需滋阴以潜阳，即“阳病治阴”。所谓“损其有余，补其不足”，使阴阳重新恢复相对平衡，使人体生命活动重新恢复正常。

（六）指导防病养身

人和自然界是一个整体，是息息相通的，自然界中的阴阳消长变化必然会影响到人体的阴阳变化。如果机体的阴阳变化能保持与天地间阴阳变化协调一致，达到“阴平阳秘”，就能保持健康，延年益寿。在一年四季中，要适时调其阴阳、增强抗病能力，要注重“春夏养阳，秋冬养阴”。维持内外环境的统一和谐，阴阳平衡，是防病摄生的根本。

第三节　五行学说

五行学说属于古代哲学的范畴。五行，即木、火、土、金、水五种物质及其运动变化。“五”是指木、火、土、金、水等构成世界的五种物质，“行”是指这五种物质的运动和变化。“五行”又称“五材”，《尚书正义》中说：“言五者，各有材干也。谓之行者，若在天，则为五气流注；在地，世所行用也。”

五行学说不仅认为世界万物是由这五种基本物质所构成的，而且认为任何事物都不是孤立的、静止的，而是在不断地相生、相克的运动变化之中维持着协调平衡的。因此，五行学说具有辩证法思想。

一、五行学说的基本内容

五行学说的主要内容包括：五行的特性；事物五行属性的推演和分类；五行之间的生克制化、乘侮和母子相及。

（一）五行各自的特性

五行的特性，是古人在长期的生活和生产实践中，对木、火、土、金、水五种物质的朴素认识基础上，进行抽象联想而逐渐形成的理论概念。五行的特性是根据木、火、土、金、水五种物质的某些性质而概括出来的。《尚书·洪范》中说，“水曰润下，火曰炎上，木曰曲直，金曰从革，土爰稼穑”，这是五行特性的最早记载。随着五行被逐渐引申运用，其意义已超越了木、火、土、金、水五种物质的本身，而具有更广泛的含义。

1. 木的特性

“木曰曲直”。“曲”，屈也；“直”，伸也。“曲直”，即是指树木的枝条具有生长、柔和、能曲又能直的特性。因而引申为具有生长、升发、条达、舒畅等性质或作用的事物，均归属于木。

2. 火的特性

“火曰炎上”。“炎上”，是指火具有炎热和向上的特性，引申为具有温热、升腾、明亮等性质或作用的事物，均属于火的特性。

3. 土的特性

“土爰稼墙”。“爰”，通“曰”；“稼”，即种植谷物；“穑”，即收获谷物。“稼墙”，泛指人类种植和收获谷物的农事活动，因而引申为具有生化、承载、受纳等性质或作用的事物，均归属于土。故有“万物土中生”和“土为万物之母”之说。

4. 金的特性

“金曰从革”。“从”，由也，说明金的来源；“革”，即变革。“从革”，即说明金是通过变革而产生的。自然界里现成的金属极少，绝大多数的金属都是由矿石经过冶炼而产生的。矿石属土，冶炼即变革的过程，金是土经过变革而成的，故有“革土生金”之说。引申为具有沉降、肃杀、收敛等性质或作用的事物，均属于金。

5. 水的特性

“水曰润下”。“润”，即潮湿、滋润、濡润；“下”，即向下、下行。“润下”，是指水滋润下行的特点。故引申为具有滋润、下行、寒凉、闭藏等性质或作用的事物，均属于水的特性。

（二）事物属性的五行归类

五行学说，将自然界各种事物和现象，以及人体的组织器官，生理病理现象进行了观察和研究。运用推演络绎法和取象比类法，按照事物的不同性质、作用与形态，分别归属于木、火、土、金、水五行之中，以阐释人体组织器官之间生理、病理的复杂关系，以及人体与外界环境之间的关系。

五行学说对事物属性的归类是以天人相应为指导思想，以五行为中心，以空间结构的五方、时间结构的五季、人体结构的五脏为基本框架，将自然界的各种事物和现象以及人体的生理疾病现象，按其属性进行归纳。凡具有生发、柔和、条达、舒畅等性质或作用者，统属于木；凡具有阳热、炎上等性质或作用者，均属于火；凡具有长养、化育、承载等性质或作用者，均属于土；凡具有清洁、肃降、收敛等性质或作用者，均属于金；凡具有寒凉、滋润、向下等性质或作用者，均属于水。五行将人体的生命活动与自然界的事物或现象联系起来，形成了与人体内外环境互相关联的五行结构系统，用以说明人体及人与自然环境的统一性（表1–1）。

表1–1　事物属性的五行归类表

自然界							五行	人体						
五音	五味	五色	五化	五气	五方	五季		五脏	五腑	五官	五体	五志	五液	五脉
角	酸	青	生	风	东	春	木	肝	胆	目	筋	怒	泪	弦
徵	苦	赤	长	暑	南	夏	火	心	小肠	舌	脉	喜	汗	洪
宫	甘	黄	化	温	中	长夏	土	脾	胃	口	肉	思	涎	缓
商	辛	白	收	燥	西	秋	金	肺	大肠	鼻	皮毛	悲	涕	浮
羽	咸	黑	藏	寒	北	冬	水	肾	膀胱	耳	骨	恐	唾	沉

（三）五行相生相克

相生相克是五行学说的基本内容之一，用它来说明五行之间和运用五行分类的事物之间的相互关系。

1. 相生是指一种事物对另一种事物的促进和资生作用。五行之间的这种相生关系就称为五行相生。五行中相生的次序是：木生火、火生土、土生金、金生水、水生木，依次孳生，如环无端，生化不息。

在五行相生关系中，任何一“行”都具有“生我”“我生”两个方面的关系，生我者为母，我生者为子，故五行相生的关系又叫“母子关系”。以金为例，生我者“土”，则土为金之母，我生者“水”，则水为金之子，其他以此类推（图1–1）。

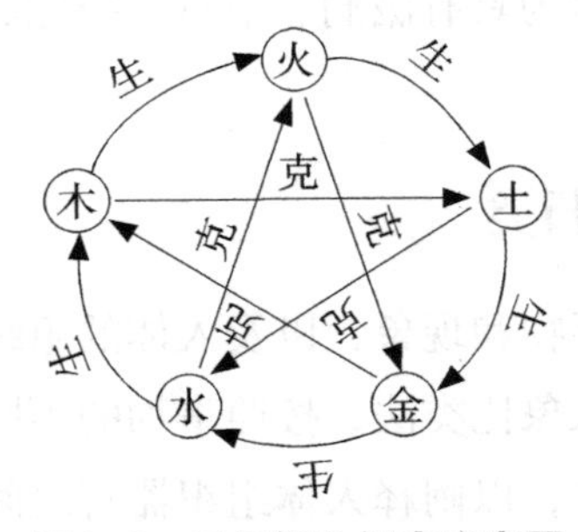

图1–1　五行相生相克示意图

2. 相克就是指这一事物对另一事物的生长和功能具有制约的作用。五行相克的次序是：木克土，土克水，水克火，火克金，金克木。这种克制关系也是往复无穷的。

五行相克关系中，任何一“行”都有“我克”“克我”两方面的关系，我克者为我所胜，克我者为我所不胜。故五行中的相克关系又称为“所胜”与“所不胜”的关系。以金为例，克我者为“火”，我克者为“木”，那么木就是金之“所胜”，火就是金之“所不胜”，其他以此类推。

3. 制化是指相互制约、生化的意思，是把相生、相克联系在一起而言的。在五行的运动变化中如果只有相生而没有相克，就不能维持正常的平衡，如只有相克而没有相生，则万物无从生化，故相生、相克又是统一的。五行的关系就是相互生化、相互制约，也就是制中有化，化中有制，相互作用的。如《类经图翼》所说：“造化之机，不可无生，亦不可无制，无生则发育无由，无制则亢而为害。”

4. 相生、相克的五行生克理论一般阐释事物的正常状态，当事物发生反常时，则用相乘、相侮与子母相及的理论来说明。

（1）相乘、相侮。乘，凌也，即欺负之意。五行相乘，是指五行中某一行对其所胜一行的过度克制。五行相乘的次序与相克相同，即木乘土，土乘水，水乘火，火乘金，金乘木（图1–2）。

侮，欺侮、欺凌之意。五行相侮，是指五行中某一行对其所不胜一行的反向克制即反克，又称“反侮”。五行相侮的次序与相克相反，即木侮金，金侮火，火侮水，水侮土，土侮木。

五行中的相乘和相侮，是五行之间生克制化关系遭到破坏后出现的异常相克现象，两者皆可由五行中任何一行的“太过”或“不足”而引起，两者之间是密切相关的，是一个问题的两个方面，如《素问·五运行大论》中说：“气有余，则制己所胜而侮所不胜；其不及，则己所不胜侮而乘之，己所胜轻而侮之。”这对相乘相侮产生的原因和次序作了很好的说明（图1–3）。

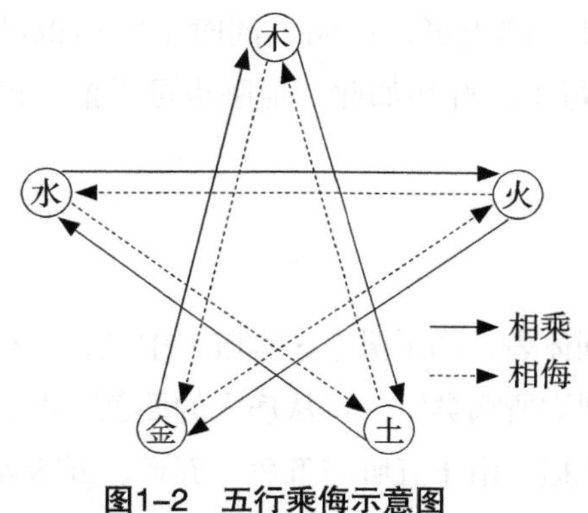

图1–2 五行乘侮示意图

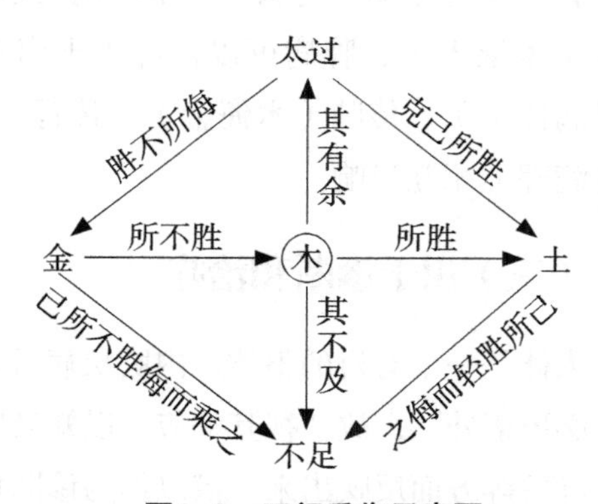

图1–3 五行乘侮示意图

（2）五行母子相及。“及”，连累的意思。母子相及包括母病及子和子病及母两类，皆属于五行之间相生异常的变化。

母病及子，是指五行中作为母的一行异常，必然会影响到作为子的一行，结果母子皆异常。如水生木，水为母，木为子。若水不足，无力生木，则木枯，结果水竭木枯，母子俱衰。

子病及母，在五行中作为子的一行异常，会影响到为母的一行，结果母子皆异常。如木生火，木为母，火为子。若火太旺，势必会耗木过多，导致木之不足。而木不足，生火无力，火势亦衰，结果子母皆衰。

二、五行学说在中医学中的应用

（一）说明脏腑的生理功能与相互关系

五行学说中将人体的内脏分属于五行，且以五行的关系阐释五脏的生理活动特点，如心阳有温煦之功，故心属“火”；肝喜条达而恶抑郁，有疏泄的功能，故肝属“木”；脾为生化之源，土有生化万物的特性，故脾属“土”；肺有肃降作用，金有清肃、收敛的特性，故肺属“金”；肾有滋养全身的作用，水有滋润的特性，故肾属“水”。

五行学说还对脏腑组织之间互相联系、互相影响的生理关系做了进一步的阐释。如肾水之精以养肝，肝木藏血以济心，心火之热以温脾，脾土之谷以充肺，肺金清肃下行以济肾水。脏腑之间，不仅相互资生，而且相互制约。如脾土之运化，可制止肾水泛滥；肾水之滋润，可防止心火之亢烈；心火的阳热，可制约肺金清肃太过。这种相互资生、相互制约的作用，使脏腑的生理功能处于动态平衡之中。

（二）说明脏腑间的病理影响

五行学说中还运用了五行生克乘侮的关系来阐释病理情况下脏腑间的相互影响。无论是一脏受病还是多脏受病，本脏的病可以传至他脏，他脏的病可以影响本脏。如肝病可以传脾（木乘土），脾病可以传肝（土侮木），肝、脾也可以同病，同时，肝病也可传心（母病传子）、传肺（木侮金）、传肾（子病及母）。肝病如此，他脏也可类推，说明他们在病理上相互影响。

（三）用于诊断和治疗

人体是一个有机的整体，内脏疾病可以反映到体表，如《灵枢·本脏》中说，“有诸内者，必形诸外”，故“视其外应，以知其内脏，则知所病矣”。可从病人的面色、声音、口味、脉象等方面反映出来，借以作为诊断疾病的证据。由于五脏与五色、五音、五味等皆有特定的联系，这种五脏系统的层次分类结构为疾病的诊断奠定了理论基础。因此，在诊断疾病时，就可以综合望、闻、问、切四诊获得的资料，根据五行的归属及其生克乘侮的变化规律来推断病情。如面色青、喜食酸、脉弦，就可以诊为肝病；面赤、口苦、脉洪数，就可以诊断为心火亢盛；脾虚病人，面色青黄，多为木乘土；心病面见黑色，多为水来克火。

疾病的发生发展有时与脏腑生克关系异常有关，多见一脏受病，波及他脏而致疾病发生转变。因此，在治疗时，除对所病的本脏处理外，还应考虑到与其有关的脏腑。根据五行的生克乘侮规律，来调整其太过和不及，以控制其进一步传变，从而使其恢复正常的功能活动。《难经七十七难》中说，“见肝之病，则知肝当传之与脾，故先实其脾气”，就是运用五行生克关系指导治疗的具体体现。后世医家运用五行生克乘侮关系又制定了很多治法，如培土生金、滋水涵木、扶土抑木、壮水制火等。

第四节　中医学的主要思维方法

中医学几千年来盛而不衰，在世界医林中独树一帜，这是由于中医学理论体系具有鲜明的特色，特别是在其发展进程中所形成了一整套独特的思维方法。中医学的思维方法，除从宏观的角度观察事物、运用哲学的思维和注重整体上的研究以外，用得比较多的具体思维方法有以下几种。

一、比较

比较是根据一定的标准，把彼此有某种联系的事物加以对照，从而确定其异同关系的逻辑方法。比较是对客观世界进行认识活动的基础，是逻辑规律和各种科学方法的前提。因此，没有比较，就谈不到对客观世界的认识。中医学在大量的实践过程中，在探索人体生理病理规律的过程中，普遍地采用了比较方法，对医学理论和诊疗实践进行阐述。

一般可分为现象比较与本质比较，同类比较与异类比较，宏观比较与微观比较等不同类型。结合中医学的具体情况，有病因、病机及病位比较，证候特点及真伪比较，药物性味功效比较，方剂组成及应用比较等。如《素问・咳论》中说，“肺之令人咳，何也？曰：五脏六腑皆令人咳，非独肺也……何以异之？曰：肺咳之状，而喘息有音，甚则唾血；心咳之状，则心痛，喉中介介如梗状，甚则咽中喉痹；肝咳之状，咳则两胁下痛，甚则不可以转，转则两胠下满；脾咳之状，咳则右胁下痛，阴阴引肩背，甚则不可以动，动则咳剧；肾咳之状，咳则腰背相引而痛，甚则咳涎”。这是运用比较法，将主症咳嗽与兼症进行排列对比，加以鉴别，确定不同病位和性质的典型例子。

由于疾病变化错综复杂，在具体运用比较法时，除在症状上比较外，还应深入本质上的比较，如对寒热真假的鉴别比较，《景岳全书》中提出，“但以冷水少试之，假热者，必不喜水，即有喜者，或服后见呕，便当以温热药解之；假寒者，必喜水，或服后反快而无所逆者，便当以寒凉药解之”。

二、演绎

演绎，是从一般到个别的思维方法。人们以归纳所得到一般的共性的结论为依据，去推理个别的、尚未深入研究的或新出现的事物，再探求新的结论。演绎法在各门科学研究中都用得比较多，在中医学中的使用范围也很广。

演绎法的典型推理形式，一般采用三段论式，即大前提、小前提、结论。推理结论的可靠性受到前提的制约，其正确与否主要取决于推理的前提是否正确，以及推理的形式是否符合逻辑规则。如补气药都可以治疗气虚病证，人参是补气药，故人参可以治疗气虚病证。又如对水肿的治疗，按照五行的相克规律，应当土克水，人体五脏中脾属土，健脾使脾旺盛，则应当能制约水，而使水肿消除。所以，中医临床上，遇到水肿，常用健脾利水的方法，对于脾虚而致肿者，多能收效。上述推理方法是中医所常用的，用一般的理论去指导或论证特殊的事物，因而演绎法是中医学使用很普遍的思维方法。

三、类比

类比是根据两个（或两类）事物之间在某些方面的相似或相同而推出它们在其他方面也可能相似或相同的一种逻辑方法。这是一种由一事例推到另一事例的推理方法。这种方法是科学认识过程中获得新知识的一种重要手段，类比法在中医学中称为“援物比类”“取象比类”或“取类比象”法。中医学广泛地应用了类比的方法去探索和论证人体的生理病理规律，以及临床诊断与治疗原则。

中医学从整体观念出发，以自然界和社会的事物来和人体内的事物相类比。如自然界天寒则河水凝结不通，植物的营养多藏于根部，小动物藏于地下冬眠；天温则河水流畅，动植物皆繁荣于外，人亦与之相应。

在治疗疾病的具体方法上，中医也经常利用类比推理来发现新的方法。如中医在治疗火旺，上部热象比较明显而见咽喉红肿疼痛、舌赤碎痛、口内生疮、大便干结时，受到炉火正旺，抽掉炉底柴薪，则火势自灭的类比，采用寒凉攻下法。大便通，火热下行，上部热象顿消，即所谓的“釜底抽薪法”。又如在治疗阴虚肠液干枯、大便秘结时，受到水能行舟的启发，而采用了“增水行舟法”等。

类比推理是一种或然性推理，得出的结论可能是真实的，也可能是错误的，有待进一步验证，因此，类比有一定的局限性。在具体运用中应注意以下几点：首先，古人有夸大自然界同一性的倾向，对许多事物的细节或微观方面缺乏深刻的认识，故在类比求得的结论中，尽管有许多独到的见解，但也有一些荒诞和牵强附会的内容。要避免这些，关键在于遵循逻辑规则，以减少失误。其次，中医学还有借类同事物作比喻，进行论证说理。对于类比和比喻两者，必须加以区别，不然会陷入混淆和迷茫之中。

四、以表知里

以表知里是通过观察事物的外在表现，来分析判断事物内在状况和变化的一种思维方法。中医学中以表知里法用得相当普遍，脏象学说就是一个典范的例子。所谓脏，是指藏于体内的内脏；象，指表现于外的生理功能和病理现象。如肺，是藏于体内的内脏；呼吸，是表现在外的生理功能；咳嗽、气喘、咯血等则是表现于外的病理现象。没有肺，就不可能有呼吸，故象是由脏产生的。又如在诊断学中运用“四诊”来判断病情等。因此，《素问·阴阳应象大论》中说：“以我知彼，以表知里，以观过与不及之理，见微得过，用之不殆。”

中医学形成了其独特的思维方法，即以整体观念为指导思想，在阴阳学说和五行学说等哲学思想的基础上，运用上述各种思维方法进行辨证论治。当然，中医学中还有其他的思维方法，如综合、分析、归纳等，由于在用法上无特殊之处，故不赘述。

课后练习题

一、名词解释

1. 阴阳：
2. 五行：
3. 阴阳互根：
4. 相克：
5. 滋水涵木：

二、选择题

1. “寒极生热，热极生寒”可用阴阳学说哪一个规律解释（　）
A. 阴阳对立　B. 阴阳消长　C. 阴阳转化　D. 阴阳依存
2. 自然界任何事物都可分为阴阳两方面其无限可分性，以昼夜分阴阳，前半夜为（　）
A. 阴中之阳　B. 阴中之阴　C. 阳中之阴　D. 阳中之阳
3. 关于阴阳学说，下列哪种说法最准确（　）
A. 是我国古代的哲学思想
B. 是对立统一的宇宙观
C. 是唯物辩证法
D. 是我国古代具有朴素的唯物主义内容的辩证法思想
4. 肝病传心为（　）
A. 子病及母　B. 母病及子　C. 母子同病　D. 母侮子病
5. 以下哪种治法不是根据五行相生规律制定（　）
A. 滋水涵木　B. 补火生土　C. 培土生金　D. 抑木扶土

6. “阴守求阳”的理论依据是（ ）

A. 阴阳相互转化　　B. 阴阳互根互用　　C. 阴阳相互消长　　D. 阴阳对立制约

7. 下列事物属于“土”的是（ ）

A. 春　　B. 夏　　C. 长夏　　D. 秋　　E. 冬

8. 五行中，“金”的“所不胜”之行是（ ）

A. 水　　B. 火　　C. 土　　D. 木

9. 肺病及肝的五行转变是（ ）

A. 母病及于　　B. 相乘　　C. 子病犯　　D. 相侮

10. 属于“母病及子”的脏病转变是（ ）

A. 心病及脾　　B. 心病及肾　　C. 心病及肺　　D. 心病及肝

三、填空题

1. 阴阳学说的基本内容有________、________、________、________四个方面。

2.《黄帝内经》论病理变化时说：“阴胜则________病，阳胜则________病，阳胜则________，阴胜则________。”

3. 用阴阳学说归纳药性时，寒凉药属________，温热药属________，药味酸、苦、咸属________，辛、甘、淡属________。

4. 五行中“水”对应五脏是______，五腑是______，五官是______，五体是______，五志是______，五液是______。

5. 中医学的主要思维方法有______、______、______、______四种。

四、判断题

1. 阴阳学说的基本内容包括阴阳交感、对立制约、互根互用、消长平衡和相互转化等方面。（ ）

2. 阴阳的相互对立和相互依存是处于静止不变的状态。（ ）

3. 阴阳相互转化是指阴阳对立的双方在一定条件下可以向其相反的方向转化，属阳的事物可以转化为属阴的事物，属阴的事物可以转化为属阳的事物。（ ）

4. 从体内脏腑来说，六腑属阴，五脏属阳。（ ）

5. 凡具有生发、柔和、条达、舒畅等性质或作用者统属于木。（ ）

6. 凡具有沉降、肃杀、收敛等性质或作用的事物，均属于水。（ ）

7. 五行中相生的次序是木生火、火生土、土生金、金生水、水生木。（ ）

8. 五行中相克的次序是木克土，土克水，水克火，火克金，金克木。（ ）

9. 脾虚病人，面色青黄，多为木乘土；心病面见黑色，多为水克火。（ ）

10. 类比是根据两个（或两类）事物之间在某些方面的相似或相同而推出它们在其他方面也可能相似或相同的一种逻辑方法。（ ）

五、简答题

1. 何谓阴阳?
2. 分析事物的阴阳属性有何标准?
3. 阴阳学说的基本内容是什么?
4. 什么是五行学说?
5. 五行学说的主要内容是什么?

六、思考题

1. 为什么说“人生有形，不离阴阳”?
2. 如何以五行生克关系来阐释五脏疾病的相互传变?

第二章　气、血、津液、精、神

气、血、津液、精是构成人体的基本物质，也是维持人体生命活动的基本物质。气是不断运动的、极其细微的物质；血是循行于脉内的红色液体；津液是体内一切正常水液的总称；精是指体内的精微物质。神，是指以气、血、津液、精为物质基础的人体生命活动及其外在表现，包括精神意识和思维活动，神也是驾驭形体和进行精神活动的根本。

由于气、血、津液、精、神在生理上与脏腑、经络、形体官窍及形体运动之间存在十分密切的联系，因此，在民族传统体育的训练中，尤其是在武术、气功的训练中具有十分重要的指导作用。

第一节　气

气，是古代人们对自然现象的一种朴素认识。古人认为，气是构成自然界的最基本物质，宇宙间的一切事物都是由气的运动变化产生的。这种朴素的观念，逐渐运用到医学领域，并且建立了中医学的气论，从人的生理、病理到疾病的诊断、治疗、康复、保健等方面都运用了气的理论。因此，气的理论在中医学体系中具有特别重要的地位。

由于中医学中气的运用范围很广，名称繁多，概念也不相同，故本节所论述的是构成人体和维持人体生命活动的气。

一、气的基本概念

气是构成人体和维持人体生命活动的最基本物质。古人认为，气是构成世界的最基本物质，气的运动变化是产生自然界中一切事物的始基。人是自然界的组成部分，就必然与宇宙万物一样，都是由气构成的，都是天地之气、阴阳交感的产物，是物质世界有规律地运动变化的结果。《素问·宝命全形论》说，“人以天地之气生，四时之法成……天地合气，命之曰人”。气是一种至精至微的物质，是构成自然万物的原始材料。人和自然万物一样，因此，气是构成人体的最基本物质。

生命活动是物质世界的产物，人类必须同自然界进行物质交换，才能维持生命活动。《素问·六节藏象论》说，“天食人以五气，地食人以五味。五气入鼻，藏于心肺，上使五色修明，音声能彰。五味入口，藏于肠胃，味有所藏，以养五气，气和而生，津液相成，神乃自生”。人的生命活动，需要从“天地之气”中摄取营养成分，以充养五脏之气，经络之气等，从而维持机体的生理活动。因此，气也是维持人体生命活动的最基本物质。

二、气的生成

（一）气的主要来源

构成人体和维持人体生命活动的气，其主要来源有二。

1. 先天之精气。这种精气先身而生，来源于父母生殖之精，是构成胚胎的原始物质其禀受于父母，故称为先天之精气。由于父母的精气相合，形成了胚胎，产生了生命。因此，先天之精气是构成生命形体的物质基础，也是人体之气的重要组成部分。

2. 后天之精气。人出生后，靠脾胃的运化功能吸取食物中的营养物质（即水谷之气，亦称谷气）和依赖于肺的呼吸功能吸入自然界的清气以资助人体的生命活动，由于此气是后天所得，故称为后天之精气。

先、后天之气相互滋生，就生成为人体的真气。如《医宗金鉴·删补名医方论》说，“故后天之气得先天之气，则生生而不息；先天之气得后天之气，始化化而不穷也”。

（二）气的生成与脏腑的关系

从人体之气的来源看，是由先天之精气、水谷之气和自然界的清气三者结合而成。人体的气在维持生命活动的过程中，有赖于组织器官的综合作用，尤其与肺、脾胃和肾等脏腑的关系更为密切。

1. 肺为气之主，肺在气的生成过程中主要生成宗气。人体通过肺的呼吸运动，将清气吸入于肺，与脾胃所运化的水谷精气结合，积于胸中的膻中形成人体的宗气。宗气走息道以行呼吸，贯心脉以行气血，通迭内外，周流一身，以维持脏腑组织的正常生理功能，从而又促进了气的生成。

2. 脾胃为气血生化之源，脾主运化，胃主受纳，脾升胃降，纳运相得，将饮食水谷化生为水谷精气，靠脾之转输和散精作用，把水谷精气上输于肺，再由肺通过经脉而散布全身，以营养五脏六腑、四肢百骸，维持正常的生命活动。

3. 肾为生气之源，肾有藏精气的作用。肾所藏的精气包括先天之精气和后天之精气。先、后天之精气共称肾中精气，乃元气之根。肾主先天之气，脾肺主后天之气，相互滋生，生生不息，化源无穷，为五脏六腑之本，人体之气生化之源。

三、气的生理功能

气不仅是构成人体的最基本物质，而且是维持人体生命活动的主要物质基础，在人体生命活动中具有十分重要的作用。如《难经·八难》说，“气者，人之根本也”。人体之气具有多种生理功能，但主要有以下几个方面。

（一）推动作用

气的活力很强，具有激发和推动作用，能激发和促进人体的生长发育及各脏腑经络等组织器官的生理功能，能推动血液的生成、运行以及津液的生成、输布和排泄等。如《证治准绳·疡医》说，“气运则血行……气弱则血死”。又如《医经溯洄集·小便原委论》说，“气行则水行，气滞则水滞”。故血和津液的生成、运行均依赖气的推动作用。

气的推动作用，分别由有关脏腑之气、经络之气等承担。如果某些脏腑气虚而推动无力，就会出现相应组织、器官的生理活动减弱，从而导致病理变化。如《灵枢·口问》说，“上气不足，脑为之不满，耳为之苦鸣，头为之苦倾，目为之眩；中气不足，溲便为之变，肠为之苦鸣；下气不足，则及为痿厥心悗”。

（二）温煦作用

气有温煦、熏蒸的功能。人体正常体温的维持，脏腑、经络等组织器官的生理活动，血和津液的运行等，都要依赖气的温煦作用。温煦人体的气乃人身之阳气，阳气气化而生热。故阳气越多，生热亦多，阳气不足，产热乃少，所以有“气有余便是火”“气不足便是寒”之说。《医碥·气》说，“阳气者，温暖之气也”。

（三）固摄作用

气的固摄作用，主要是对血、津液等液态物质具有防止其无故流失的作用。如固摄血液，使其循脉运行，不致溢出脉外；固摄汗液、尿液、胃液、精液、肠液、白带、月经等，控制分泌排泄的正常生理活动，防止无故流失；固护脏器，不致下移。

若气虚固摄无力，能导致体内液态物质大量流失的病变。如气不摄血，可导致多种出血症；气不摄津，可导致多汗、多尿或小便失禁、流涎等症；气不摄精，可出现遗精、滑精等症；气虚肛肠失固，可发生久泻或脱肛、大便失禁等。

（四）防御作用

指气既能护卫肌表、防御外邪的侵犯，又能与侵入人体的病邪作斗争、驱邪外出，使身体康复。因此，气的防御功能正常时，邪气不易侵入，或虽有邪侵入，也不易发病，即使发病，也易治愈。当气的防御动能减弱时，机体抵御邪气的能力就要下降，机体就易染疾病或病后难愈。故气的防御功能与疾病的发生、发展、转归都有着密切的关系。

（五）气化作用

气化，是指气的运动而产生的各种变化。具体地说，是指精、气、血、津液各自的新陈代谢及其相互转化。如气、血、津液的生成，都需要将饮食转化成水谷之精气，然后再化生成气、血、津液等；津液经过代谢，转化成汗液和尿液；饮食物经过消化和吸收后，其残渣转化成糟粕等。这些都是气化作用的具体表现。

四、气的运动

气的运动称为气机。人体之气，是不断运动着的具有很强活力的精微物质。它流行于全身各脏腑、经络等组织器官，无处不在，时刻推动和激发着人体的各种生理活动。

（一）气运动的基本形式

气的运动形式，虽是多种多样，但可以将它们归纳为升、降、出、入四种基本运动形式。人类生活在宇宙之中，人体的气机运动也必须遵循这一规律。在生命过程中，没有升、降、出、入，就没有生命活动。

（二）气的运动与脏腑关系

气运动的升降出入过程是通过脏腑的功能活动实现的，故又称脏腑的气机升降。脏腑之气的运动就是升与降、出与入的矛盾统一。

人体脏腑经络，气血津液，营卫阴阳，均依赖气机升降出入相互联系，维持正常的生理功能，且与周围环境不断地进行新陈代谢。升降运动是脏腑的特性，是物质运动的规律。每一种物质运动的形式，是自身具有的特殊本质所规定的，故五脏六腑的功能活动的升降趋势亦不尽相同。

人体脏腑组织之间，气的运动变化，共处于升降、出入的对立统一体中，共同维持整个机体的新陈代谢，保证生命活动的物质基础的不断自我更新，即不断地从外界摄取营养，并将这种物质通过气化作用，升清降浊，摄其精微而充养自身。同时又将代谢产物排出体外，以维持物质代谢和能量转换的动态平衡。《素问·六微旨大论》说，“故非出入，则无以生长壮者已；非升降，则无以生长化收藏”，这种动态平衡是维持正常生命活动的关键。

在人体的生命活动中，不论是循环消化、视听言语或形体运动（特别是武术、气功的运动），无一不是脏腑升降出入运动的表现。如五脏，心肺在上，上者宜降；肝肾在下，下者宜升；脾胃居中，通连上下，为升降的枢纽。六腑虽传化物而不藏，以通为用，宜降。但在饮食物的传化过程中，也有吸收水谷精微、津液的作用。因此，六腑的气机运动是降中寓升。不仅脏与脏、腑与腑、脏与腑之间处于升降出入的统一中，而且每一脏腑本身也是升与降的统一。脏腑的气机升降运动，在正常生理状态下是有一定规律的，一般体现出升已而降、降已而升、升中有降、降中有升的特点。

在脏腑之气的运动中，如心火下降，肾水上升；肝之升发，肺之肃降；脾气上升，胃气下降等的气机升降运动中，以肺脾肾最为重要，而肾尤为重要，是气机升降之本。肾为先天之本，五脏之阳非此不能发，五脏之阴非此不能滋。只有肾阳的蒸腾，脾土才能斡旋而有运化腐熟之能。只有肾之摄纳，肺气方能下降，通调水道，下输膀胱，大肠也因此传化糟粕。如《医贯·内经十二官论》说，“惟肾为根”，故脏腑升降运动皆受其调节。肺主治节、司呼吸，肺气的升降出入可以直接调节和影响全身气机的升降出入。脾胃为全身气机的枢纽，二者皆居中央属土，脾以阴土而升于阳，胃以阳土而降于阴。土位于中而火上水下，左木右金，左主乎升，右主乎降，而升降之权，又在中气，升则赖脾之左旋，降则赖胃之右转也。中气旺则脾升胃降，木、火、金、水得以运转；中气衰则脾郁而胃逆，则木、火、金、水皆失其运行。

由于气的运动形式是多种多样的，当气机异常时表现形式也很复杂。如气的运动受阻，运动不利时，称作“气机不畅”；气的运动受阻较甚，发生淤滞不通时，称作“气滞”；气的上升运动太过，称为“气逆”；气下降运动不及，称作“不降”；气的上升不及或下降太过，称为“气陷”；气的外出运动太过，称作“气脱”；出入不及而结聚于内称为“气结”“气郁”，甚则称为“气闭”。又如在脏腑上表现为：脾气下陷、胃气上逆、肾不纳气、肝气郁结，肺失宣降、心肾不交、肝胃不和等。

五、气的分类

人体的气，从总体上说，是由肾中之气、水谷之气和自然界清气所组成，在肾、脾、肺等脏生理活动的综合作用下所生成，流布于周身，无处不到。具体地说，人体的气又是多种多样的，由于其生成过程、分布部位和功能特点的不同，而有许多不同的名称。这里主要阐述元气、宗气、营气和卫气。

（一）元气

元气又名原气。是人体中最基本、最重要的根源于肾的气，包括元阴、元阳之气。

1. 生成。元气根源于肾，由肾中精气所化生，以禀受于父母的生来之精为基础，又赖后天水谷精气的培育而成。元气的盛衰，与先天禀赋及后天的营养和锻炼，尤其是肾、脾、胃的功能密切相关。

2. 分布。元气发于肾，通过三焦循行全身，内至五脏六腑，外达肌肤腠理，无处不到。

3. 主要功能。元气有推动人体生长发育和生殖，激发和调节各个脏腑、经络等组织、器官生理功能的作用，为人体生命活动的原动力。元气充沛，则各脏腑、经络等组织、器官的功能健旺，机体强健而少病。若因先天禀赋不足，或后天失调，或久病损伤元气，则会出现元气虚衰，脏腑虚弱，机体无力抗邪而多病。

（二）宗气

宗气是由肺吸入的清气与脾胃化生的水谷精气结合而成，聚于胸中者谓之宗气。宗气在胸中积聚之处，称为“上气海”，又名膻中。

1. 生成。宗气主要由水谷精微和自然界的清气所组成。饮食物经过脾胃的受纳、腐熟化生为水谷精气，水谷精气赖脾之升清而转输于肺，与肺从自然界吸入的清气相互结合而生成宗气。

2. 分布。宗气积聚于胸中，贯注于心肺。其向上出于肺，循喉咙而走息道；向下注于丹田（下气海），并注入足阳明之气街（相当于腹股沟部位）而下行于足；其贯入心者，经心脏入脉，在脉中推动血气的运行。

3. 主要功能。宗气的主要功能有两方面：一是走息道以行呼吸；二是贯心脉以行气血。凡语言、声音、呼吸的强弱以及气血的运行，心搏的强弱、节律，肢体的活动、寒温等均与宗气的盛衰有关。位于左乳下的“虚里”处（相当于心尖搏动部位），是诊察宗气盛衰的部位。

（三）营气

营气，行于脉中，具有营养作用。因其富于营养，故称为营气。由于营气行于脉中，化生为血，营气与血可分而不可离，故常称“营血”。营气与卫气相对而言，营在脉中，卫在脉外，在外者属阳，在内者属阴，故又称“营阴”。

1. 生成。营气主要来自脾胃运化的水谷精气，由水谷精气中的最富有营养的精华部分组成。

2. 分布。营气分布在血脉之中，成为血液的组成部分，循脉上下，营运全身。

3. 主要功能。营气为脏腑、经络等组织、器官的生理活动提供营养，并可化生血液，是血液的组成部分。

（四）卫气

卫气是行于脉外之气。卫气与脉内的营气相对而言，属于阳，故又称“卫阳”。

1. 生成。卫气同营气一样，也是由水谷精微所化生的。故《灵枢·营卫生会》说：“人受气于榖，榖入于胃，以传于肺，五脏六腑，皆以受气。其清者为营，浊者为卫，营行脉中，卫行脉外，营周不休，五十而复大会，阴阳相贯，如环无端。”

2. 分布。卫气的特性是“慓疾滑利”，即活力强、流动快。卫气经肺的宣发，运行于脉外，皮肤之中，骨肉之间，熏于肓膜，散于胸腹。

3. 主要功能。卫气的主要功能有三个方面，一是护卫肌表，防御外邪入侵；二是温养脏腑、肌肉、皮毛等；三是调节控制腠理的开合、汗液的排泄，以维持体温的相对恒定等。

营气和卫气，都以水谷精气为其主要的生成来源。营在脉中，卫在脉外。营主内守而属阴，卫主外卫而属阳，二者之间必须协调，才能维持正常的腠理开阖、体温和防御能力。若营卫不和，则可出现恶寒发热、无汗或汗多，抗御外邪能力低下等。

第二节　血

一、血的基本概念

血是运行于脉中而循环流注全身的富有营养和滋润作用的红色液体，是构成人体和维持人体生命活动的基本物质之一。脉是血液运行的管道，又称“血府”。血必须在脉中正常运行才能发挥其生理功能。若血在脉中运行受阻，或溢出脉外成为“离经之血”，则不仅丧失其生理功能，而且可成为致病因素。

二、血的生成

血的生成，主要来源于脾胃化生的水谷精微。水谷精微是食物经胃的腐熟和脾的运化转化而成的，之后经脾的运化上输于肺，与肺吸入之清气相合，通过心肺的气化作用，注于脉中，化而为血。《灵枢·决气》云，“中焦受气取汁，变化而赤是谓血”，这里所受之“气”主要指水谷中的精微之气，即营气，所取之“汁”，即津液。营气和津液同精津一样是精血同源，精可以化血。肾中精气充盈，肝有所养，血有所充。

由于脾胃化生的水谷精微是生成血的最基本物质，故有脾胃为“气血生他之源”之说。若饮食营养长期摄入不足，或脾胃功能长期失调，均可导致血的生成不足，而形成血虚的病变。

三、血的循行

脉为血之府，脉管是一个相对密闭的管道系统。血液在脉管中运行不息，流布于全身，环周不休，以营养人体的周身内外上下。

血液能正常地在脉道中周流不息，运行不止，与心、肺、肝、脾密切相关。心主血脉，心气是血液运行的基本动力，血液在脉管中沿一定方向循行，主要靠心气的推动作用；肺主气而朝百脉，肺气贯注心脉，协助心推动血液运行；肝藏血，以调节全身血流量，使血液的供给更符合生理的需要；脾统血，脾气固摄血液，使之循行于脉道之中而不溢于脉外。综上所述，血液循环是在心、肺、肝、脾等脏腑相互配合下进行的，因此，其中任何一个脏腑生理功能失调，均会引起血行失常。此外，脉道是否通利，血的寒热，也直接影响着血液运行。

四、血的生理功能

血具有营养和滋润全身的生理功能，又是神的主要物质基础。

（一）濡养滋润全身脏腑组织

血液对脏腑、组织起着濡养的作用。血盛则形盛，血衰则形萎，血败则形坏。故《难经·二十二难》中说："血主濡之。"全身组织、器官无一不是在血的濡养作用下发挥其生理功能的。所以，《素问·五脏生成篇》说，"肝受血而能视，足受血而能步，掌受血而能握，指受血而能摄"。

濡养作用还可以在面色、毛发、肌肉、皮肤等方面反映出来，表现为面色红润、毛发光滑、肌肉丰满壮实等。当濡养作用减弱时，可见到面色不华或萎黄、肌肤干燥、肢体或肢端麻木、运动不灵活等表现。所以，《景岳全书·血证》说，"故凡为七窍之灵，为四肢之用，为筋骨之和柔，为肌肉之丰盛，以致滋脏腑，安神魂，润颜色，充营气，津液得以通行，二阴得以调畅，凡形质所在，无非血之用也"。

（二）神志活动的主要物质基础

血是神志活动的主要物质基础，是古人通过大量观察而得知的，无论何种原因导致的血虚或运行失常，均可出现不同程度的神志方面的症状。如心血虚，肝血虚常有惊悸、失眠、多梦等不安的表现，失血甚者还可以出现烦躁、恍惚、昏迷等神志失常的症状。可知血液与神志活动有着密切关系，故《灵枢·平人绝谷篇》中说，"血脉和利，精神乃居"。

第三节 津液

一、津液的基本概念

津液是人体一切正常水液的总称，包括各脏腑、组织的内在体液及其正常的分泌物，如胃液、肠液、涕、泪、唾等。在机体内，除血液之外，其他所有正常的液体都属津液的范畴，是构成人体和维持人体生命活动的基本物质之一。

津与液虽同属水液，但在性状、分布部位和功能等方面，还有一定的区别。一般地说，性状较清稀，流动性较大，布散于皮肤、肌肉和孔窍之中，起着滋润作用的，总称为津；性状较稠厚，流动性较小，灌注于骨节、脏腑、脑髓之中，起着濡养作用的总称为液。津与液虽有一定的区别，但两者同源于水谷，生成于脾胃，流布于经脉的内外，在运行、代谢过程中又相互补充、相互转化，在病变过程中又相互影响，故津液常并称，一般不严格区别，只是在“伤津”和“脱液”病理变化的辨证论治时，方须加以区分。

二、津液的生成

津液来源于饮食水谷，具体来说，是通过脾胃、小肠和大肠吸收饮食水谷中的水分和营养而生成的。

（一）脾胃运化

胃主受纳腐熟，赖游溢精气而吸收水谷中部分精微。脾主运化，赖脾气之升清，将胃肠吸收的谷气与津液上输于肺，而后输布全身。

（二）小肠主液

小肠泌别清浊，吸收饮食物中大部分的营养物质和水分，上输于脾，而布全身；并将水液代谢产物经肾送至膀胱，把糟粕下输于大肠。

（三）大肠主津

大肠接受由小肠下注的食物残渣和剩余水分后，将其中部分水液重新吸收，使残渣形成粪便而排出体外。

胃、小肠、大肠所吸收的水谷精微（津液），一起上输于脾，通过“脾气散精”作用而布散全身。

三、津液的功能

津液的生理功能，主要有以下五个方面。

（一）滋润和营养作用

津液中有大量的水分和营养物质，对人体各组织器官具有滋润和营养作用。与血液的功能比较而言，津液尤以滋润作用为主。津液布散于肌表，则滋养肌肤毛发；流注于孔窍，则滋养和保护眼、鼻、口等；灌注于脏腑，则滋养内脏；渗入于骨髓，则充养骨髓、脑髓和脊髓等；流注于关节，则对关节屈伸起着润滑作用。

（二）化生血液

津液不但流布于脉外，而且能进入脉中，化生血液，故津液为血液的组成部分。《灵枢·痈疽》曰：“中焦出气如露，上注溪谷，而渗孙脉，津液和调，变化而赤为血。”

（三）运载全身之气

津液是气的载体之一，人体之气依附津液而存在。因此，当人体因汗、吐、下而丢失大量津液时，气也随之脱失，即气随液脱，故有“吐下之余，定无完气”“大汗亡阳”之说。

（四）调节机体的阴阳平衡

津液对调节机体的阴阳平衡起着重要作用。津液的代谢是随机体的生理状况和外界环境的变化而变化，通过这种变化来调节阴阳之间的动态平衡。如《灵枢·五癃津液别》说：“水穀入于口，输于肠胃，其液别为五，天寒衣薄则为溺与气，天热衣厚则为汗”。

（五）排泄代谢产物

津液在代谢过程中，能把机体的代谢废物收集起来，通过脉内（血液）或脉外的途径，运输到有关排泄器官，不断地排出体外，以保证生理活动的正常进行。如经皮肤汗孔排汗，经肾与膀胱排尿，其中包含有许多代谢废物。若这种排泄功能发生障碍，就会使废物滞留于体内，而产生多种病理变化。

四、津液的输布与排泄

津液的输布主要依靠脾、心、肺、肾、肝和三焦等脏腑生理功能的综合作用而完成。津液生成后，由脾的升清作用，将其向上转输到心肺；肺主通调水道，与心及三焦共同将其输布到全身；肾主水，使水液中之清者上升，复归于心肺；肝主疏泄，使气机调畅，三焦气治，气行则津行，促进了津液的输布环流。因此，津液的输布关系到多个脏腑的一系列生理活动。

津液被人体利用后，剩余水分和代谢废物的排泄，需要肺、大肠、肾、膀胱等脏腑的共同配合。其具体排泄途径为：从皮肤排出为汗，从膀胱排出为尿，在呼气与大便中也排出了部分水分和废物。其中以汗、尿的排泄为主，而尿液的排泄又更为重要，因尿量排泄多，尿中含的代谢废物也最多。

津液代谢的生理过程，需要多个脏腑的综合调节，其中尤以肺、脾、肾三脏为要，若三脏功能失调，则可影响津液的生成、输布和排泄等过程，破坏津液代谢的平衡，从而导致津液生成不足，环流障碍，水液停滞，津液大量丢失等病理变化。

第四节　精

一、精的基本概念

精，是指体内的精微物质，它是构成人体和维持人体生命活动的基本物质之一。对人体生命活动起着极其重要的作用。如《类经》说，“人生系命于精”。

精的概念有广义和狭义之分。广义的精，泛指一切精微物质，包括人体内肾所藏的精气、脏腑之精、水谷精微、气、血、津液以及自然界的精微物质。狭义的精，是指人体肾所藏的精气中的一部分具有生殖能力的物质，亦称为“生殖之精”，它以生来之精为基础，又得到脏腑之精的不断培育，充盛成熟之后，成为人体生育繁殖的基本物质。

二、精的生成

精的生成是禀受于父母，充实于水谷。因此，有先天与后天两个方面，分为先天之精与后天之精两类。

先天之精，一方面，禀受于父母，从父母生殖之精结合，形成原始胚胎时，就转化成为胚胎自身的精。如《灵枢·经脉》说，“人始生，先成精”。另一方面，在胚胎形成以后，直至胎儿发育成熟而出生，这一过程中，必须依赖于从母体吸取来的水谷之精以养育之。因此，先天之精，实际上是概括了禀受于父母以构成各组织器官的原始生命物质，以及来自母体从饮食物中吸取的各种营养物质。先天之精，主要藏于肾。

后天之精来源于水谷。出生后的婴儿，肾中在藏有先天之精的基础上，又不断得到水谷之精的供养，以保持肾中之精的充实。这种由水谷所化生的精，输布到五脏六腑等组织器官，且又归藏于肾中，故说肾中藏有后天之精。

人体的精主要藏于肾，先、后天之精两者相互依存、相互促进，以保持肾中之精的充满。

三、精的功能

人体的精具有多种生理功能，主要有以下四方面。

（一）生殖作用

生殖之精具有生殖以繁衍后代的作用，是生命的原始物质。精是形成原始胚胎的一种物质，没有精就没有新的生命。这种生殖作用，既体现于父母之精的结合，产生新生命而形成自身，又体现于自身发育成熟，肾精充盛以繁衍后代。因此，精是繁衍后代的物质基础。

（二）生髓化血

肾精是化血生髓的主要物质。当肾精不足时，会导致髓的虚弱，进而能影响脑与骨的功能。

精也是生成血液的主要物质。一方面水谷之精通过心肺的气化作用而化生为血液；另一方面肾精通过肝或化生骨髓后而生成血液。因此，无论是水谷之精或肾精不足，均能导致血虚的病理变化。

（三）促进生长发育

精是人生自胚胎至胎儿时期，以及婴儿至青年时期的生长发育的物质基础，如《灵枢·经脉》说，“人始生，先成精，精成而脑髓生，骨为干，脉为营，筋为刚，肉为墙，皮肤坚而毛发长”。精在出生后的婴儿时期至青年生长成熟时期，是促进其生长发育的主要物质基础。如果肾精不足，人体的生长发育就会发生迟缓等异常变化。

（四）滋养作用

水谷之精输布到五脏六腑以及各组织器官之中，起着滋养作用，维持人体的生理活动。肾中之精，一方面不断贮藏，另一方面又不断输泄，生生不息。如《怡堂散记》说，“肾者，主受五脏六腑之精而藏之，故五脏盛乃能泄，是精藏于肾而非生于肾也。五脏六腑之精，肾实藏而司其输泄，输泄以时，则五脏六腑之精相续不绝”。此外，精还具有防御作用，精充足，身体壮实，抗病力强，则不易受到外邪侵犯而发病，如《锦囊秘录》说，“足于精者，百病不生；穷于精者，万邪蜂起”。

第五节 神

一、神的基本概念

神有广义和狭义之分。广义的神，是指机体的生命活动及其外在表现。如整个人体的形象以及面色、眼神、言语、应答、肢体活动姿态等，无不包含于神的范围。凡是机体表现于外的“形征”，都是机体生命活动的外在反映，即通常所说的“神气”，《素问·移精变气论》说，“得神者昌，失神者亡”，就是指这种广义的神。狭义的神，是指人的精神活动，包括意识、思维、情志、感觉、领悟、智慧等。

二、 神的生成

神，以精、气、血、津液作为物质基础。生来之精是神的基始，后天的精气是神的给养，如《灵枢·平人绝谷》说，“故神者，水谷之精气也”。中医学认为，形神合一，神乃形之主，形乃神之宅。形存则神在，形亡则神灭。

三、神的作用

人体之神藏于心，如《灵枢·大惑论》说，“心者，神之舍也”。《素问·宣明五气篇》说，“心藏神”。由于神具有主宰人体五脏六腑、形体官窍的一切生理活动和人体精神意识思维活动的能力，如《类经·藏象类》说，“心者，君主之官，神明出焉。心为一身之君主，禀虚灵而含造化，具一理而应万机，脏腑百骸，唯所是命，聪明智慧，莫不由之，故曰神明出焉”。神的活动直接影响人体的健康。七情和调，精神内守，脏腑功能正常，人体强健；七情太过，气血失和，脏腑功能失调，易于患病。

神、气的盛衰可反映人体的生理活动和病理变化。若神气旺盛，可见精力充沛，神采奕奕，面色红润光泽，两目炯炯有神；当神、气衰败时，可见精神萎靡，面无光泽，目无神采。因此，观察神、气可以判断人体的健康状况及病证的轻重安危，是望诊的重要内容。

第六节　气、血、津液、精、神的相互关系

一、气与血的关系

气属阳，血属阴，气与血相互依存，相互滋生，相互制约。

（一）气为血之帅

具体表现在三方面。

1. 气能生血。一是指气化是血液生成的动力。二是指气为化生血液的原料，主要指营气。因此，气旺则血充，气虚则血少。故在治疗血虚疾患时，常配合补气药，即是补气生血之意。

2. 气能行血。血的循行，依赖气的推动。气行则血行，气虚、气滞则血瘀，气机逆乱则血妄行。治疗血行失常多配合补气、行气、降气。

3. 气能摄血，是指气对血的统摄作用，使其正常循环于脉管之中而不逸于脉外。气摄

血，实际上是脾统血的作用。若脾虚不能统血，则血无所主，因而脱陷妄行。若气虚不能摄血，则可出现多种血病证，治疗宜采用补气摄血的方法。

（二）血为气之母

具体表现在两方面。

1. 血能生气。气在血中，血不断地为气的生成和功能活动提供水谷精微。因此，血盛则气旺，血衰则气少。

2. 血能载气。血是气的载体，气必须依附于血。若气失去依附，则浮散无根而发生气脱。所以，在大量出血时往往气随血脱，治宜益气固脱。

二、气与津液的关系

气属阳，津液属阴。气与津液的关系和气与血的关系极其相似。

（一）气能生津

津液的生成，依赖于胃的"游溢精气"、脾气的运化、肺气的通调水道和肾的气化。各有关脏腑之气虚衰，均影响津液的生成，可致津液不足。

（二）气能行津

津液的输布和排泄，全赖于气的升降出入运动。主要是肺气的宣降，脾气的运化，肝气的疏泄和肾中精气的蒸腾气化。若气虚、气滞，可导致津液停滞，称为"气不行水"；津液停聚，又可致气机不利，称为"水停气滞"，二者互为因果。治疗时，行气与利水二法常并用。

（三）气能摄津

气的固摄作用控制着津液的排泄，使体内津液保持一定的量，维持津液的代谢平衡。若气虚无力固摄时，可导致多汗、盗汗、多尿、遗尿等。

（四）津液生气

津液能化生气，与血生气的机理是基本一致的。一方面脉中之津液化生血液，血液不断地给脏腑经络之气提供营气等精微物质；另一方面脉外之津液能运载卫气，使皮肤等肌表组织器官持续地得到补充，保持其气充足调和，以维持其防御外邪入侵等功能。

（五）津液载气

津液亦是气的载体，气亦依附于津液。若多汗、多尿、大吐、大泻等津液大量丢失时，可出现气随津脱症状。

三、血与津液的关系

血与津液都来源于水谷精气，二者可相互渗透、相互转化。津液渗注于脉中，即成为血液的组成部分；一部分血液渗于脉外，又化为津液，故有“津血同源”之说。

在病理情况下，血与津液的病变可相互影响。如失血过多时，脉外的津液大量渗注于脉内，可致脉外的津液不足，出现口渴、尿少、皮肤干燥，称为“耗血伤津”；若津液大量耗损，不仅渗入脉内之津液不足，甚至脉内之津液亦可较多地渗出于脉外，形成血脉空虚，称为“津枯血燥”。因此，失血的患者不宜采用发汗法；多汗夺津或津液大亏的患者，亦不可轻用破血、逐瘀之峻剂。《灵枢·营卫生会》说，“夺血者无汗，夺汗者无血”。

四、精与气、血的关系

精与气都是人体精微物质，均有构成人体和维持人体生命活动的作用，因此，常常把精与气并称为“精气”。精能化气，气能生精，精与气相互滋生、相互依存。肾精与肾气互生互化，互为体用，常合称为肾中精气。肾精化生元气，水谷精微化生宗气、营气、卫气，全身各脏腑之气都依赖于精的滋养，而精的生成依赖于气的充盛。故精盈则气盛，气足则精充；若精亏则气衰，气虚则精不足。气不仅能生精，又能固精。气失固摄，则精关不固，出现早泄、滑精等。

精能生血，血能化精，精与血相互滋生、相互转化，称为“精血同源”。血虚可致精亏，精亏也可致血虚，导致精血亏损。

五、精、气、血、津液与神的关系

精、气、血、津液是神的物质基础；神是精、气、血、津液生理活动、病理变化的外在表现。神的活动正常，精神内守，神气旺盛，精、气、血、津液才能正常化生和转化；反之，精、气、血、津液化生不足或转化失常，亦可导致神的活动紊乱、精神失守、神气衰败等病理变化。由于精、气、神对人体极为重要，常称之为“三宝”。

课后练习题

一、名词解释

1. 气：
2. 宗气：
3. 血：
4. 津液：
5. 神：

二、选择题

1. 下列哪项不是构成人体的基本物质（　）
A. 气　B. 血　C. 肉　D. 津液
2. 使血液不溢出脉管外，是气的（　）
A. 统摄作用　B. 防御作用　C. 推动作用　D. 温照作用
3. 推动人体生长发育及脏腑机能活动的气是（　）
A. 元气　B. 宗气　C. 营气　D. 卫气
4. 下列哪项不是血的概念?（　）
A. 构成人体的基本物质　B. 维持人体生命活动的基本物质
C. 红色的液态样物质　D. 具有活力很强的不断运动的物质
5. 血的生成与哪两脏关系最密切?（　）
A. 心肺　B. 肝心　C. 脾肺　D. 脾肾
6.《素问·五脏生成篇》中说“肝受血而能________”（　）
A. 步　B. 控　C. 视　D. 摄
7. 下列哪项不属血的营养和滋润作用的具体体现?（　）
A. 面色红润、肌肉丰满　B. 皮肤、毛发润泽
C. 感觉、运动灵活自如　D. 心率、心律有节
8. 津不布散于（　）
A. 皮肤　B. 肌肉　C. 骨节　D. 孔窍
9. 对津液的输布、排泄起主宰作用的是（　）
A. 脾的运化升清　B. 肺的宣发肃降　C. 肾的蒸腾气化　D. 膀胱的贮尿排尿
10. 血和津液的生成均来源于（　）
A. 肾中精气　B. 五脏精气　C. 经络精气　D. 水谷精气

三、填空题

1. ________、________、________、________是构成人体的基本物质，也是维持人体生命活动的基本物质。

2. 构成人体和维持人体生命活动的气，其主要来源是________和________。

3. ________为气之主，________为气血生化之源，________为生气之源。

4. 人体之气主要可分为________、________、________、________。

5. 血液的主要成分是________和________。

四、判断题

1. 机体的各种生理活动，实质上都是气的升降出入运动的具体体现。（ ）

2. 气的固摄与推动作用是相反相成的。（ ）

3. 元气是依赖于肾中精气所化生。（ ）

4. 联结心搏动和肺呼吸的中心环节是宗气。（ ）

5. 肺、肝、脾等脏器的生理功能均可调节血液的运行。（ ）

6. 寒或热均可影响血液正常运行。（ ）

7. 津液是水、湿、痰饮的总称。（ ）

8. 脾在津液代谢的生成和输布中起着重要作用。（ ）

9. “津血同源”高度概括了血与津液之间在生理和病理上存在的密切关系。（ ）

10. 大失血病人不可发汗。（ ）

五、简答题

1. 人体的气是怎样生成的？

2. 气的推动作用表现在哪些方面？

3. 简述营气和卫气在属性、分布和功能上的区别。

4. 血液是由什么组成，怎样生成的？

5. 血有哪些主要的生理功能？

六、思考题

1. 为什么说气的升降出入运动是维持人体生命活动的根本？

2. 血液的正常运行与哪些脏器的哪些生理活动有关？

第三章 脏腑

脏腑，是内脏的总称。按照脏腑的生理功能特点，可分为脏、腑和奇恒之腑。脏，即心、肝、脾、肺、肾，合称为五脏；腑，即胆、胃、小肠、大肠、膀胱和三焦，合称为六腑；奇恒之腑，即脑、髓、骨、脉、胆和女子胞（子宫、卵巢）。

脏腑学说是阐述人体内脏的形态结构和部位、生理功能及其相互关系的一种基础理论。人体内脏各有一定的形态结构和生理功能。而在内脏之间，无论是五脏之间，六腑之间，或脏与腑之间，都存在着密切的联系。

脏，是化生和贮藏精气的内脏；腑，是受盛和传化水谷（包括水谷精微及糟粕）的内脏。对于脏和腑的区别，《素问·五脏别论》说，“所谓五脏者，藏精气而不泻也，故满而不能实。六腑者，传化物而不藏，故实而不能满也。所以然者，水谷入口，则胃实而肠虚；食下，则肠实而胃虚。故曰，实而不满，满而不实也”，这里所说的满，是充满而没有虚实之分；这里所说的实，是指有的地方充实，有的地方空虚。所以说，五脏必须保持“藏而不泻”“满而不能实”；六腑必须保持“泻而不藏”“实而不满”的状态。此外，脑、髓、骨、脉、胆、女子胞六种器官组织，形多中空，类似六腑，内藏精气，又类似五脏，似腑非腑，似脏非脏，故称之为“奇恒之腑”。

脏腑学说的特点主要为以下两个方面。

首先，中医学对内脏形态与部位的记载比较简略，而着重用气、血、阴、阳等来概括内脏的物质结构，认为它们是构成内脏和维持内脏生理活动的基本物质。由于气血阴阳各有不同的生理功能，因而它们在脏腑的生理活动中，各自发挥着特殊的作用。同时，各个脏腑中的气血阴阳物质结构也不同，有的以气、阳为主，有的以气、阴为主，有的是气、血、阴、阳并重。因此，脏腑各有不同的生理功能，是与内在物质结构密切相关的，是与整体的生理活动密不可分的。

其次，中医学中的脏腑，不单纯是一个解剖学上的概念，而是一个综合性的功能单位。在对生理功能的叙述上，大大超越了形态器官的范围，如心、肝、脾、肺、肾五脏等名称，虽与西医人体解剖学的脏器名称相同，但同名脏器的生理功能却不完全相同。中医学论述五脏功能的范围较广，不但包含着西医学同一脏器的部分功能，而且还概括了其他某些器官的一些功能在内。对此，必须要有一个正确的认识，才能很好地理解和掌握。

脏腑学说是脏象学的核心内容，是中医基础理论的重要组成部分。历代医家对之十分重视，如《医林改错·脏腑记叙》说，“著书不明脏腑，岂不是痴人说梦；治病不明脏腑，何异于盲子夜行”。

第一节　五脏

一、心

心居于胸腔，膈膜之上，两肺之间，圆而尖长，形如倒垂的未开之莲蕊，有心包卫护于外。心为神之舍，血之主，脉之宗，在五行属火，为阳中之阳，起着主宰人体生命活动的作用，故《素问·灵兰秘典论》称之为“君主之官”。心的生理功能主要有两个方面，一是主血脉，二是主神志。心开窍于舌，在体合脉，其华在面，在志为喜，在液为汗。心与小肠相表里。

（一）心的主要生理功能

1. 心主血脉

心主血脉，是指心气推动血液在脉中运行，流注全身，发挥营养和滋润作用。心和脉直接相连，互相沟通，血液在心和脉中不停地流动，周而复始，如环无端。心、脉、血三者共同组成一个循环于全身的系统，在这个系统中，心起着主导作用。因为只有心气才能推动血的运行，使血液流行，脉管搏动，全身的五脏六腑、形体官窍才能得到血液的濡养，以维持生命活动。若心气衰竭，则血行停止，心与脉的搏动亦消失，生命也随之终结。《素问·痿论》说，“心主身之血脉”，心在心、血、脉三者中居于主导地位，。

血在脉中正常运行必须具备三个条件：一是脉管必须通畅；二是血液必须充盈；三是心气必须充沛。三个条件中缺少任何一个，都可能产生病变。

心主血脉的功能是否正常，从四个方面进行观察：面色；脉象；舌色；胸部的感觉。心主血脉的功能正常时，面色红润，舌色淡红，滋润而有光泽，脉缓和而有力，胸部舒畅。若心火旺，则面赤舌红，尤其舌尖深红起刺，且破碎疼痛，脉数，心胸中烦热，不易入睡。若心血虚，则面色与舌色皆淡白无华，脉细无力，常觉心悸、心慌。若心脉为瘀血所阻，则面色与舌色均较暗，可现青紫，舌上可能见到紫色瘀斑，脉象涩且不流利，有时可见结代脉，胸前常闷痛，轻者少顷即止，重者可痛得面青唇舌均紫，大汗如珠，甚至可导致死亡。

2. 心藏神

心藏神主要指心具有主宰人体五脏六腑、形体官窍的一切生理活动和人体精神意识思维活动的功能。这一功能也称“心主神明”。如《素问·灵兰秘典论》说，“心者，君主之官也，神明出焉”。

人的精神活动，为大脑的生理功能之一。对这一功能，早在《内经》中已有记载，并把它归属于心。《灵枢·本神》说，“所以任物者谓之心”。任，有担任、接受的意思，即心（大脑）具有接受外来信息的功能。后来，除明代医家李梴提出“神明之心”外，明清时期许多医家明确指出：主神明之心并非指主血之心脏，而实质上是指的脑。如李时珍在《本草纲目·辛夷》中提出了“脑为元神之府”的看法。元神，即指精神活动。

中医脏腑学说认为心主神明，主要依赖于心血与心阴的作用，血与阴都有滋养心神的功能。同时，心气与心阳对心神起着鼓动和振奋的作用，即推动作用。如心血不足、血不养心，可以导致心神不安，出现心悸、失眠、多梦等症。

（二）心与体窍志液的关系

1. 心在体合脉、其华在面

心合脉，是指全身血脉都归属于心。华，是光彩的意思。心的功能正常与否，可以从面部的色泽反映出来。心气旺盛，心血充盈，则面部红润光泽；心气不足，心血亏少，则面色淡白无华；心脉瘀阻，则面色青紫。

2. 心在窍为舌

心经的别络上系舌本，心的气血与舌相通，舌的正常功能有赖于心主血脉和主神的功能。因此，有“心开窍于舌”“舌为心之苗”。如心的气血充足，则舌体红润灵活，味觉灵敏，语言流利；若心火上炎，则舌尖红，口舌生疮；若心血瘀阻，则舌质紫暗，或有瘀斑等。

3. 心在志为喜

心在志为喜是指心的生理功能和情志的喜有关。即是喜、怒、思、忧、恐五志之中，喜为心之志。喜，一般是对良性刺激的反应，有益于心主血脉等生理功能，但是，喜乐过度，则又可使心神涣散不收，注意力难以集中。如《灵枢·本神》说，“喜乐者，神惮散而不藏”。从心主神志的生理功能状况来分析，又有太过与不及的变化，一般来说，心主神志的功能过亢，则使人喜笑不止，心主神志的功能不及，则使人易悲。

4. 心在液为汗

汗为津液化生，津液是血的重要组成部分，血为心所主，所以说“汗为心之液”。如心气不足，表卫不固，则可自汗；汗出过多，耗伤气血，则心悸怔忡；心阴虚弱，阳不敛阴，则可盗汗。

附【心包络】

心包络，简称心包，又可称“膻中”，是心脏外面的包膜，具有保护心脏的作用。心包的形态和部位，古人也有描述，《医学正传》说，“心包络，实乃裹心之包膜也，包于心外，故曰心包络也”。在经络学说中，手厥阴经属于心包络，与手少阳三焦经相为表里，故心包络亦称为脏。但在藏象学说中，认为心包络是心之外围，有保护心脏的作用，所以外邪侵袭于心，首先包络受病。在温病学说中，将外感热病中出现的神昏、谵语等症，称之为“热人心包”或“蒙蔽心包”。

二、肝

肝位于腹部，横膈之下，右胁之内。肝为魂之处，血之藏，筋之宗。肝在阴阳中为阴中之阳，在五行属木，主动，主升。如《素问·灵兰秘典论》说，“肝者，将军之官，谋虑出焉”。《素问·六节脏象论》说，“肝者，罢极之本，魂之居也”。肝的主要生理功能是主疏泄和主藏血。肝开窍于目，筋，其华在爪，在液为泪，在志为怒。肝与胆，不仅经络相互络属，而且本身也直接相连，而为表里。

（一）肝的主要生理功能

1. 肝主藏血

肝藏血，是指肝具有贮藏血液和调节血量的功能。肝内贮藏血液，既可濡养自身，制约肝的阳气升腾，勿使过亢，又可防止出血。肝还能调节人体各部位的血量分配，当活动剧烈或情绪激动时，肝就把贮藏的血液向外输布；而安静休息及情绪稳定时，外周的血液需用量相对减少，部分血液便归藏于肝。当肝藏血的功能失常时，可致血液亏虚、妄行。肝血不足，血液亏虚，不能濡养于目，则两目干涩昏花，或为夜盲；不能濡养于筋，则筋脉拘急，肢体麻木，屈伸不利；肝不藏血，血液妄行，可见吐血、衄血、咯血，月经过多，甚则崩漏。

2. 肝主疏泄

主疏泄，指肝具有疏通、调达、升发的特性，调畅人体全身气机的功能。气机是人体组织器官功能活动的基本形式的概括，组织器官的功能活动有赖于气机的调畅。肝主疏泄的功能对于气机的调畅起着重要的调节作用。主要表现在以下五个方面。

（1）协调气血运行。肝主疏泄，肝的生理特性是升、动、散。其疏，可使气血的运行通而不滞；其泄，可使气散而不郁，这对于气机的疏通、畅达、升发是一个重要的因素，即肝主疏泄有使气机调畅的作用。肝的疏泄功能异常，一方面表现为疏泄功能减退，气机郁结，若气行阻滞，则胸胁、两乳或少腹胀痛不适；若血行瘀阻，可胸胁刺痛，或成癥积、肿块。另一方面表现为肝的升发太过，肝气上逆，可面红目赤，头目胀痛，烦躁易怒；血随气逆，可吐血、咯血，甚则突然昏厥。

（2）调节精神情志。情志活动主要是心神的生理功能，但亦与肝的疏泄功能密切相关。肝的疏泄功能正常，气机调畅，气血和调，则精神愉快，心情舒畅；肝的疏泄不及，肝气郁结，则精神抑郁，沉闷不乐，多愁善虑；肝的升泄太过，肝阳上亢，则精神亢奋，烦躁易怒，失眠多梦。

（3）促进消化吸收。肝的疏泄功能正常，是保持脾胃升降协调的重要条件。肝失疏泄，可导致脾胃升降失常，出现脾气不升眩晕、纳呆、腹胀、泄泻等，称为"肝脾不调"；也可出现胃气不降的呕逆、嗳气、脘腹胀痛等，称为"肝胃不和"。同时，肝的疏泄还调节着胆汁的分泌与排泄，帮助脾胃对食物消化吸收。肝气郁结，胆汁的分泌、排泄障碍，可见胁肋胀痛，口苦纳呆，甚则黄疸。

（4）调理任冲二脉。任脉为阴脉之海，与肝经相通；冲脉为血海，其血量主要靠肝的疏泄来调节。肝的疏泄影响着任冲二脉的通利协调。肝的疏泄功能正常，任脉通利，冲脉充盈，月经应时，孕育正常。肝失疏泄，任冲失调，气血不和，可经行不畅，痛经、闭经、带下、不孕。

（5）调节水液代谢。水液的运行有赖于气的推动，肝主疏泄，调畅气机，通利三焦，疏通水道。若肝失疏泄，三焦气血阻滞，水道不利，气滞则水停，可导致痰饮、水肿等。

（二）肝与体窍志液的关系

1. 肝在体合筋、其华在爪筋，司运动

肝在体合筋、其华在爪筋的运动的功能依赖肝血的滋养。肝血充盈，筋得所养，关节运动灵活有力。若肝血不足，血不养筋，可见手足震颤，肢体麻木，屈伸不利。若热邪燔灼肝之阴血，血不营筋，可见四肢抽搐，牙关紧闭，角弓反张。肝血的盛衰，可影响爪甲的荣枯。爪，即爪甲，包括指甲和趾甲，乃筋之延续，又称"爪为筋之余"。《素问·五脏生成篇》中说，"肝之合筋也，其荣爪也"。肝血充足，则爪甲坚韧明亮，红润光泽。若肝血不足，则爪甲软薄，枯而色夭，甚则变形脆裂。

2. 肝开窍于目

目又称"精明"，是视觉器官。肝的经脉上联于目系，目的视力，有赖于肝气疏泄和肝血濡养，所以说，"肝开窍于目""目为肝之外候"。肝的病变可反映于目，肝血不足，视物不清或夜盲；肝阴亏损，两目干涩；肝经风热，目赤痒痛；肝火上炎，目赤生翳；肝胆湿热，两目发黄；肝风内动，目斜上视等。

3. 肝在志为怒

怒是人们在情绪激动时的一种情志变化。怒可使气血上逆，阳气升泄，由于肝主疏泄，阳气升发，为肝之用，故说肝在志为怒。如因大怒，则势必造成肝的阳气升发太过，故又说“怒伤肝”。反之，肝的阴血不足，肝的阳气升泄太过，则稍有刺激，即易发怒。《杂病源流犀烛》说，“治怒为难，惟平肝可以治怒，此医家治怒之法也”。

4. 肝在液为泪

肝开窍于目，泪从目出，故泪为肝之液。泪有濡润眼睛，保持眼睛的功能。在正常情况下，泪液是濡润而不外溢，但在异物侵入时，泪液即可大量分泌，起到清洁眼目和排除异物的作用。在病理情况下，肝的病变常可从泪的分泌中表现出来，如肝的阴血不足时，两目干涩，实质上即是泪液的分泌不足，肝经风热，可见流泪增多。此外，在极度悲哀的情况下，泪液的分泌也可大量增多。如《灵枢·口问》说，“悲哀愁忧则心动，心动则五脏六腑皆摇，摇则宗脉感，宗脉感则泪道开，泪道开故泣涕出焉”。

三、脾

脾位于中焦，横膈之下。主要生理功能是主运化、升清和统摄血液。足太阴脾经与足阳明胃经，相互络属于脾胃，互为表里。脾和胃同属于消化系统的主要脏器，机体的消化运动，主要依赖于脾和胃的生理功能。机体生命活动的持续和气血津液的生化，都有赖于脾胃运化的水谷精微，而称脾胃为气血生化之源，“后天之本”。脾开窍于口，其华在唇，在五行属土，在志为思，在液为涎，主肌肉与四肢。

（一）脾的主要生理功能

1. 主运化、升清

主运化，指脾把水谷化为精微并转输至全身的功能，可分为两方面。

（1）运化水谷。指对饮食的消化、吸收。饮食入胃，依赖脾的运化功能，将水谷化为精微，再经过脾的转输和散精功能，将水谷精微布散全身，以营养五脏六腑及各组织器官。若脾运化水谷的功能减退，可导致食欲不振、腹胀、便溏等。

（2）运化水液。指对水液的吸收、转输和布散作用。脾将饮食水谷中的水液，清者吸收散精于肺而布散全身；多余或含浊的水液转输至肺，通过肺的通调、肾的气化功能，一部分再化为清者，濡养全身。若脾运化水液的功能减退，则可导致水液停滞，产生湿、痰、饮等病理产物，出现泄泻、水肿等。

脾主运化水谷和水液，两方面的作用是相互联系的，脾胃共同完成食物的消化、吸收，化生精、气、血、津液，生命活动才得以持续，故称脾胃为气血生化之源，“后天之本”。

脾主运化的功能，主要依赖于脾气的作用。脾气的运化特点，以上升为主，故称“脾气主升”“脾以升为健”。水谷精微等营养物质，称之为“清”。脾气将水谷精微上输于。心、肺、头目，通过心肺的作用化生气血以营养全身，故又称“脾主升清”。若脾气不能升清，则可导致头目眩晕、腹胀、泄泻；若脾气下陷，则久泄脱肛、内脏下垂等。

2. 主统血

脾统血，指脾具有统摄血液在经脉中运行，防止溢出脉外的功能。脾能统血，是由于脾为气血生化之源，气能摄血。如脾气健运，则气血充盈，气的固摄作用健全，血液不致外溢。若脾失健运，脾气的固摄功能减退，血不归经而出血，称“脾不统血”。由于脾气主升，脾不统血以皮下出血、便血、尿血、崩漏等多见。

（二）脾与体窍志液的关系

1. 脾在体合肉、主四肢

脾主运化，为气血生化之源，全身的肌肉、四肢都需要依赖脾胃所运化的水谷精微来营养，所以说脾主肌肉、四肢。如脾气健运，则肌肉丰满、壮实，四肢轻劲有力；若脾失健运，则肌肉瘦削、痿软、四肢倦怠无力，甚则痿废不用。

2. 脾开窍于口、其华在唇

开窍于口，系指饮食口味等与脾运化功能有密切关系。口味的正常与否，全赖于脾胃的运化功能，也即是脾的升清与胃的降浊是否正常。脾胃健运，则口味正常，而增进食欲。若脾失健运，则可出现口淡无味、口甜、口腻、口苦等口味异常的感觉，从而影响食欲。

口唇的色泽，与全身的气血是否充盈有关。脾为气血生化之源，所以口唇的色泽是否红润，不但是全身气血状况的反映，而且实际上也是脾胃运化水谷精微的功能状态的反映。

3. 脾在志为思

思，即思考、思虑，为五志之一，是人体精神意识、思维活动的一种状态。如《灵枢·本神》说，“因志而存变谓之思”。思，虽为脾之志，但亦与心主神明有关，故有“思出于心，而脾应之”之说。正常的思考问题，对机体的生理活动并无不良的影响，但在思虑过度、所思不遂等情况下，就能影响机体的正常生理活动。其中最主要的是影响气的正常运动，导致气滞和气结，由于气结于中，影响了脾的升清，所以思虑过度，常能导致不思饮食，脘腹胀闷，头目眩晕等症。

4. 脾在液为涎

涎为口津，唾液中粘稠而少沫的部分称作涎。它具有湿润口腔、保护口腔黏膜的作用，在进食时分泌增多，有助于食物的吞咽和消化。脾的运化功能正常，则津液上注于口而为涎，以辅助脾胃之消化功能，但不溢于口外。若脾胃不和，则往往导致涎液分泌急剧增加，而发生口涎自出等现象，故说脾在液为涎。

四、肺

肺位于胸腔，左右各一，上通喉咙。由于肺位最高，故称“华盖”。因肺叶娇嫩，不耐寒热，易被邪侵，故又称“娇藏”。肺为魄之处、气之主，在五行属金。肺的主要生理功能是：主气，司呼吸，主宣发肃降，通调水道，朝百脉而主治节，以辅佐心脏调节气血的运行。肺在体合皮，其华在毛，开窍于鼻，在志为忧，在液为涕。手太阴肺经与手阳明大肠经相互络属于肺与大肠，故肺与大肠为表里。

（一）肺的主要生理功能

肺气的运动主要表现为宣、降两种形式：宣，为宣发之意，是肺气向上向外的运动，也就是升、散。降，为肃降之意，是肺气向下向内的运动。肺的这两种运动形式是十分重要的，肺的任何生理功能都是通过肺气的这两种运动来完成的。

1. 主气，司呼吸

肺主气，包括主一身之气和呼吸之气两方面。主一身之气，是指肺有主持、调节全身之气的作用。如在气的生成方面，宗气是由肺吸入的清气与脾胃运化的水谷精气相结合而成；在气的调节方面，肺有节律的呼吸运动，调节着全身之气的升降出入运动。肺主呼吸之气，是指肺通过呼吸，进行着体内外的气体交换，呼浊吸清，以保证人体新陈代谢的正常进行。

司呼吸，指肺有呼吸功能，肺正是通过它的呼吸功能完成主气的作用。肺的呼吸功能正常，才能保证气的生成，促使气机调畅；肺的呼吸功能减弱，影响宗气的生成和气的运动，可导致气少不足以息，肢倦乏力，声低气怯；若肺的呼吸功能丧失，其主气功能无法行使，生命活动也就停止了。

2. 主宣发肃降，通调水道

发，指肺气向上升宣和向外周布散的作用。肃降，指肺气向下通降和使呼吸道保持洁净的作用。

肺主宣发的生理作用，主要体现在三个方面：一是通过肺的气化，排出体内的浊气；

二是将脾所转输的津液和水谷精微，布散到全身，外达于皮毛；三是宣发卫气，调节腠理之开合，将代谢后的津液化为汗液，排出体外。因此，肺失宣散，可出现呼气不利、胸闷、咳喘、鼻塞和无汗等病理现象。

肺主肃降的生理作用，主要体现在三个方面：一是吸人自然界的清气；二是将肺吸入的清气和由脾转输至肺的津液和水谷精微向下布散；三是肃清肺和呼吸道内的异物，以保持呼吸道的洁净。因此，肺失肃降，即可出现呼吸短促或表浅，咳痰、咯血等病理现象。

通调水道，指肺通过宣发和肃降对体内水液的输布、运行和排泄起着疏通和调节作用。肺气宣发，将水液布散全身，并调节汗液的排泄；肺气肃降，将水液向下输送，经肾和膀胱的气化作用，生成尿液而排出体外。如肺的通调失职，可导致水液停聚，生痰，成饮，甚则水肿。

3. 朝百脉，主治节

朝，即朝会、朝向的意思，肺朝百脉，是指全身的血液，都通过经脉而聚会于肺，通过肺的呼吸，进行气体的交换，然后再输布到全身。血的运行有赖于气的推动。心主血脉，心气是血液运行的基本动力。肺气能辅助心气推动和调节血脉运行。

肺主治节，治节即治理调节，主要体现在四个方面：一是肺主呼吸，人体的呼吸运动是有节奏的一呼一吸；二是随着肺的呼吸运动，治理和调节着全身的气机，即是调节着气的升降出入的运动；三是由于调节着气的升降出入运动而辅助心脏，推动和调节血液的运行；四是肺的宣发和肃降，治理和调节津液的输布、运行和排泄。可见，肺主治节，实际是对肺的主要生理功能的高度概括。

（二）肺与体窍志液的关系

1. 肺在体合皮、其华在毛

皮毛，包括皮肤、汗腺、毫毛等组织，是一身之表，是人体抵御外邪侵袭的屏障。肺具有宣发卫气，输布水谷精微、津液以温养和润泽皮毛的功能。肺的功能正常，皮毛致密、润泽，抗御外邪能力较强；若肺气虚弱，皮毛憔悴枯槁，卫外不足，卫表不固，则常自汗出。在中医学中把汗孔称作“气门”，即是，汗孔不仅是排泄由津液所化之汗液，实际上也是随着肺的宣散和肃降进行着体内外的气体交换。《医经精义》中指出，皮毛亦有“宣肺气”的作用。

2. 肺开窍于鼻

鼻与喉相通而联于肺，是呼吸的门户，外邪袭肺，多从鼻喉而入，故有“鼻为肺之窍”“喉为肺之门户”的说法。鼻和喉的通气、鼻的嗅觉和喉的发音，均依赖于肺气的作用。如肺气和，呼吸利，则嗅觉灵敏，声音能彰；若肺有病变，则多见鼻塞、流涕、嗅觉不灵、喉痒、音哑等。

3. 肺在志为忧

忧和悲的情志变化，虽略有不同，但其对人体生理活动的影响是大体相同的，因而忧和悲同属肺志。忧愁和悲伤，均属于非良性刺激的情绪反映，它对人体的主要影响，是使气不断地消耗，如《素问·举痛论》说，“悲则气消……悲则心系急，肺布叶举，而上焦不通，营卫不散，热气在中，故气消矣”。由于肺主气，所以悲忧易于伤肺。反之，在肺虚弱时，机体对外来非良性刺激的耐受性就会下降，而易于产生悲忧的情绪变化。

4. 肺在液为涕

涕，是鼻黏膜的分泌液，有润泽鼻窍的作用。鼻为肺窍，故其分泌物亦属肺。肺的功能是否正常亦能从涕的变化中得以反映。如在正常情况下，鼻涕润泽鼻窍而不外流；若肺寒，则鼻流清涕；肺热，则涕黄浊；肺燥，则鼻干等。

五、肾

肾位于腰部，在腹后壁、脊柱两侧的腹膜外，左右各一，《素问·脉要精微论》说，“腰者，肾之府”。由于“肾藏有先天之精”，为脏腑阴阳之本，生命之源，故称肾为“先天之本”。肾在五行属水。主要生理功能为藏精，主生长、发育、生殖和水液代谢；肾主骨生髓，外荣于发，开窍于耳和二阴，在志为恐与惊，在液为唾。足少阴肾经与足太阳膀胱经相互络属于肾与膀胱，在水液代谢方面亦直接相关，故肾与膀胱互为表里。

（一）肾的主要生理功能

1. 肾藏精，主生长发育与生殖

肾藏精的“藏”，即闭藏，是指肾具有贮存、封藏精气的生理功能。精是构成人体的基本物质，也是人体生长、发育、生殖及组织器官功能活动的物质基础。

肾所藏的精包括先天之精和后天之精。先天之精和后天之精，虽然来源不同，但却同藏于肾，二者互相依存，相互促进。出生之前，先天之精为后天之精准备了物质基础；出生之后，后天之精又不断供养先天之精，使之得到不断的补充，故有“先天促后天，后天滋先天”之说。

精能化气，气能生精，肾精所化之气，称为“肾气”。肾精和肾气互生互化，互为体用，共同组成肾的生理活动的物质基础；同时，各自发挥着重要作用，共同组成肾的重要的生理功能。中医学常将肾精和肾气合称为肾中精气。肾所藏精气的主要功能是主持人体的生长、发育和生殖。

肾中精气是人体生命活动之本，根据阴阳属性的不同，可将肾中精气的生理功能，概括为肾阴和肾阳两个部分：对人体各组织器官起滋养、濡润作用的称为肾阴；对人体各组织器官起推动、温煦作用的称为肾阳。肾阴和肾阳，是人体各脏阴阳的根本，又称元阴和元阳、真阴和真阳。肾阴和肾阳之间，相互制约、相互依存、相互为用，维持着肾脏本身及各脏的阴阳相对平衡。如果这种相对平衡遭到破坏而又不能自行恢复时，可形成肾阴虚和肾阳虚的病理状态。肾阴虚表现为肾精不足和阴虚内热的证候，可导致眩晕耳鸣，腰膝酸软，五心烦热，潮热盗汗，遗精梦交，舌红少津，脉细数；肾阳虚表现为肾气不足和阳虚外寒的证候，可导致疲惫乏力，腰膝酸软，形寒肢冷，小便不利或遗尿失禁，男子阳痿、女子宫寒不孕，水肿，舌淡，尺脉弱。由于肾阴和肾阳，均以肾中精气为其物质基础，肾的阴虚和阳虚，本质上均是肾中精气不足。因此，肾阴虚到一定程度，可累及肾阳，肾阳虚到一定程度，可累及肾阴，可发展为肾的阴阳两虚证。由于肾阴和肾阳，是人体各脏阴阳的根本，肾的阴虚和阳虚，也会导致其他各脏的阴阳失调。同时，当其他各脏的阴阳失调时，也可导致肾的阴阳失调。

2. 肾主纳气

主纳气，是指肾具有摄纳肺吸入之清气，防治呼吸表浅的作用，才能保证体内外气体的正常交换。人体的呼吸功能，虽为肺所主，但必须依赖于肾的纳气作用，《类证治裁·喘症论治》说，“肺为气之主，肾为气之根，肺主出气，肾主纳气，阴阳相交，呼吸乃和”。肾的纳气功能，实际上就是肾的闭藏作用在呼吸运动中的具体体现。若肾的纳气功能正常，则呼吸均匀和调。若肾的纳气功能减退，则可出现摄纳无权、呼吸表浅等病理现象，称为“肾不纳气”。

3. 肾主水

主水，主要是指肾中精气的气化功能，对于体内津液的输布和排泄，维持体内津液代谢的平衡，起着极为重要的调节功能。在人体的水液代谢过程中，肺、脾、肾三脏最为重要。肾主水的功能，主要是靠肾中精气对水液的蒸腾气化作用。而肺的通调，脾的运化，均依赖于肾的气化，而尿的生成和排泄，更与肾的气化直接相关。因此，肾中精气的蒸腾气化，主宰着整个水液代谢。如肾的气化失常，关门不利，可致尿少，水肿；气不化水，关门失约，可致小便清长，尿多，尿频。

（二）肾与体窍志液的关系

1. 肾在体为骨、主骨生髓，其华在发

骨的生长发育，依赖于骨髓滋养，而骨髓为肾中精气所化生。肾中精气充足，骨髓充盈，骨骼发育正常，坚固有力；肾中精气不足，骨髓空虚，骨软无力，小儿囟门迟闭，老

人骨脆易折。

髓有骨髓、脊髓、脑髓，均由肾中精气所化生。脊髓上通于脑，脑为“髓海”，由髓聚而成，所以，脑的功能与肾有关。

“齿为骨之余”。齿与骨同出一源，牙齿也由肾中精气所充养，牙齿的生长与脱落，与肾中精气的盛衰密切相关。肾中精气充足，牙齿坚固有力；肾中精气不足，小儿牙齿生长迟缓，成人牙易松动脱落。

其华在发，发的生长，全赖于精和血。肾藏精，精能化血，精血充足，发长而润泽，故说肾“其华在发”。由于发依赖于血的濡养，故又称“发为血之余”。青壮年时，由于精血充盈，则发长而润泽；老年人的精血多虚衰，毛发变白而脱落，一般说来，这是正常规律。但未老先衰，头发枯萎，早脱早白者，与肾中精气不足和血虚有关。

2. 肾在窍为耳及二阴

耳是听觉器官。听觉的灵敏与否，与肾中精气的盈亏有密切关系。肾中的精气充盈，髓海得养，则听觉灵敏，分辨力高，当肾中精气虚衰时，则髓海失养，可导致听力减退，或见耳鸣，甚则耳聋。故说肾开窍于耳。

二阴，即前阴和后阴。前阴包括尿道和外生殖器，是排尿和生殖的器官；后阴是排泄粪便的通道。尿液的排泄虽属膀胱的功能，但必须依赖肾的气化才能完成。生殖机能由肾所主，如前述。粪便的排泄虽属大肠的传化功能，但与肾的气化有关。如肾液不足，肠液枯涸，可致便秘；肾阳虚衰，气化无权，可导致阳虚便秘或五更泄泻；肾气不固，封藏失司，可导致久泄滑脱。故有“肾开窍于二阴”“肾主二便”之说。

3. 肾在志为恐

恐是人们对事物惧怕的一种精神状态。恐与惊相似，但惊为不自知，事出突然而受惊，恐为自知，俗称胆怯。惊或恐，对机体的生理活动来说，是一种不良的刺激。惊恐属肾，但与心主神明相关。心藏神，神伤则心怯而恐。如《素问·举痛论》说，“恐则气下，惊则气乱”“惊则心无所倚，神无所归，虑无所定，故气乱矣”。

4. 肾在液为唾

唾为口津，唾液中较稠厚的称作唾。唾为肾精所化，咽而不吐，有滋养肾中精气的作用。若多唾或久唾，则易耗损肾中精气。所以，古代导引家以舌抵上腭，待津唾满口后，咽之以养肾精。但唾与脾胃亦有关，如《杂病源流犀烛·诸汗源流》说，“唾为肾液，而肾为胃关，故肾家之唾为病，必见于胃也”。

附【命门】

命门有生命之门的含义，关于命门的部位和功能，历来有许多不同见解。一般认为命门之中有真火，即命门之火，火属阳，命门实即肾阳，是人体生命之本和维持生命的要素，是机体产生阳热的发源地。肾阳也是人体各脏腑阳气的根本，因此，认为其为机体生命活动的关键。如《吴医汇讲》说，“命门者，人身之真阳，肾中之元阳是已，非另是一物也……人之每藏每腑，各具阴阳，肾为一身之根柢，元阳为人身所尤重，故特揭之也……自古命门治法，亦惟温补肾阳而已，别无他法也”。

第二节　六腑

六腑，即胆、胃、小肠、大肠、膀胱、三焦的总称。六腑多为中空有腔的脏器。其共同的生理功能是传化饮食与水液。其中胆、胃、小肠、大肠属于消化器官，膀胱属于泌尿器官，三焦是包含多种功能的一个特殊的腑。

一、胆

胆，居六腑之首，与肝相连，附于肝下，内贮胆汁，色黄绿，味苦，由肝之精气所化生。胆的主要生理功能是主决断，助消化。

1. 主决断

胆与肝相表里，胆气亦喜升发条达，主决断。胆与肝的疏泄正常，气机调畅，气血调达。若胆气郁结，可导致胸胁苦闷，善太息。胆的升发太过，可导致耳鸣耳聋，头痛口苦，暴躁善怒。胆主决断影响精神情志，若胆气豪壮，则善于应变，判断准确，当机立断；若胆气虚弱，则善恐易惊，胆怯怕事，失眠多梦。

2. 助消化

肝的疏泄功能直接控制和调节着胆汁的排泄，肝疏泄正常，则胆汁排泄畅达，脾胃运化功能亦健旺。肝的疏泄失常，胆汁施泄不利，影响脾胃运化，可导致胁下胀痛，厌食油腻，腹胀腹泻；胆汁外溢，可导致黄疸；胆汁上逆，可见口苦，呕吐黄绿苦水。

胆为六腑之一，由于胆藏精汁，而无传化水谷的功能，故又属奇恒之府。

二、胃

胃，又称胃脘，分上、中、下三部。胃的上部称为上脘，包括贲门；胃的中部称中脘，即胃体；胃的下部称为下脘，包括幽门。胃是机体对饮食物进行消化、吸收的重要脏器。脾与胃相为表里。胃的主要功能是受纳与腐熟水谷和主降浊。

1. 受纳与腐熟水谷

水谷入口，经过食道，容纳于胃，故称胃为“太仓”“水谷之海”。水谷经过胃的腐熟，下传于小肠，其精微经脾之运化而营养全身。若胃的受纳与腐熟水谷的功能失常，可导致胃脘胀痛，纳呆厌食，嗳腐食积，或多食善饥。

2. 主降浊

胃主降浊，指胃气通降将食物残渣下输于小肠、大肠的功能。胃主通降，胃气以降为和，以通为用，从而保证水谷的不断下输和消化吸收。胃主降浊又是受纳的前提条件。若胃失通降，不仅影响食欲，而且浊气在上导致口臭，脘腹胀闷或疼痛，大便秘结。若胃气上逆，可导致呕吐、恶心、嗳气、呃逆。

胃的生理功能依赖胃气。由于胃气的盛衰、有无，直接影响营养的来源，关系到脏腑的功能活动和生命的存亡，因此在治疗疾病时，十分重视胃气，有“人以胃气为本”之说。

三、小肠

小肠位于腹中，上端接幽门与胃相通，下端接阑门与大肠相连。小肠的主要功能是受盛化物和泌别清浊。小肠接受在胃中初步消化的食物，再进行消化、吸收，并分成清、浊两部分，其中水谷精微等清的部分由脾转输到全身，将食物残渣等浊的部分下传大肠，过剩的水液经过肾的气化渗入膀胱。因此，饮食物的消化、吸收和大小便的排泄均与小肠有密切关系。故有“小肠主液”之说。若小肠的泌别清浊功能失调，可导致小便短少、泄泻、便溏等。

四、大肠

大肠位于腹中，上口在阑门处与小肠相接，下口紧连肛门。大肠的主要生理功能是传化糟粕。传化，即传导、变化。大肠接受小肠下输的食物残渣，向下传导，吸收其中部分水液，将糟粕变化为粪便，经肛门排出体外。大肠的功能失调，主要表现传导失常和粪便改变。若大肠实热，肠液干枯，可导致便秘；若大肠虚寒，则水谷杂下，可导致腹痛、肠鸣、泄泻；若大肠湿热，气机阻滞，可导致腹痛下痢，里急后重等。

五、膀胱

膀胱位于小腹中央，为贮尿的器官。膀胱和肾直接相通，有经脉相互络属，相为表里，膀胱的主要生理功能是贮尿和排尿。水液经肾的气化生成尿液，下输于膀胱。膀胱内的尿液贮存到一定量时，经肾和膀胱的气化作用，可及时自主地排出体外。膀胱的贮尿、排尿功能失常，可导致尿频、尿急、尿痛，或小便不利、尿少、尿闭，或尿失禁、遗尿。

六、三焦

三焦是上焦、中焦、下焦的合称，又称“孤府”。三焦的概念有两种：一是指六腑之一。即脏腑之间和脏腑内部的间隙互相沟通所形成的通道。在通道中运行着元气和津液，因此，气的升降出入，津液的输布与排泄，均有赖于三焦的通畅。二是单纯的部位概念，即膈以上为上焦，膈至脐为中焦，脐以下为下焦。三焦的主要生理功能是通行元气和运行水液。

（一）六腑三焦

1. 通行元气

元气是人体生命活动的原动力，根源于肾，通过三焦而充沛全身，因此，称三焦是元气运行的通道。由于元气是脏腑气化功能的动力，因此，三焦通行元气的功能，关系到全身的气化作用，所以说三焦总司人体的气化。同时三焦也是诸气升降出入的通道，故有“三焦主持诸气”之说。

2. 运行水液

三焦具有疏通水道、运行水液的功能，是水液升降出入的通道。三焦的水道通利，水液才能正常代谢。因此，水液代谢的协调平衡作用，又称为“三焦气化”。

（二）部位三焦

上焦、中焦、下焦的功能特点如下。

1. 上焦如雾。上焦包括心、肺和头面部，也有人将上肢归属上焦。上焦主宣发卫气，敷布水谷精微和津液，发挥营养和滋润作用，如雾露之溉，称“上焦如雾”。

2. 中焦如沤。中焦从解剖部位来说，应包括脾、胃和肝胆。中焦具有消化、吸收并输布水谷精微和化生血液的功能，实际上包括脾胃的整个运化功能，故说中焦能泌糟粕，蒸津液，是升降之枢，气血生化之源，称“中焦如沤”。

3. 下焦如渎。下焦的脏器有小肠、大肠、肾和膀胱等。下焦主泌别清浊、排泄糟粕和尿液，有如水浊不断向下疏通、向外排泄一样，称“下焦如渎”。

第三节　奇恒之腑

奇恒之腑，包括脑、髓、骨、脉、胆、女子胞。其中胆既是六腑之一，又属奇恒之腑。奇恒之腑中除胆为六腑之一外，其余的都没有表里配合，也没有五行配属。这是不同于五脏六腑的一大特点。

髓、骨、脉、胆前已论及，本节仅对脑与女子胞论述如下。

一、脑

脑位于颅内，由髓汇集而成，故名“髓海”。脑的主要生理功能是主精神、意识、思维和感觉。“头者，精明之府”，明确表明脑的功能。

以五脏为中心的脏象学说，将脑的功能分属五脏而统归于心。脑是精髓汇聚之处，元神所居之府，故脑是人体极其重要的器官，是生命要害之所在。五脏皆藏神：心藏神，主喜；肝藏魂，主怒；脾藏意，主思；肺藏魄，主悲；肾藏志，主恐。其中心、肝、肾与脑的关系更为密切。因为心主神，五脏藏神都在心的统领和协调下而发挥作用；肝主疏泄，调节精神情志；肾藏精，精生髓，髓聚为脑。对于精神、意识、思维、情志方面的病证，常以心为主，按照五脏功能来辨证论治。

二、女子胞

女子胞，又称胞宫，即子宫，位于小腹部，在膀胱之后，呈倒梨形。女子胞的主要生理功能是主月经和孕育胎儿。

1. 主月经

女子到14岁左右，肾中精气旺盛，天癸至，任脉畅通，太冲脉盛，女子胞发育成熟，月经孕育胎儿准备条件。约到50岁，肾中精气渐衰，天癸渐绝，冲、任二脉的气血逐渐衰少，月经出现紊乱，而至绝经。因此，女子胞在女子发育成熟后主持月经，它和肾、天癸、冲脉、任脉的关系极为密切，受它们的制约和调节。由于心主血，肝藏血，脾为气血生化之源而统血，故月经的来潮和调节，又与心、肝、脾密切相关。

2. 孕育胎儿

月经正常来潮后，女子胞就具备了生殖和养育胎儿的能力，受孕之后，女子胞就成为保护胎儿、孕育胎儿的主要器官。由于胎儿的孕育主要依赖气血的充盈和血液的正常调节，故与肾、心、肝、脾及冲、任二脉也密切相关。

第四节 脏腑之间的关系

一、脏与脏之间的关系

（一）心与肺

宗气输布必须通过心脉的运行才能布达于全身。因此，在病变上，气滞可导致血瘀，血瘀也可导致气滞。此外，心和肺的虚损病变也可相互累及，如心气虚的心累心跳，可导致呼吸气短等肺虚证候，当肺气虚时，也可导致心气虚，而出现呼吸气短、心累心跳等证。

（二）心与脾

心主血，脾统血，脾又为气血生化之源，故心与脾的关系甚为密切。脾的运化功能，依赖于心血的濡养和心阳的推动。而心血的生成，又依赖于脾运化水谷精微的供给。二者相互资生，相互为用。心血足则脾得其所统；脾气健强，统血正常，则心血的运行有力。若脾运不健，心血的化源不足，可导致心悸、健忘、失眠、多梦等症。

（三）心与肝

心行血，肝藏血。人体的血液，化生于脾，贮藏于肝，通过心以运行全身。心血充足，循环旺盛，肝才能发挥其藏血和条达的功能；肝的藏血和条达功能正常，又有助于心血的正常运行。心血旺盛，肝血贮藏就充盈，可营养筋脉，促进人体及四肢屈伸的正常运动。若心血不足，导致肝血亏虚，血不养筋，就会出现筋骨酸痛、手足痉挛等症；血虚生风，肝风内动，就会出现视物昏花、头晕耳鸣等症。

心主神志，肝主疏泄，喜条达，而恶抑郁，肝气郁而化火，上犯心神。如果心火亢盛，也可导致肝血受损，出现心烦易怒，狂躁不眠等精神症状。

（四）心与肾

心与肾之间，具有升降相因，水火相济的关系。心火之降，有赖于肾水之升；肾水之升，又依赖于心火下降。把这种升降相因，水火相济的关系，称为水火相交。如肾阴不足，心火过盛，两者失去协调，称为心肾不交，则出现健忘、虚烦失眠、心悸、遗精等症。此外，心阳与肾阳也是相互促进、相互为用的。肾阳虚可导致心阳不足，心阳不足也可伤及肾阳。

（五）肺与脾

肺与脾的关系，主要表现在气的生成和津液代谢两个方面。肺主全身之气，依赖脾转输水谷精气的充养，才能呼吸正常，气血畅通；脾转输水谷精气，依赖肺的布散才能运行于全身。因此，脾与肺对人体元气的化生和维持密切相关。如气虚导致的少气懒言、咳嗽痰多、食少便溏、疲乏无力等症，为肺脾两虚的表现，常用“培土生金”法治疗。此外，脾主运化水湿，肺主通调水道，在水液代谢上，二者相互促进，协同完成其气化过程。

（六）肺与肝

肺与肝的关系，主要表现于气机的调节方面。肺主降而肝主升，二者相互协调，对于全身气机的调畅是一个重要的环节。若肝气升发太过，或肺气肃降不及，则多致气火上逆，可导致咳逆上气，甚则咯血等，称为“肝火犯肺”。反之，肺失清肃，燥热内盛，可累及肝，肝失条达，疏泄不利，则在咳嗽的同时，导致胸胁胀满引痛、头晕头痛、面红目赤等症。

（七）肺与肾

肺与肾之间的关系，主要表现在水液代谢和呼吸运动两个方面。

肾主水，肺为水之上源。肺的宣降和通调水道，依赖于肾的蒸腾气化，肾主水的功能，又依赖于肺的宣降和通调水道。若肺失宣降，通调失职，必影响肾，可导致尿少、水肿；而肾的气化失司，关门不利，可致水肿，也影响肺的宣降，可见喘促、咳逆、倚息不得平卧。

肺主呼气，肾主纳气，肺司呼吸需要肾的纳气作用来协助。肾气充盈，吸人之气才能经肺的肃降而下纳于肾，所以说“肺为气之主，肾为气之根”。

此外，肺为水之上源。若肺阴不足，常导致肾阴虚，可出现潮热盗汗、梦遗、咽干口燥等症状。

（八）肝与脾

肝藏血而主疏泄，脾统血、主运化，为气血生化之源。脾得肝之疏泄则运化健旺，肝得脾所转输之饮食精微的滋养则肝气条畅。由于肝与脾的关系密切，故肝脾不调的病变是多见的。肝气不调，可导致肝脾不和，出现胁痛、腹胀、厌食吞酸等症状。若肝气横逆，肝气犯脾，可导致腹痛、腹泻等症状。因此，有“见肝之病，知肝传脾，当先实脾”之说。

（九）肝与肾

肝与肾的关系主要表现在精血同源。肝藏血，肾藏精，精血相互资生，精可转化为血，血可转化为精。肝得肾精的滋养，则功能正常。若肾阴不足，肝失滋养，就会引起肝阴不足，肝阳上亢，或肝风内动的证候，常用滋肾养肝酌方法治疗。

（十）脾与肾

脾为后天之本，肾为先天之本。脾之健运，化生精微，依赖于肾阳的推动，故有“脾阳根于肾阳”之说。肾中精气又赖于脾运化的水谷精微的不断补充才能充盛，即后天滋养先天。肾阳不足，不能温煦脾阳；脾阳久虚，损及肾阳，可导致脾肾阳虚，出现腹部冷痛、下利清谷、五更泄泻、水肿等症状。

二、六腑之间的关系

六腑，是以“传化物”为其生理特点，六腑之间的相互关系，主要体现于饮食物的消化、吸收和排泄过程中的相互联系和密切配合。饮食入胃，经胃的腐熟，下传于小肠。胆排泄胆汁进入小肠助消化。小肠泌别清浊，清者为水谷精微和津液，经脾的运化和转输，以营养全身；浊者为剩余的水液和食物残渣，水液经肾的气化，一部分渗入膀胱形成尿液，再经肾和膀胱的气化，排出体外，食物残渣下传大肠，经大肠吸收水液和向下传导，形成粪便，排出体外。在上述食物的消化、吸收和废物的排泄过程中，还依赖于肝的疏泄、三焦的通行元气和运行水液的作用。由于六腑传化水谷，需要不断地受纳、消化、传导和排泄，虚实更替，宜通而不宜滞，故有“六腑以通为用”“腑病以通为补”之说。

三、五脏与六腑之间的关系

脏与腑的关系，实际上就是阴阳表里的关系。由于脏属阴，脏为里；腑属阳，腑为表，一阴一阳，一表一里相互配合，并有经脉相互属络，从而构成了脏腑之间的密切联系。

（一）心与小肠

心与小肠通过经脉的相互属络而形成表里联系。如在病理方面，心有实火，可移热于小肠，引起尿少、尿热赤、尿痛；小肠有实热，亦可循经上炎于心，出现心烦、舌赤、口舌生疮。

（二）肺与大肠

肺与大肠通过经脉的相互属络而形成表里联系。肺气肃降，有助于大肠传导功能发挥；大肠传导功能正常，亦有助于肺的肃降。若肺失肃降，津液不能下达，可导致大便干结；肺气虚弱，推动无力，可出现大便艰涩难行，称为“气虚便秘”。若大肠实热，腑气不通，又可影响肺的肃降，出现胸满、咳喘。

（三）脾与胃

脾与胃通过经脉属络而构成表里关系。胃主受纳，脾主运化，共同完成饮食物的消化吸收及精微的输布，从而滋养全身，故称脾胃为“后天之本”。

脾主升，胃主降，相反相成。脾气升，则水谷之精微得以输布；胃气降，则水谷及其糟粕才得以下行。如《临证指南医案》说，“脾宜升则健，胃宜降则和”。胃属燥，脾属湿，胃喜润恶燥，脾喜燥恶湿，两脏燥湿相济，阴阳相合，方能完成饮食物的传化过程。

脾胃在病理上也是相互影响的。如脾为湿困，运化失职，清气不升，可影响胃的受纳与和降，可导致食少、呕吐、恶心、脘腹胀满等症。若饮食失节，食滞胃脘，胃失和降，可影响脾的升清与运化，可导致腹胀泄泻等症。

（四）肝与胆

胆附于肝，其间有经脉相互属络而形成表里联系。胆汁来源于肝，胆汁的贮藏和排泄，依赖于肝的疏泄；反之，胆汁排泄无阻，有利于肝主疏泄功能的正常发挥。肝与胆在病理上也互相影响，肝病常累及胆，胆病也常累及肝，往往肝胆同病，如肝胆火旺，肝胆湿热等。此外，肝主谋虑，胆主决断，谋虑后必当决断，而决断又来自谋虑，肝胆相济，勇敢乃成。

（五）肾与膀胱

肾与膀胱通过经脉互为属络，构成表里关系。膀胱的贮尿和排尿功能，依赖于肾的气化。肾气充足，则固摄有权，膀胱开合有度，从而维持水液的正常代谢。若肾气不足，气化失常，固摄无权，则膀胱开合失度，可导致小便不利或失禁、遗尿、尿频等症。如老年人常见的小便失禁、多尿等，多为肾气衰弱所致。

课后练习题

一、名词解释

1. 五脏：
2. 奇恒之腑：
3. 后天之本：
4. 心肾相交：
5. 精血同源：

二、选择题

1. 区别五脏、六腑、奇恒之腑的主要依据是（ ）

A. 解剖形态上的差别　　B. 所在部位的不同

C. 功能特点的区别　　D. 经脉属络的不同

2. 脏与腑的根本区别在于（ ）

A. 实质与非实质性脏器　　B. 空腔与非空腔性脏器

C. 密闭与非密闭脏器　　D. 贮藏化生精气与传化水谷

3. 构成人体有机整体的中心是（ ）

A. 脑　　B. 六腑　　C. 五脏　　D. 经络系统

4. 称为“君主之官”的脏腑是（ ）

A. 脑　　B. 心　　C. 肾　　D. 肝

5. 心主血脉的生理功能主要依赖于（ ）

A. 血的作用　　B. 心气的作用　　C. 心神的作用　　D. 精气的作用

6. 肺的主要生理功能不包括（ ）

A. 通调水道　　B. 开窍于鼻　　C. 主宣发肃降　　D. 主气、司呼吸

7. “后天之本”是指（ ）

A. 心与肾　　B. 肾与脾　　C. 肺与肝　　D. 脾与胃

8. “肾为气之根”主要是指（ ）

A. 为五脏阳气的根本　　B. 主膀胱的气化开阖

C. 主纳气以维持呼吸的深沉平稳　　D. 主水液的蒸腾气化

9. 脾与肝的生理关系,主要体现在（ ）

A. 气机的调理　　B. 水液代谢　　C. 血液的运行　　D. 气的生成

10. 六腑生理功能的共性是（ ）

A. 传化水湿　　B. 传化水谷　　C. 传化糟粕　　D. 排泄水液

三、填空题

1. 五脏即______、______、______、______、______。

2. 六腑即______、______、______、______、______、______。

3. 奇恒之腑即______、______、______、______、______、______。

4. ____、____、____三者共同组成一个循环于全身的系统，在这个系统中，____起着主导作用。

5. 肝主疏泄主要表现在以下五个方面：______、______、______、______、______。

四、判断题

1. 五脏共同的生理特点是“实而未满”，六腑共同的生理特点是”满而不实”。（ ）
2. 心为神之居、血之主、脉之宗。（ ）
3. 肺的宣发和肃静是相辅相成的矛盾运动。（ ）
4. 肺主治节，实际上是对肺的生理功能的全面概括。（ ）
5. 脾的固摄作用可防止血液溢于脉外。（ ）
6. 肝主疏泄，能推动血液运行。（ ）
7. 肢体运动的能量来源于肝。（ ）
8. 肾藏精气，精属阴，气属阳，所以称肾精为肾阳，肾气为肾阳。（ ）
9. “脑为髓之海”的说法是错误的。（ ）
10. 心脾两虚的病理变化属气血两虚。（ ）

五、简答题

1. 简述心的主要生理功能。
2. 肺主宣发和肃降有何重要意义。
3. 肾藏哪些精气？来源于何处？关系怎样？
4. 何为三焦？主要的生理功能是什么？
5. 肺与肾之间存在哪些生理功能的关联？

六、思考题

1. 论述心的主要生理功能之间的联系。
2. 为什么胆即属于六腑，又属于奇恒之腑？

第四章　经络与腧穴

经络是人体结构的重要组成部分，它与脏腑、形体官窍等组织器官共同构成了完整的人体。经络是经脉和络脉的总称。经，有路径之意，是深入、较大、直行的主干，联络机体的内外、上下，周而复始、循环无端。络，有网络之意，是表浅、较小、别出的分支，它们纵横交错、布满全身。

腧穴是人体脏腑经络之气输注于体表的部位，是脏腑经络在体表的反应点。“腧”有转输和输注的意思，“穴”有穴隙和聚集的意思。从“以痛为腧”到14 经穴形成，腧穴是在长期实践中不断发展总结的。人体的腧穴分别归属于各经络，而经络又隶属于各脏腑，这样就使腧穴—经络—脏腑间形成不可分割的联系。

第一节　经络

一、概说

经络是一个“内属于脏腑，外络于肢节”的系统，它具有联络组织器官，沟通表里上下，通行气血阴阳，感应与传导，调节机能活动等基本功能。经络学说是阐述人体经络系统的内容、循行分布、生理功能等的一种基础理论，是我国医学理论的重要组成部分，中医临床各科都与经络学说有着密切的关系，在中医临床中，经络学说常常是诊治疾病的理论依据。

用中药治疗疾病时，中药的使用要讲究药物归经。所谓“归经”就是“归经络”，它是根据药物临床疗效总结出来指导临床用药的理论。如麻黄入肺经，柏子仁入心经，白术入脾经，知母入肾经等。分析病机，确立治则，诊断病名，都常需用经络学说去解释。

外治法中，不论针灸、按摩还是气功、点穴等疗法，都需用经络学说指导临床治疗。如针灸诊断的经络辨证、处方的循经取穴、手法的补泻等均与经络有密切关系。习练气功时，会感觉有气随经脉流动，或沿任督脉循行，或丹田（关元穴）处有热感，或有气随经络跳动的感觉，这些气的现象都只有用经络才能解释。

人体是一个整体，因此疾病的发生必然内外互相影响，外邪由体表局部传入于里，脏腑病外应于体表，它们的传变途径都是通过经络进行的。由于经络有一定的循环组织和属络脏腑的联系，因而临床上可根据患者出现的症状和体征，结合经络循行的部位及所联系的脏腑，作为辨别病位和证候及诊断某些疾病的依据之一。例如头痛一症，可以依据疼痛的部位来分析：痛在前额者，病变多在阳明经；痛在两侧者，病变多在少阳经；痛在枕项者，病变多在太阳经；痛在巅顶者，病变多在足厥阴肝经与督脉。

由于经络学说作用的广泛，所以《黄帝内经》在论述经络的时候说，“经脉者，所以能决死生，处百病，调虚实，不可不通”。历代医家对经络学说都极为重视。明末清初名医喻嘉言在《医门法律》中指出，“凡治病不明脏腑经络，开口动手便错”。由此可见经络学说在祖国医学中的重要地位。

二、经络系统的内容

经络系统主要包括十二经脉、奇经八脉、十五络脉以及从十二经脉分出的十二经别。

（一）十二经脉

十二经脉是经络的主要部分，共有十二条，每条经脉在体内都连属于一个脏腑。阴经连属脏，阳经连属腑。经脉又有分支和它相表里的脏腑联络，阴经属脏而络腑，阳经属腑而络脏。

十二经脉分为手、足三阴、三阳四组，即手三阴经（手太阴肺经、手厥阴心包经、手少阴心经）、手三阳经（手阳明大肠经、手少阳三焦经、手太阳小肠经）、足三阴经（足太阴脾经、足厥阴肝经、足少阴肾经）、足三阳经（足阳明胃经、足少阳胆经、足太阳膀胱经），合称十二经脉，又称十二正经。

十二经脉的分布和流注都是有规律的。凡属阴经都分布于腹侧和内侧，阳经分布于背侧和外侧（只有胃经的躯干段循行于腹部的前面）。

十二经脉行走方向的规律是：手三阴经从胸走手，手三阳经从手走头，足三阳经从头走足，足三阴经从足走胸腹。

十二经脉在人体分布的规律是：太阴经在前，少阴经在后，厥阴经在中（足厥阴肝经在内踝上八寸之前，行于足太阴脾经之前）。阳明经在前，太阳经在后，少阳经在中（侧）。

十二经脉的气血流注次序是：肺经→大肠经→胃经→脾经→心经→小肠经→膀胱经→肾经→心包经→三焦经→胆经→肝经，再回到肺经，周而复始，如环无端。

十二经脉的交接部位：阳经与阳经在头部交接，阴经与阴经在胸部交接，阴经和阳经在指或趾端交接。

（二）奇经八脉

奇经有八，即督、任、冲、带、阴跷、阳跷、阴维、阳维，合称奇经八脉。

奇经八脉与十二经不同，十二经每条经均与脏腑直接连属，奇经除冲、任、督脉起于子胞，督脉入属于脑外，其余各脉与脏腑没有直接联系；十二经脉有表里相配，有如环无端的流注规律，而奇经是没有的；十二经脉在体表循行的部分都分布着本经专有穴位，而奇经除了督脉和任脉有本经专有的穴位外，其余六条奇经的穴位都以十二经部分穴位作为本脉的穴位。

奇经八脉在生理上主要起着调节十二经脉阴阳气血的作用。十二经脉气血过盛时，则流入奇经；十二经脉气血不足时，奇经中的气血又反溢于十二经。

奇经八脉中的督、任、冲、带四脉，还参与了女性的特殊生理活动。其中，督脉参与肾的生殖功能（包括男性），任脉与女子经、胎、产关系密切，冲脉与月经和生殖功能有关，带脉能约束纵行诸脉，故可固护胎儿和主司带下。

（三）十五别络

十五别络是络脉中较大的部分。其中十二经脉和督、任二脉各有一别络，再加上脾之大络，合为十五别络。十五别络是十四经脉（十二经脉和督、任二脉）小的分支，其名称以分支处的穴位定名，如手太阴肺经的别络从列缺穴处分出，其别络就叫列缺。别络的功能是加强十二经脉表里两经间在肢体的联系及十四经脉与躯体组织间的联系。

络脉中还有浮络和孙络。浮络是分布于人体浅表部位的络脉，孙络是最细小的络脉。它们遍布全身，起着灌渗气血阴阳，濡养、温煦全身各组织器官的作用。

三、十四经脉的循行部位

1. 手太阴肺经

主干：起于中焦，下络大肠，还循胃口（下口幽门，上口贲门），通过膈肌，属肺，至喉部，横行至胸部外上方（中府穴），出腋下，沿上肢内侧前缘下行，过肘窝，入寸口，上鱼际，直出拇指之端（少商穴）。

分支：从手腕的后方（列缺穴）分出，直行走向食指桡侧端（商阳穴），交于手阳明大肠经（图4–1）。

2. 手阳明大肠经

主干：起于食指桡侧端（商阳穴），经过手背行于上肢伸侧前缘、上肩，至肩关节前缘，向后到第七颈椎棘突下（大椎穴），再向前下行入锁骨上窝（缺盆穴），进入胸腔，络肺，向下通过膈肌下行，属大肠。

分支：从锁骨上窝上行，经颈部至面颊，入下齿中，回出挟口两旁，左右交叉于人中，至对侧鼻翼旁（迎香穴），交于足阳明胃经（图4–2）。

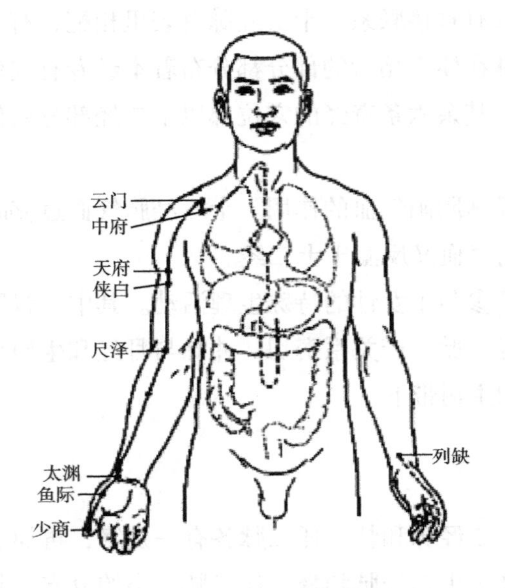

图4–1 手太阴肺经

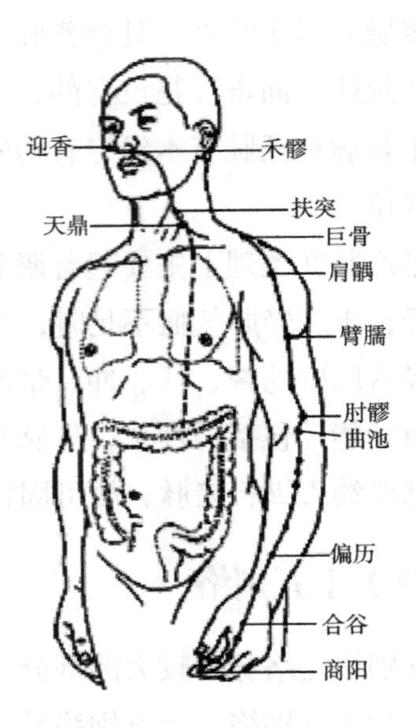

图4–2 手阳明大肠经

3. 足阳明胃经

主干：起于鼻翼旁（迎香穴），挟鼻上行，左右侧交会于鼻根部，旁行入目内眦，与足太阳经相交，向下沿鼻柱外侧，入上齿中，还出，挟口两旁，环绕口唇，在颏唇沟承浆穴处左右相交，退回沿下颌骨后下缘到大迎穴处，沿下颌角上行过耳前，经过上关穴（客主人），沿发际，到额前。

分支：从大迎穴前方下行到人迎穴，沿喉咙向下后行至大椎，折向前行，入缺盆，深入体腔，下行穿过膈肌，属胃，络脾。

直行者：从缺盆出体表，沿乳中线下行，挟脐两旁（旁开2寸），下行至腹股沟处的气街穴。

分支：从胃下口幽门处分出，沿腹腔内下行到气街穴，与直行之脉汇合，而后下行大腿前侧，至膝膑，沿下肢胫骨前缘下行至足背，入足第二趾外侧端（厉兑穴）。

分支：从膝下3寸处（足三里穴）分出，下行入中趾外侧端。

分支：从足背上冲阳穴分出，前行入足大趾内侧端（隐白穴），交于足太阴脾经（图4–3）。

4. 足太阴脾经

主干：起于足大趾内侧端（隐白穴），沿内侧赤白肉际，上行过内踝的前缘，沿小腿内侧正中线上行，在内踝上8寸处，交出足厥阴肝经之前，上行沿大腿内侧前缘，进入腹部，属脾，络胃。向上穿过膈肌，沿食道两旁，连舌体，散舌下。

分支：从胃别出，上行通过膈肌，注入心中，交手少阴心经（图4–4）。

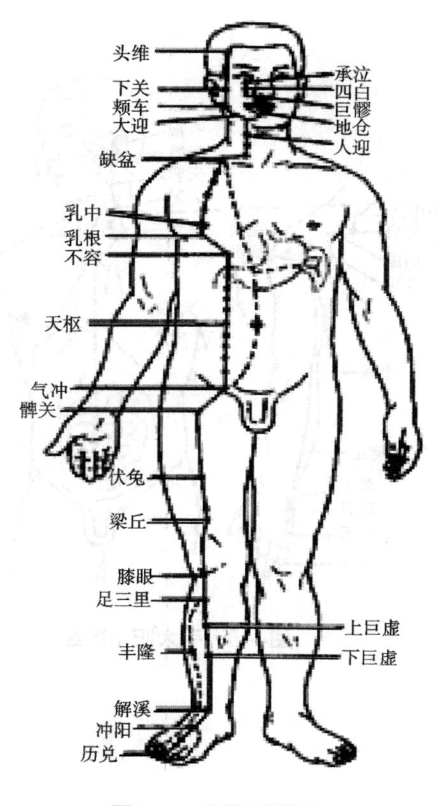

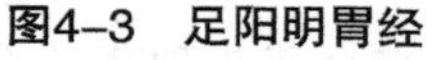
图4–3　足阳明胃经

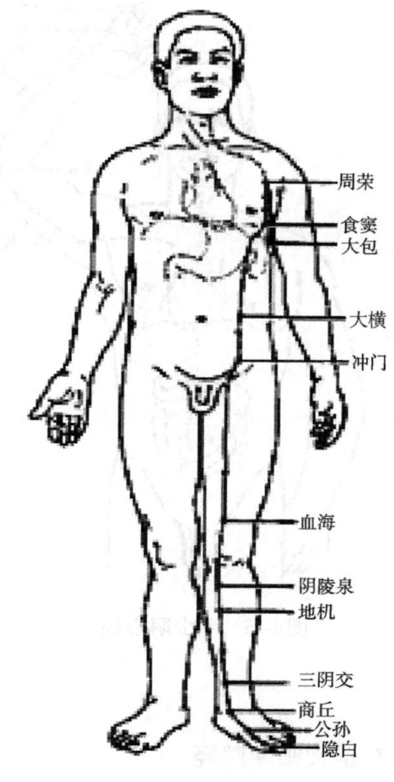

图4–4　足太阴脾经

5. 手少阴心经

主干：起于心中，走出后属心系，向下穿过膈肌，络小肠。

分支：从心系分出，挟食道上行，连于目系。

直行者：从心系出来，退回上行经过肺，向下浅出腋下（极泉穴），沿上肢内侧后援，过肘中，经过后锐骨端，进入掌中，沿小鱼际内侧，出小指桡侧端（少冲穴），交于手太阳小肠经（图4–5）。

6. 手太阳小肠经

主干：起于小指外侧端（少泽穴），沿手背、上肢外侧后缘，过肘部，到肩关节后面，绕肩胛部，交肩上，前行入缺盆，深入体腔，络心，沿食道，穿过膈肌，到达胃部，下行，属小肠。

分支：从缺盆出来，沿颈部上行到面颊，至目外眦后，退行进入耳中（听宫穴）。

分支：从面颊部分出，向上行于眼下，至目内眦（睛明穴），交于足太阳膀胱经（图4–6）。

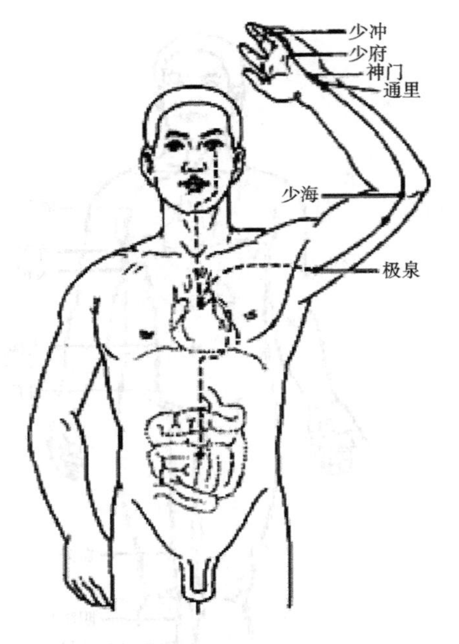

图4–5 手少阴心经

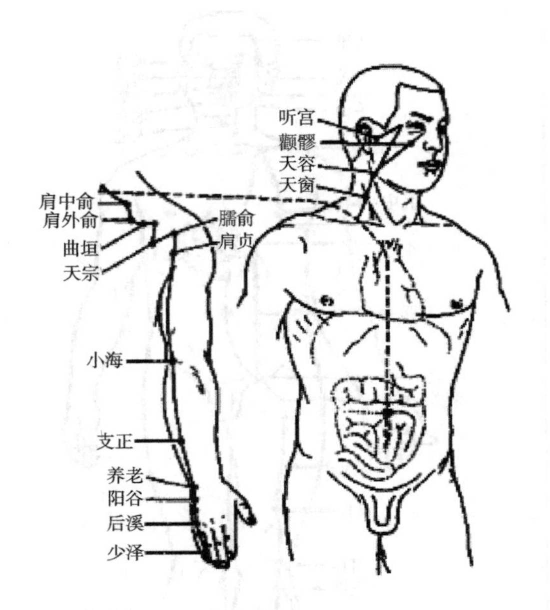

图4–6 手太阳小肠经

7. 足太阳膀胱经

主干：起于目内眦（睛明穴），向上到达额部，左右交会于头顶部（百会穴）。

分支：从头顶部分出，到耳上角部。

直行者：从头顶部分别向后行至枕骨处，进入颅腔，络脑，回出分别下行到项部（天柱穴），下行交会于大椎穴，再分左右沿肩胛内侧、脊柱两旁（1.5寸）下行，到达腰部（肾俞穴），进入脊柱两旁的肌肉（膂），深入体腔，络肾，属膀胱。

分支：从腰部分出，沿脊柱两旁下行，穿过臀部，从大腿后侧外缘下行至腘窝中（委中穴）。

分支：从项部分出下行，经肩胛内侧，从附分穴挟脊（3寸）下行至髀枢，经大腿后侧至腘窝中与前一支脉会合，然后下行穿过腓肠肌，出走于足外踝后，沿足背外侧缘至小趾外侧端（至阴穴），交于足少阴肾经（图4–7）。

8. 足少阴肾经

主干：起于足小趾下，斜行于足心（涌泉穴），出行于舟骨粗隆之下，沿内踝后，分出进入足跟，向上沿小腿内侧后缘，至腘内侧，上股内侧后缘人脊内（长强穴），穿过脊柱至腰，属肾，络膀胱。

直行者：从肾上行，穿过肝和膈肌，进入肺，沿喉咙，到舌根两旁。

分支：从肺中分出，络心，注于胸申，交于手厥阴心包经（图4–8）。

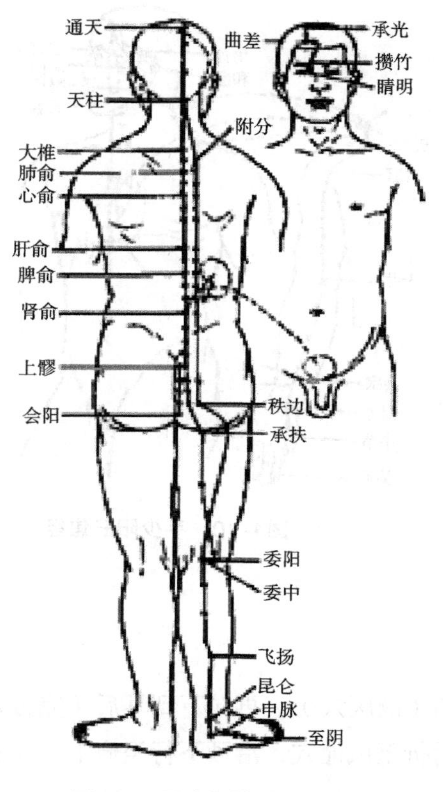

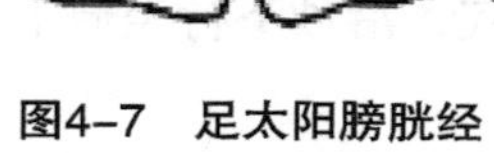
图4-7 足太阳膀胱经

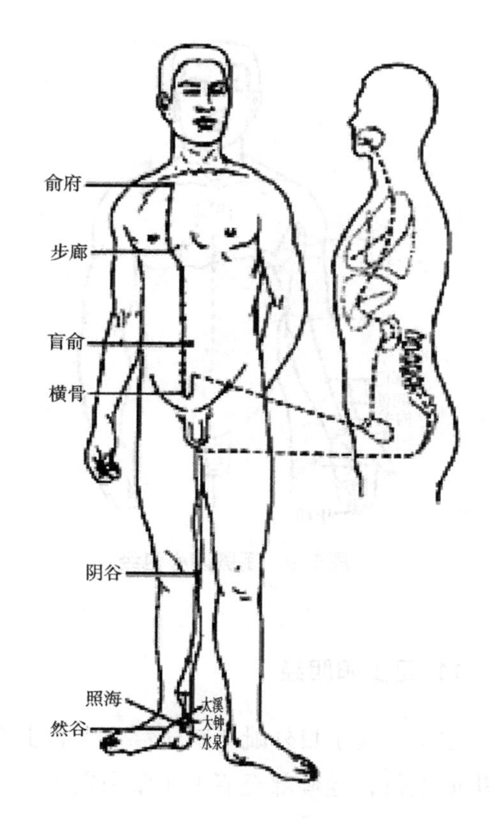

图4-8 足少阴肾经

9. 手厥阴心包经

主干：起于胸中，出属心包络，向下穿过膈肌，依次络于上、中、下三焦。

分支：从胸中分出，沿胸浅出胁部当腋下3寸处（天池穴），向上至腋窝下，沿上肢内侧中线人肘，过腕部，入掌中（劳宫穴），沿中指桡侧，出中指桡侧端（中冲穴）。

分支：从掌中分出，沿无名指出其尺侧端（关冲穴），交于手少阳三焦经（图4-9）。

10. 手少阳三焦经

主干：起于无名指尺侧端（关冲穴），向上沿无名指尺侧至手腕背面，上行尺骨、桡骨之间，通过肘尖，沿上臂外侧向上至肩部，向前行人缺盆，布于膻中，散络心包，穿过膈肌，依次属上、中、下三焦。

分支：从膻中分出，上行出缺盆，至肩部，左右交会于大椎，上行到项部，沿耳后（翳风穴），直上出耳上角，然后屈曲向下经面颊部至目眶下。

分支：从耳后分出，进入耳中，出走耳前，经上关穴前，在面颊部与前一分支相交，至目外眦（瞳子髎穴），交于足少阳胆经（图4-10）。

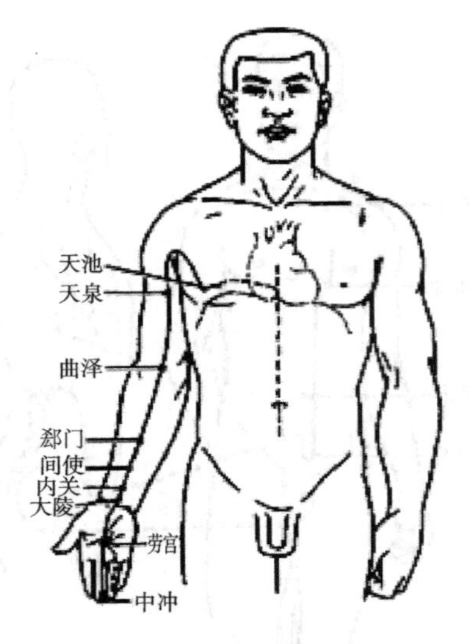

图4-9 手厥阴心包经

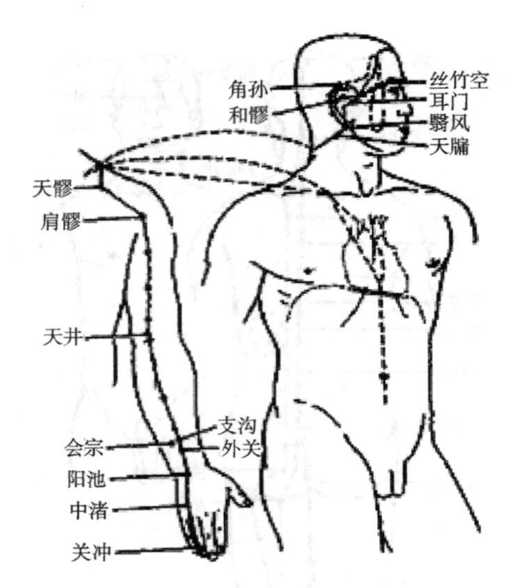

图4-10 手少阳三焦经

11. 足少阳胆经

主干：起于目外眦（瞳子髎穴），上至头角（颔厌穴），再向下到耳后（完骨穴），再折向上行，经额部至眉上（阳白穴），又向后折至风池穴，沿颈下行至肩上，左右交会于大椎穴，前行入缺盆。

分支：从耳后进入耳中，出走于耳前，至目外眦后方。

分支：从目外眦分出，下行至大迎穴，同手少阳经分布于面颊部的支脉相合，行至目眶下，向下的经过下颌角部下行至颈部，与前脉会合于缺盆后，进入体腔，穿过膈肌，络肝，属胆，沿胁里浅出气街，绕毛际，横向至环跳穴处。

直行者：从缺盆下行至腋，沿胸侧，过季肋，下行至环跳穴处与前脉会合，再向下沿大腿外侧、膝关节外缘，行于腓骨前面，直下至腓骨下端，浅出外踝之前，沿足背行出于足第四趾外侧端（足窍阴穴）。

分支：从足背（临泣穴）分出，前行出足大趾外侧端，折回穿过爪甲，分布于足大趾爪甲后丛毛处，交于足厥阴肝经（图4-11）。

12. 足厥阴肝经

主干：起于足大趾爪甲后丛毛处，向上沿足背至内踝前1寸处（中封穴），向上沿胫骨内缘，在内踝上8寸处交出足太阴脾经之后，上行过膝内侧，沿大腿内侧中线进入阴毛中，绕阴器，至小腹，挟胃两旁，属肝，络胆，向上穿过膈肌，分布于胁肋部，沿喉咙的后边，向上进入鼻咽部，上行连接目系，出于额，上行与督脉会于头顶部。

分支：从目系分出，下行于颊里，环绕在口唇的里边。

分支：从肝分出，穿过膈肌，向上注入肺，交于手太阴肺经（图4-12）。

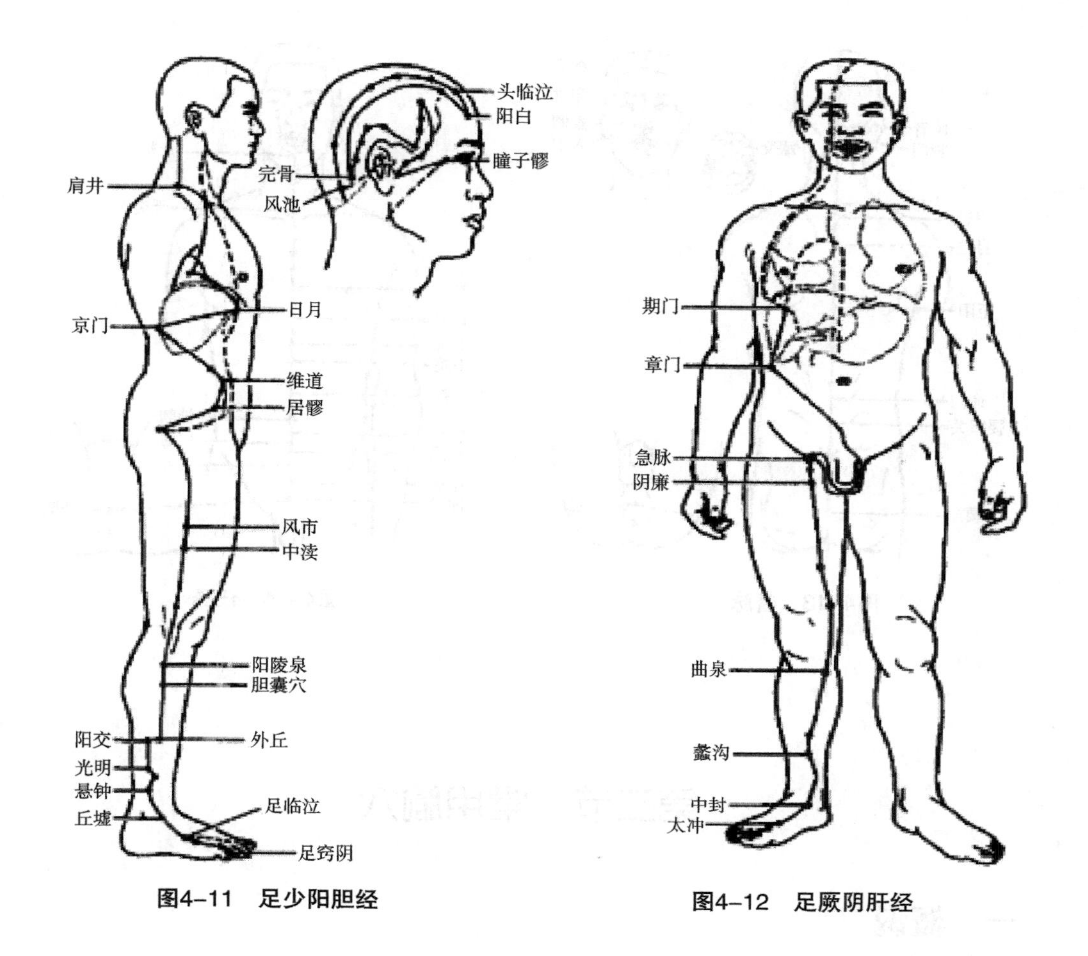

图4-11 足少阳胆经

图4-12 足厥阴肝经

13. 督脉

主干：起于胞中，下出会阴，沿脊柱里面上行，至项后风府穴处进入颅内，络脑，并由项沿头部正中线，经头顶、额部、鼻部、上唇，到上唇系带处。

分支：从脊柱里面分出，络肾。

分支：从小腹内分出，直上贯脐中央，上贯心，到喉部，向上到下颌部，环绕口唇，再向上到两眼下部的中央（图4-13）。

14. 任脉

主干：起于胞中，下出会阴，经阴阜，沿腹部和胸部正中线上行，至咽喉，上行至下颌部，环绕口唇，沿面颊，分行至目眶下。

分支：由胞中向后贯脊，向上循行于背部（图4-14）。

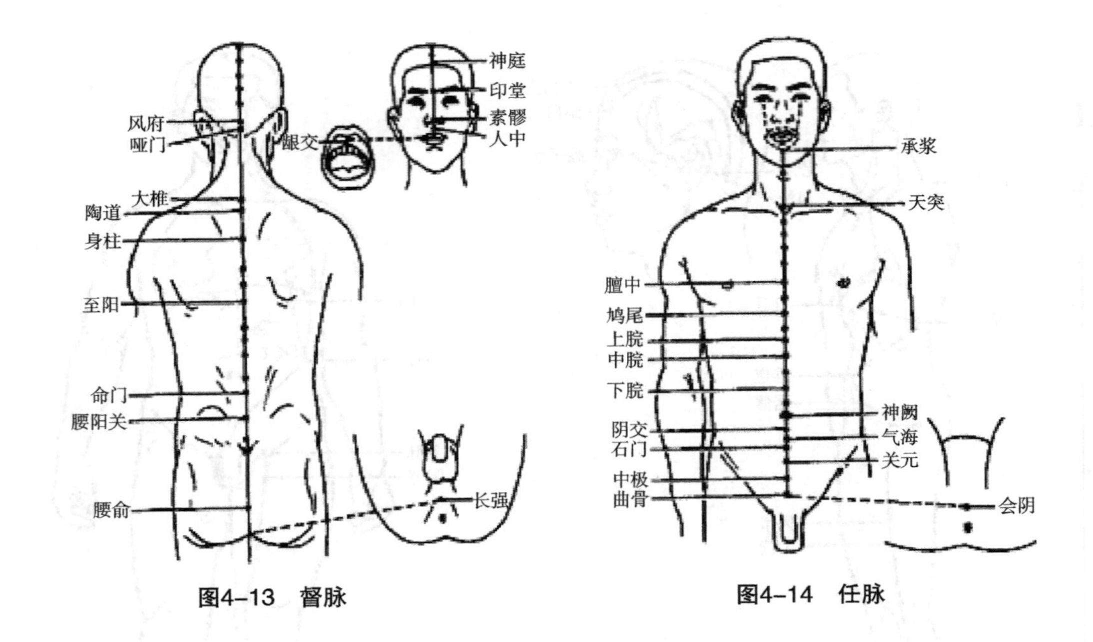

图4–13　督脉　　　　图4–14　任脉

第二节　常用腧穴

一、概说

（一）腧穴的分类

腧穴的数量很多，可分为以下三类。

1. 十四经穴。十四经穴，是指分布在十二经脉和任脉、督脉上的穴位，又称“经穴”。现有361个，是腧穴的主要部分，每个经穴都有定位、定名和主治。

2. 奇穴。奇穴，是指既有一定的穴名、又有明确的位置，虽未被列入十四经穴，但确有奇效的腧穴，又称“经外奇穴”。

3. 阿是穴。阿是穴又称天应穴，既没有具体名称，也没有固定位置，而把压痛点或其他反应点作为腧穴。

（二）腧穴的治疗作用

1. 近治作用，每个腧穴均可治疗本穴所在部位或邻近器官组织的病证。由此可知，凡病均可选用局部腧穴治疗。如列缺治桡骨茎突狭窄性腱鞘炎；至阳治下背痛；攒竹治前额痛；天枢治腹痛。

2. 远治作用，这是十四经穴主治作用的基本规律。尤其是十二经脉肘膝以下的腧穴，可治本经循行所过的器官、组织病证或全身病证，即治局部病外，也可治远部病，而且越是远端，其治病范围也越广。如十二井穴治中暑和昏迷；内庭治胃脘痛；合谷治面瘫；后溪治腰背伤痛等。肘膝关节以上的腧穴主治范围则相对较窄。

3. 特殊作用，这是指十四经中的某些腧穴，不仅具有一般腧穴的主治特性，而且还有独特的主治内容。如背俞穴与原穴的主治以五脏疾患为主；募穴与下合穴的主治以六腑疾患为主；郄穴多主治急性病，疼痛病；八会穴多主治慢性病，虚弱病；络穴和交会穴主治表里经和与其交会经脉的病症；八脉交会穴主治奇经病；五输穴中的井穴主急救，荥穴主热病，输穴多用于肢节酸痛及五脏病变，经穴多用于气喘咳嗽，合穴多用于饮食所伤。

某些腧穴还具有双向调节作用，如天枢可治泄泻和便秘；内关治心动过速和心动过缓等。

（三）腧穴定位法

1. 骨度分寸定位法

骨度分寸的寸，即等分之意。方法是在体表各部，以一定等分为度量而取穴，无论男女、高矮、胖瘦，均在体表用这一标准统一度量。

头部：前发际至后发际12寸；前发际至眉心3寸；后发际至第七颈椎棘突下缘3寸；两颞乳突间8寸。

躯干：胸骨柄上缘至胸剑联合9寸；胸剑联合至脐中8寸；脐中至耻骨上缘5寸；两乳间8寸；腋至季肋第11肋端12寸；两肩胛骨内缘之间6寸；胸腰骶椎共21寸（每椎为1寸）。

上肢：腋前纹至肘横纹9寸；肘横纹至腕横纹12寸。

下肢：耻骨联合上缘至股骨内上髁18寸；胫骨内髁下缘至内踝隆起部13寸；股督大转子上缘至膝中19寸；膝中外踝隆起部16寸；踝至足底3寸。

2. 自然标志取穴法

凡以体表解剖标志为取穴依据的都属于自然标志取穴法。人体自然标志有固定和活动两种，骨骼、肌肉、五官、指（趾）甲等不受人体活动影响，为固定标志；需利用肢体关节活动出现的肌肉部凹陷、关节间隙等为活动标志，如转腕取养老，张口取听宫。

3. 手指同身寸取穴法

以患者的手指为标准来度量取穴的方法为手指同身寸取穴法。将中指中节两横纹端作为1寸，将食、中、环、小四指合并后，以中指中节的横度为3 寸，或以拇指指关节的横度作为1寸。

4. 简便取穴法

简便取穴法是临床一种简便易行的方法。如垂手中指端取风市，两手虎口自然平直交叉食指端处取列缺等。

二、常用腧穴

附【现代医学对经络实质的研究】

经络学说是中华民族独有的中医学基本理论之一，是中华民族的宝贵遗产，它以一种完全不同于现代医学的理论方式，阐述人体的结构、机能和生命过程，多年来始终受到国内外学者的关注。

然而长期以来，对经络实质的研究一直处于争论中，其争论焦点在于：①经络是客观存在的，还是虚幻的？②如果是客观存在的，其物质基础是什么？③针刺作用的传导途径是什么？自1978 年起至今的探索，多数学者认为，经络系统并非简单的体表路线，而是神经、体液、内分泌系统、肌肉、皮肤、淋巴等多种组织系统综合机能的体现。也有学者认为，经络像无线电波一样，并无实体存在。其实质究竟为何，仍有待于进一步探索。

表4-1　常用腧穴取穴、施治表

经络	穴位	位　置	主　治	常用手法
手太阴肺经	中府	前正中线旁开6寸，平第一肋间隙处	咳喘、胸闷、肩背疼	一指禅推、按、揉、摩
	尺泽	肘横纹中，肱二头肌腱桡侧	肘臂痉挛、咳喘、胸胁胀满、小儿惊风	按、揉、拿
	孔最	在尺泽与太渊连线上，腕横纹上7寸	咳嗽、咳血、音哑、咽喉痛、肘臂痛	按、揉、拿
	列缺	桡骨茎突上方，腕横纹上1.5寸	咳嗽、气急、头项强痛、牙痛	一指禅推、按、揉、摩
	太渊	腕横纹桡侧端，桡动脉桡侧凹陷中	咳嗽、气喘、乳胀、咽喉痛、手腕痛	按、揉、掐
	鱼际	第一掌骨中点，赤白肉际	胸背痛、头疼眩晕、喉痛、发热恶寒	按、揉、掐
	少商	拇指桡侧指甲角旁约0.1寸	中风昏仆、手指挛痛、小儿惊风	掐
手阳明大肠经	合谷	手背、第一、二掌骨之间，约平第二掌骨中点处	头疼、牙痛、发热、喉痛、指挛、臂痛、口眼歪斜	拿、按、揉
	阳溪	腕背横纹桡侧，两筋之间	头痛、耳鸣、齿痛、咽喉肿痛、目赤、手腕痛	掐、按、拿、揉
	偏历	在阳溪与曲池的连线上，阳溪上3寸	鼻衄、目赤、耳聋、耳鸣、手臂酸痛、喉痛、水肿	按、揉、拿
	温溜	在阳溪与曲池的连线上，阳溪上5寸	腹痛、呃逆、喉舌痛、头痛	一指禅推、按、掐、拿
	手三里	曲池穴下2寸	肘挛、屈伸不利、手臂麻木酸痛	拿、按、揉、一指禅推
	曲池	屈肘，当肘横纹外端凹陷中	发热、高血压、手臂肿痛、肘痛、上肢瘫痪	拿、按、揉
	肩髃	肩峰前下方，举臂时呈凹陷处	肩膀痛、肩关节活动障碍、偏瘫	一指禅推、按、揉
	迎香	鼻翼旁0.5寸，鼻唇沟中	鼻炎、鼻塞、口眼歪斜	掐、按、揉、一指禅推
足阳明胃经	四白	目正视，瞳孔直下，当眶下孔凹陷中	口眼歪斜、目赤痛痒	按、揉、一指禅推
	地仓	口角旁0.4寸	流涎、口眼歪斜	一指禅推、按、揉
	大迎	下颌角前1.3寸骨陷中	口噤、牙痛	掐、按
	颊车	下颌角前上方一横指凹陷中，咀嚼时咬肌隆起处	口眼歪斜、牙痛、颊肿	一指禅推、按、揉
	下关	颧骨与下颌切迹之间的凹陷中。合口有孔，张口即闭	面瘫、牙痛	一指禅推、按、揉
	头维	额角发际直上0.5寸	头疼	抹、按、揉、扫散法
	人迎	喉结旁开1.5寸	咽喉肿痛、喘息、瘰疬项肿、气闷	拿、缠
	水突	人迎穴下1寸，胸锁乳突肌的前缘	胸满咳喘，项强	拿、缠
	缺盆	锁骨上窝中央，前正中线旁开4寸	胸满咳喘，项强	按、弹拨
	天枢	脐旁2寸	腹泻、便秘、腹痛、月经不调	揉、摩、一指禅推
	髀关	额前上嵴与髌骨外缘连线上，平臀沟处	腰腿痛、下肢麻木痿软、筋挛急、屈伸不利	按、拿、弹拨、㨰
	伏兔	髌骨外上缘上6寸	膝痛冷麻、下肢瘫痪	㨰、按、揉
	梁丘	髌骨外上缘上2寸	膝痛冷麻	㨰、按、点、拿
	犊鼻	髌骨下缘，髌韧带外侧凹陷中	膝关节酸痛活动不便	点、按
	足三里	犊鼻穴下3寸，胫骨前嵴外一横指处	腹痛、腹泻、便秘、下肢冷麻、高血压	按、一指禅推

（续表）

经络	穴位	位 置	主 治	常用手法
足阳明胃经	上巨虚	足三里穴下3寸	夹脐痛、腹泻、下肢瘫痪	拿、㨰、按、揉
	下巨虚	上巨虚穴下3寸	小腹痛、腰脊痛、乳痈、下肢痿痹	拿、㨰、按、揉
	丰隆	膝眼与外侧踝尖连线之中点	头痛、痰嗽、肢肿、便秘、狂痫、下肢痿痹	一指禅推、按、揉
	解溪	足背踝关节横纹中央，拇长伸肌腱与趾长伸肌腱之间	踝关节扭曲、足趾麻木	按、拿、掐、点
	冲阳	解溪穴下1.5寸。足背最高点，有动脉应手	口眼歪斜、面肿、上齿痛、胃痛、足缓不收、狂痫	按、揉、点、掐
足太阴脾经	太白	第一跖骨小头后缘，赤白肉际	胃痛、腹胀、肠鸣、泄泻、便秘、痔漏	掐、按、揉
	公孙	第一跖骨底前缘，赤白肉际	胃痛、呕吐、食不化、腹痛、泄泻、痢疾	掐、按、揉
	三阴交	内踝上3寸，胫骨内侧面的中央	失眠、腹胀纳呆、遗尿、小便不利、妇女病	按、点、拿
	地机	阴陵泉下3寸	腹痛、泄泻、水肿、小便不利、遗精	拿、按、揉
	阴陵泉	胫骨内侧踝下缘凹陷中	膝关节酸痛、小便不利	点、拿、按、一指禅推
	血海	髌骨内上方2寸	月经不调、膝痛	拿、按、点
	大横	脐中旁开4寸	虚寒泻痢、大便秘结、小腹痛	一指禅推、摩、揉、拿
手少阴心经	极泉	腋窝正中	胸闷胸痛、臂肘冷麻	拿、弹拨
	少海	屈肘，当肘横纹尺侧端凹陷中	肘关节痛、手颤肘挛	拿、弹拨
	通里	神门穴上1寸	心悸怔忡、头晕、咽痛、暴喑、舌强不语、腕臂痛	掐、按、揉、拿
	阴郄	神门穴上0.5寸	心痛、肩臂挛痛、腕痛指挛、黄疸、热病无汗	掐、按、揉、拿
	神门	腕横纹尺侧端、尺侧腕屈肌腱的桡侧凹陷中	惊悸、怔忡、失眠、健忘	拿、按、揉
手太阳小肠经	少泽	小指尺侧指甲角旁约0.1寸	发热、中风昏迷、乳少、咽喉肿痛	掐
	后溪	第五掌指关节后尺端、尺侧腕屈肌腱的桡侧凹陷中	头项强痛、耳聋、咽痛、齿痛、目翳、肘臂挛痛	掐
	腕谷	手背尺侧，豌豆骨前凹陷中	头痛、肩臂挛痛、腕痛指挛、黄疸、热病无汗	掐
	养老	尺骨小头桡侧缘凹陷中	目视不明、肩臂腰痛	掐、按、揉
	支正	前臂伸侧面尺侧，腕上5寸处	颈项强、手指拘挛、头痛、目眩	拿、按、揉
	小海	屈肘、当尺骨鹰嘴与肱骨内上踝之间凹陷中	牙痛、颈项痛、上肢酸痛	拿
	肩贞	腋后皱襞上1寸	肩关节酸痛、活动不便、上肢瘫痪	拿、按、揉
	天宗	肩胛骨岗上窝的中央	肩背酸痛、肩关节活动不便、项强	一指禅推、按、揉
	秉风	肩胛骨岗上窝中	肩胛疼痛、不能举臂、上肢酸麻	一指禅推、按、揉
	肩外俞	第一胸椎棘突下旁开3寸	肩背酸痛、颈项强急、上肢冷痛	一指禅推、按、揉
手太阳小肠经	肩中俞	大椎穴旁开2寸	咳嗽、气喘、肩背疼痛、视物不清	一指禅推、按、揉
	颧髎	目外眦直下，颧骨下缘凹陷中	口眼歪斜	一指禅推、按、揉

（续表）

经络	穴位	位置	主治	常用手法
足太阳膀胱经	睛明	目内眦旁0.1寸	眼病	一指禅推、按
	攒竹	眉头凹陷中	头痛失眠、眉棱骨痛、目赤痛	一指禅推、按、揉
	天柱	哑门穴旁开1.3寸，在斜方肌外缘凹陷中	头痛、项强、鼻塞、肩背痛	一指禅推、按、揉
	大杼	第一胸椎棘突下，旁开1.5寸	发热、咳嗽、项强、肩胛酸痛	一指禅推、按、揉
	风门	第二胸椎棘突下，旁开1.5寸	伤风、咳嗽、项强、腰背痛	一指禅推、按、揉
	肺俞	第三胸椎棘突下，旁开1.5寸	咳嗽气喘、胸闷、背肌劳损	一指禅推、按、揉、弹拨
	心俞	第五胸椎棘突下，旁开1.5寸	失眠、心悸	一指禅推、按、揉、弹拨
	膈俞	第七胸椎棘突下，旁开1.5寸	呕吐、噎嗝气喘、咳嗽、盗汗	一指禅推、按、揉
	肝俞	第九胸椎棘突下，旁开1.5寸	胁肋痛、肝炎、目糊	一指禅推、按、揉、弹拨
	胆俞	第十胸椎棘突下，旁开1.5寸	胁肋痛、口苦、黄疸	一指禅推、点、按、揉、
	脾俞	第十一胸椎棘突下，旁开1.5寸	胃脘胀痛、消化不良、小儿慢脾惊	一指禅推、点、按、揉、弹拨
	胃俞	第十二胸椎棘突下，旁开1.5寸	胃病、小儿吐乳、消化不良	一指禅推、点、按、揉、弹拨
	三焦俞	第一腰椎棘突下，旁开1.5寸	肠鸣、腹胀、呕吐、腰背强痛	一指禅推、按、揉
	肾俞	第二腰椎棘突下，旁开1.5寸	肾虚、腰痛、遗精、月经不调	一指禅推、按、揉
	气海俞	第三腰椎棘突下，旁开1.5寸	腰痛	一指禅推、按、揉
	大肠俞	第四腰椎棘突下，旁开1.5寸	腰腿疼、腰肌劳损、肠炎	一指禅推、按、揉、弹拨
	关元俞	第五腰椎棘突下，旁开1.5寸	腰痛、泄泻	一指禅推、按、揉
	八融	在第一、二、三、四骶后孔中（分别称为上融、次融、中融、下融）	腰腿痛、泌尿生殖系疾患	点、按、擦
	秩边	第四骶椎下，旁开3寸	腰臀痛、下肢痿痹、小便不利、便秘	拿、弹拨、按
	殷门	臀沟中央下6寸	坐骨神经痛、下肢瘫痪、腰背痛	点、压、拍、拿
	委阳	腘横纹外端，股二头肌腱内缘	腰脊强痛、小腹胀满、小便不利、脚足挛痛	点、按
	委中	腘窝横纹中央	腰痛、膝关节屈伸不利、半身不遂	拿、按、揉、一指禅推
	承山	腓肠肌两肌腹之间凹陷的顶端	腰腿痛、腓肠肌痉挛	拿
	飞扬	昆仑直上7寸	头痛、腰背痛、腿软无力	拿、按、揉
	跗阳	昆仑直上3寸	头痛、腰骶痛、外踝肿痛、下肢瘫痪	拿、弹拨
	昆仑	外踝与跟腱之间凹陷中	头痛、项强、腰痛、踝关节扭伤	按、拿、点
	申脉	外缘下缘凹陷中	癫痫、腰腿酸痛	掐、点、按
	金门	申脉前下方，骰骨外侧凹陷中	癫痫、腰痛、外踝痛、下肢痹痛	掐、点、按
	京骨	第五跖骨粗隆下，赤白肉际	癫痫、头痛、项强、腰腿痛、膝痛脚挛	拿、掐
足少阴肾经	涌泉	足底中、足趾跖屈时呈凹陷处	偏头疼、高血压、小儿发热	擦、按、拿
	太溪	内踝与跟腱之间凹陷中	喉痛、齿痛、不寐、遗精、阳痿、月经不调	一指禅推、拿、按、揉
	大钟	太溪下0.5寸，跟腱内缘	腰脊强痛、足跟痛、气喘、咳血	一指禅推、按、揉
	水泉	太溪直下1寸	月经不调、痛经、小便不利、目昏花	按、揉、点
	照海	内踝下缘凹陷中	月经不调	按
	交信	内踝上2寸，胫骨内侧缘	月经不调、泄泻、便秘、睾丸肿痛	按、揉
	筑宾	太溪直下1寸	癫痫、疝痛、足胫痛	点、按、揉、拿

（续表）

经络	穴位	位置	主治	常用手法
手厥阴心包经	曲泽	肘横纹中，肱二头肌腱尺侧缘	上肢酸痛颤抖	拿、按、揉
	郄门	腕横纹上5寸，掌长肌腱与桡侧腕屈肌腱之间	心痛、心悸、呕吐	拿、按、揉
	内关	腕横纹上2寸，掌长肌腱与桡侧腕屈肌腱之间	胃痛、呕吐、心悸、精神失常	一指禅推、按、揉、拿
	大陵	腕横纹中央、掌长肌腱与桡侧腕屈肌腱之间	心痛心悸、胃痛、呕吐、癫痫、胸胁痛	按、揉、弹拨
	劳宫	手掌心横纹中，第二、三掌骨之间	心悸、颤抖	按、揉、拿
手少阳三焦经	中渚	握拳，第四、五掌骨小头后缘之间凹陷中	偏头痛、掌指痛屈伸不利肘臂痛	点、按、揉、一指禅推
	阳池	腕背横纹中、指总伸肌腱尺侧缘凹陷中	肩臂痛、腕痛、疟疾、消渴、耳聋	一指禅推、按、揉
	外关	腕背横纹上2寸，桡骨与尺骨之间	头痛、肘臂手指痛、屈伸不利	一指禅推、按、揉
	会宗	腕背横纹上3寸，尺骨桡侧缘	耳聋、痫症、臂痛	按、揉
	肩髎	在肩峰前下方，肩峰与肱骨大结节之间凹陷处；或者垂肩，锁骨肩峰端前缘直下约2寸	肩臂酸痛、肩关节活动不便	一指禅推、按、揉、拿
足少阳胆经	风池	胸锁乳突肌与斜方肌之间，平风府穴	偏正头痛、感冒项强	按、拿、一指禅推
	肩井	大椎穴与肩峰连线的中点	项强、肩背痛、手臂上举不利	拿、一指禅推、按、揉
	居髎	髂前上棘与股骨大转子连线的中点	腰腿痛、髋关节酸痛、骶髂关节炎	点、按、压
	环跳	股骨大转子与骶裂孔连线的外1/3与内2/3交界处	腰腿痛、偏瘫	点、按、压
	风市	大腿外侧中间，腘横纹水平线上7寸	偏瘫、膝关节酸痛	点、按、压
	阳陵泉	腓骨小头前下方凹陷中	膝关节酸痛、胁肋痛	拿、点、按、揉
	外丘	外踝上7寸，腓骨前缘	胸胁支满、肤痛痿痹、癫疾呕沫	按、揉
	光明	外踝上5寸，腓骨前缘	膝痛、下肢痿痹、目痛、夜盲、乳胀	按、揉
	悬钟	外踝上3寸，腓骨后缘	头痛、项强、下肢酸痛	拿、按
	丘墟	外踝前下方、趾长伸肌腱外侧凹陷中	踝关节痛、胸胁痛	按、点、拿
	足临泣	足背，第四、五趾间缝纹端上1.5寸	瘰疬、胁肋痛、足跗挛痛	掐、点、按
足厥阴肝经	太冲	足背，第一、二跖骨底之间凹陷中	头痛、眩晕、高血压、小儿惊风	拿、按、揉
	蠡沟	内踝上5寸，胫骨内侧面的中央	小便不利、月经不调、足胫痿痹	拿、按、揉
	中都	内踝上7寸，胫骨内侧面的中央	腹痛、泄泻、疝气、崩漏、恶露不尽	拿、按、揉
	章门	第十一肋端	胸胁痛、胸闷	摩、揉、按
	期门	乳头直下、第六肋间隙	胸胁痛	摩、揉、按
任脉	关元	脐下3寸	腹痛、痛经、遗尿	一指禅推、摩、揉、按
	石门	脐下2寸	腹痛、泄泻	一指禅推、摩、揉、按
	气海	脐下1.5寸	腹痛、月经不调、遗尿	一指禅推、摩、揉、按
	神厥	脐的中间	腹痛、泄泻	摩、揉、按
	中脘	脐上4寸	胃痛、腹胀、呕吐、消化不良	一指禅推、摩、揉、按
	鸠尾	剑突下，脐上7寸	心胸痛、反胃、癫痫	按、揉
	膻中	前正中线，平第四肋间隙处	咳喘、胸闷胸痛	一指禅推、摩、揉、按
	天突	胸骨上窝正中	咳喘、咯痰不畅	按、压、一指禅推

（续表）

经络	穴位	位　置	主　治	常用手法
督脉	长强	尾骨尖下0.5寸	腹泻、便秘、脱肛	按、揉、点
	腰阳关	第四腰椎棘突下	腰脊疼痛	一指禅推、按、揉、擦、扳
	命门	第二腰椎棘突下	腰脊疼痛	一指禅推、按、揉、擦、扳
	身柱	第三胸椎棘突下	腰脊疼痛	一指禅推、扳、按
	大椎	第七颈椎棘突下	感冒、发热、落枕	一指禅推、按、揉
	风府	后发际正中直上1寸	头痛、项强	点、按、揉、一指禅推
	百会	后发际正中直上7寸	头痛头晕、昏厥、高血压、脱肛	按、揉、一指禅推
	人中	人中沟正中线上1/3与2/3交界处	惊风、口眼歪斜	掐
	承浆	颏唇沟的中点	口眼歪斜、牙痛	按、揉、掐
经外奇穴	印堂	两眉头连线的中点	头痛、鼻炎、失眠	抹、一指禅推、按、揉
	太阳	眉梢与目外眦之间向后约1寸处凹陷处	头痛、感冒、眼病	按、揉、抹、一指禅推
	鱼腰	眉毛的中点	眉棱骨痛、目赤肿痛、眼睑颤动	抹、一指禅推、按
	腰眼	第四腰椎棘突下，旁开3.8寸凹陷处	腰扭伤、腰背酸楚	按、拿、擦
	夹脊	第一胸椎至第五腰椎，各椎棘突下旁开0.5寸	脊椎疼痛强直、脏腑疾患及强壮作用	擦、压、推、一指禅推
	十七椎	第五腰椎棘突下	腰腿痛	扳、滚、按
	十宣	十手指尖端，距指甲0.1寸	昏厥	掐
	鹤顶	髌骨上缘正中凹陷处	膝关节肿痛	按、揉、点
	阑尾（穴）	足三里穴下约2寸处	阑尾炎、腹痛	按、拿、揉、点
	肩内陵	腋前皱襞顶端与肩髃穴连线中点	肩关节酸痛、运动障碍	一指禅推、滚、拿、按、揉
	桥弓	耳后翳风到缺盆成一线	头痛、头晕	推、揉、拿
	胆囊（穴）	阳陵泉直下1寸	胆绞痛	按、揉、点

课后练习题

一、名词解释

1. 经络学说：
2. 经气：
3. 奇经八脉：
4. 阳脉之海：
5. 正经：

二、选择题

1. 下列哪一经的名称是错误的（　）

A. 手太阳小肠经　B. 足阳明胃经　C. 手少阳大肠经　D. 足太阴脾经

2. 十二经脉大多循行于（　）

A. 体表　B. 脏腑　C. 分肉之间　D. 躯干部位

3. 足的三条阳经的走向是（　）

A. 从头走足　B. 从足走头　C. 从头走手　D. 从足走腹

4. 下列有表里关系的是（　）

A. 大阴与手太阳　B. 足厥阴与足少阳　C. 任脉与督脉　D. 阴维与阳维

5. 循行于下肢外侧前缘的是（　）

A. 足太阳膀胱经　B. 足阳明胃经　C. 足少阳胆经　D. 足少阴肾经

6. 分布于躯干胸腹面的经脉是（　）

A. 足少阳胆经　B. 足阳明胃经　C. 手少阳三焦　D. 足太阳膀胱

7. 循于躯干侧面的经脉是（　）

A. 手厥阴心包经　B. 足厥阴肝经　C. 足少阳胆经　D. 手少阳三焦经

8. 奇经的功能之一是（　）

A. 加强十二经脉中相表里的两条经脉在体内的联系

B. 能约束纵行诸经

C. 维络诸阴经、阳经

D. 进一步密切了十二经脉之间的联系

9. 称为“阳脉之海”的经脉是（　）

A. 督脉　B. 任脉　C. 冲脉　D. 带脉

10. 以下哪种说法是错误的（　）

A. 冲脉为“十二经脉之海”　B. 冲脉为“血海”

C. 任脉为“阳脉之海”　D. 带脉“约束诸经”

三、填空题

1. 手阳明大肠经上接______经，后续______经。

2. 循行于胸腹面的经脉，从正中线向外，依次为______、______、______和______经。

3. 十二经脉的名称，一般都由______、______、______组成。

4. ______脉、______脉、______脉“一源三岐”。

5. 最细小的络脉称为______；浮现于体表的络脉称为______。

四、判断题

1. 循行于上肢内侧前线的是手太阴肺经。（ ）
2. 循行于背部正中的是足太阳膀胱经。（ ）
3. 循行于下肢外侧中线的是足少阳胆经。（ ）
4. 手三阳经在手外侧循行分布是太阳在前、少阳在中、阳明在后。（ ）
5. 后三阴从胸走手，足三阴从足走腹，所以阴经都不到头。（ ）
6. 手三阳和足三阳在头面部交接，故说“头为诸阳之会”。（ ）
7. 手太明肺经与足阳明胃经是互为表里的两条经脉。（ ）
8. 任脉与督脉是互为表里的两条经脉。（ ）
9. 以患者的手指为标准来度量取穴的方法为手指同身寸取穴法。（ ）
10. 劳宫穴位于手掌心横纹中，第二、三掌骨之间。（ ）

五、简答题

1. 何谓正经和奇经？二者有何区别和联系？
2. 十二经脉的走向和交换规律如何？
3. 奇经八脉的主要作用是什么？
4. 十二经别有哪些主要的生理功能？
5. 何谓“经脉表里相合”？

六、思考题

1. 为什么说“头为诸阳之会”？
2. 经络学说如何阐释病理变化，指导疾病的诊断和治疗？

第五章　体质

人是形与神的统一体。人类既有脏腑经络、形体官窍、精气血津液等相同的形质和机能活动，也有神、魂、魄、意、志，以及喜、怒、悲、思、恐等相同的心理活动，这是人体的生理共性。但正常人体是有差异的，不同的个体在形质、机能、心理上又存在着各自的特殊性，这种个体在生理上的身心特性便称之为体质。体质影响着人对自然、社会环境的适应能力和对疾病的抵抗能力，以及发病过程中对某些致病因素的易感性和病理过程中疾病发展的倾向性等，进而还影响着某些疾病的证候类型和个体对治疗措施的反应性，从而使人体的生、老、病、死等生命过程，带有明显的个体特异性。因此，重视体质问题的研究，不但有助于从整体上把握个体的生命体征，而且有助于分析疾病的发生、发展和演变规律，对诊断、治疗、预防疾病及养生康复均有重要意义。

第一节　体质学说概述

体质学说，是以中医理论为指导，研究正常人体体质的概念、形成、特征、类型、差异规律及其对疾病发生、发展、演变过程的影响，并以此指导对疾病进行诊断和防治的理论知识。体质学融生物学、医学、社会学和生理学于一体，既作为研究人体生命、健康和疾病问题的医学科学的一个重要组成部分，又是基础医学、临床医学中研究人体体质与疾病、健康关系的新的分支学科。

一、体质的概念

（一）体质的基本概念

体质是指人类个体在生命过程中，由遗传性和获得性因素所决定的表现在形体结构、生理机能和心理活动方面综合的相对稳定的特性。换言之，体质是人群及人群中的个体，受先天和后天的影响，在其生长、发育和衰老过程中所形成的与自然、社会环境相适应的相对稳定的人体特性。它通过人体形态、机能和心理活动的差异性表现出来。在生理上表现为机能、代谢以及对外界刺激反应等方面的个体差异，在病理上表现为对某些病因和疾病的易感性或易罹性以及产生病变的类型与疾病传变转归中的某种倾向性。每个人都有自己的体质特点，人的体质特点或隐或显地体现于健康或疾病过程中。因此，体质实际上就是人群在生理共性的基础上，不同个体所具有的生理特殊性。

（二）体质的构成

人体的正常生命活动是形与神的协调统一，形神合一或“形与神俱”是生命存在和健康的基本特征。健康，就是人体在形体结构、生理机能和精神心理方面的完好状态，正如张介宾《类经·藏象说》说，“形神俱备，乃为全体”。神由形而生，依附于形而存在，形是神活动的物质基础和所舍之处；反过来，神是形的功能表现和主宰，神作用于形，对人体生命具有主导作用，能协调人体脏腑的生理机能。因此，形壮则神旺，形衰则神衰。中医学这种形神合一的人体观、生命观和医学观决定了体质概念之“体”，是具有生命活力的形体，是形神之体的简称。故体质概念包括了形、神两方面的内容，一定的形态结构必然产生出相应的生理机能和心理特征，而良好的生理机能和心理特征是正常形态结构的反映，二者相互依存，相互影响，在体质的固有特征中综合地体现出来。可见，体质由形态结构、生理机能和心理特征三个方面的差异性构成。

1. 形态结构的差异性

人体形态结构上的差异性是人体体质特征的重要组成部分，包括外部形态结构和内部形态结构（有脏腑、经络、气血津液等）。根据中医学“司外揣内”的认识方法，内部形态结构与外观形象之间是有机的整体，外部形态结构是体质的外在表现，内部形态结构是体质的内在基础。而体表形态最为直观，故备受古今中外体质研究者重视。因此，形态结构在内部结构完好、协调的基础上，主要通过身体外形表现出来，它以躯体形态为基础，并与内部脏器结构有密切的关系，故人的体质特征首先表现为体表形态等方面的差异。

体表形态是个体外观形态的特征，包括体格、体型、体重、性征、面色、毛发、舌象、脉象等。体格是指反应人体生长发育水平、营养状况和锻炼程度的状态。一般通过观察和测量身体各部分的大小、形状、均匀程度以及体重、胸围、肩宽、骨盆宽度和皮肤与皮下软组织情况来判断，是反映体质情况的标志之一。体型是指身体各部位大小比例的形态特征，又称身体类型，是衡量体格的重要指标。中医观察体型，主要观察形体之肥瘦长短，皮肉之厚薄坚松，肤色之黑白苍嫩的差异等。其中尤以肥瘦最有代表性，如《灵枢·逆顺肥瘦》《灵枢·卫气失常》以体型将人分为肥人和瘦人，肥胖体质又以其形态特征等划分为膏型、脂型和肉型。元·朱震亨《格致余论》进一步将体型与发病相联系，提出了“肥人湿多，瘦人火多”的著名观点。

2. 生理机能的差异性

形态结构是产生生理机能的基础，个体不同的形态结构特点决定着机体生理机能及对刺激反应的差异，而机体生理机能的个性特征又会影响其形态结构，引起一系列相应的改变。因此，生理机能上的差异也是个体体质特征的组成部分。

人体的生理机能是其内部形态结构完整性的反映，也是脏腑经络及精气血津液机能协调的体现。因此，人体生理机能的差异，反映了脏腑机能的盛衰偏倾，涉及人体消化、呼吸、血液循环、水液代谢、生长发育、生殖、感觉运动、精神活动等各方面机能的强弱差异。机体的防病抗病能力，新陈代谢情况，自我调节能力，以及或偏于兴奋，或偏于抑制的基本状态等，都是脏腑、经络及精、气、血、津液生理机能的表现。诸如心率、心律、面色、唇色、脉象、舌象、呼吸状况、语声的高低、食欲、口味、体温、对寒热的喜爱、二便情况、性机能、生殖能力、女子月经情况、形体的动态及活动能力、睡眠状况、视听觉、触嗅觉、耐痛的程度、皮肤肌肉的弹性、须发的多少和光泽等，均是脏腑经络及精气血津液生理机能的反映，是了解体质状况的重要内容。

3. 心理特征的差异性

心理是指客观事物在大脑中的反应，是感觉、知觉、情感、记忆、思维、性格、能力等的总称，属于中医学中神的范畴。形与神是统一的整体，体质是特定的形态结构、生理机能与相关心理状况的综合体，形态、机能、心理之间具有内在的相关性。某种特定的形态结构总是表现为某种特定的心理倾向，如《灵枢・阴阳二十五人》提到：具有“圆面、大头、美肩背、大腹、美股胫、小手足、多肉、上下相称”等形态特征的土型之人，多表现为“安心、好利人、不喜权势、善附人”等心理特征。不同脏腑的机能活动，总是表现为某种特定的情感、情绪反应和认知活动，如《素问・阴阳应象大论》说，“人有五脏化五气，以生喜怒悲忧恐”。由于人体脏腑精气及其机能各自所别，故个体所表现的情感活动也有差异，如有的人善怒，有的人善悲，有的人胆怯等。人的心理特征不仅与形态、机能有关，而且与不同个体的生活经历以及所处的社会文化环境有着密切的联系。所以即便为同种形态结构和生理机能者，也可以表现为不同的心理特征，如《灵枢・阴阳二十五人》中，每一种类型的形构机能有五种不同的心理倾向，木、火、土、金、水五种类型形构机能特征的人共有二十五种心理类型。因此，一定的形态结构和生理机能，是心理特征产生的基础，使个体容易表现出某种心理特征，而心理特征在长期的显现中又影响着形态结构和心理机能，并表现出相应的行为特征。可见，在特质构成要素中，形构、机能、心理之间有着密切的关系，心理因素是特质概念中不可缺少的内容。心理特征的差异性，主要表现为人格、气质、性格等的差异。

（三）体质状况的评价

体质特征，通过体质的构成要素来体现。因此，当评价一个人的体质状况时，应从其形态结构、生理机能及心理特征方面进行综合考虑。

1. 体质的评价指标

（1）身体的形态结构状况，包括体表形态、体格、体型、内部的结构和功能的完整性、协调性。

（2）身体的机能水平，包括机体的新陈代谢和各器官、系统的机能，特别是心血管、呼吸系统的机能。

（3）身体的素质及运动能力水平，包括速度、力量、耐力、灵敏性、协调性及走、跳、跑、投、攀爬等身体的基本活动能力。

（4）心理的发育水平，包括智力、情感、行为、感知觉、个性、性格、意志等方面。

（5）适应能力，包括对自然环境、社会环境和各种精神心理环境的适应能力及对病因、疾病损害的抵抗、调控能力、修复能力。

2. 理想健康体质的标志

理想体质是指人体在充分发挥遗传潜力的基础上，经过后天的积极培育，使机体的形态结构、生理机能、心理状态以及对环境的适应能力等各方面得到全面发展，处于相对良好的状态，即形神统一的状态。形神统一是健康的标志，因此，中医学常常将理想体质的标志融于健康的标志之中，理想体质的标志也反映了健康的标志。其具体标志主要是：

（1）身体发育好，体格健壮，体型匀称，体重适当。

（2）面色红润，双目有神，须发润泽，肌肉皮肤有弹性。

（3）声音洪亮有力，牙齿清洁坚固，双耳聪敏，脉象和缓均匀，睡眠良好，二便正常。

（4）动作灵活，有较强的运动与劳动等身体活动能力。

（5）精力充沛，情绪乐观，感觉灵敏，意志坚强。

（6）处事态度积极、镇定、有主见，富有理性和创造性。

（7）应变能力强，能适应各种环境，有较强的抗干扰，抗不良刺激和抗病的能力。

（四）体质的特点

先后天因素的共同作用，使体质具有以下特点。

1. 先天遗传性

人之始生，“以母为基，以父为楯”（《灵枢·天年》）。父母之精是生命个体形成的基础，人类的外表形态、脏腑机能、精神状态等的个性特点均形成于胎儿期，取决于个体的遗传背景。遗传因素维持着个体体质特征的相对稳定，是决定体质形成和发展的基础。

2. 差异多样性

体质特征因人而异，具有明显的个体差异性，且千变万化，呈现出多样性特征。它通过人体形态、机能和心理活动的差异现象表现出来，因此个体多样性差异现象是体质学说研究的核心问题。

3. 形神一体性

“形神合一”是中医学体质概念的基本特征之一，复杂多样的体质差异现象全面地反映着人体在形体结构（形）以及由脏腑机能活动所产生的各种精神活动（神）的基本特征，是特定的生理特性和心理特性的综合体，是对个体身心特性的概括。

4. 群类趋同性

同一种族或聚居在同一地域的人，因为生存环境和生活习惯相同，遗传背景和生存环境具有同一性和一致性，从而使人群的体质具有相同或类似的特点，形成了地域人群的不同体质特征，使特定人群的体质呈现类似的特征，因此体质具有群类趋同性。

5. 相对稳定性

个体禀承于父母的遗传信息，使其在生命过程中遵循某种既定的内在规律，呈现出与亲代类似的特征，这些特征一旦形成，不会轻易改变，在生命过程某个阶段的体质状态具有相对稳定性。

6. 动态可变性

先天禀赋决定着个体体质的相对稳定性和个体体质的特异性，后天各种环境因素、营养状况、饮食习惯、精神因素、年龄变化、疾病损害、针药治疗等，又使得体质具有可变性。体质的可变性具有两个基本规律：一是机体随着年龄的变化呈现出特有的体质特点；二是由外来因素不断变化的干扰所导致的体质状态的变化。两种变化往往同时存在，相互影响。

7. 连续可测性

体质的连续性体现在不同个体体质的存在和演变时间的不间隔性，体质的特征伴随着生命自始至终的全过程，具有循着某种类型体质固有的发展演变规律缓慢演变的趋势，这就使得体质具有可预测性，为治未病提供了可能。

8. 后天可调性

体质既是相对稳定的，又是动态可变和连续可测的，这就为改善体质的偏倾，防病治病提供了可能。一方面可以针对各种体质类型及早采取相应措施，纠正和改善体质的偏倾，以减少个体对疾病的易感性，预防疾病的发生。另一方面可针对各种不同的体质类型，辨证与辨体相结合，以人为本，充分发挥个体诊疗的优势，提高疗效。

二、体质学说的形成和发展

中医学在几千年的发展历程中，在对人体体质的认识与研究方面蕴含着丰富的科学内涵，为中医体质理论的延伸与应用积累了丰富的经验。关于体质，在中医学史上有过几种不同的用词。在《黄帝内经》中常用“形”“质”等以表体质之义，如《灵枢·阴阳二十五人》中的“五行之人”，《素问·撅论》中的“是人者质壮”等。其后，唐·孙思邈《千金药方》以“禀质”言之，宋·陈自明《妇人良方》称为“气质”，南宋无名氏《小儿卫生总微论方》称为“赋禀”，明·张介宾以“禀赋”“气质”而论的同时，较早运用“体质”一词，他在《景岳全书·杂证谟·饮食门》中说，“矧体贵贱尤有不同，凡藜藿壮夫，及新暴之病，自宜消伐”，明清时代也有医家称之为“气质”“形质”等，清·徐大椿则将“气体”“体质”合用，自清·叶桂、华岫云始直称“体质”，自此，人们渐趋接受“体质”一词，普遍用它来表示不同个体的生理特殊性。

重视人的体质及其差异性是中医学的一大特色。中医体质理论渊源于《黄帝内经》，早在《黄帝内经》中就明确指出了人在生命的过程中可以显示出刚柔、强弱、高低、阴阳、肥瘦等显著的个性差异，如《灵枢·寿夭刚柔》说，“人之生也，有刚有柔，有强有弱，有短有长，有阴有阳”。《黄帝内经》的体质理论，明确指出体质与脏腑的形态结构、气血盈亏有密切的关系，并从差异性方面研究了个体及不同群体的体质特征、差异规律、体质的形成与变异规律，体质类型与分类方法，体质与疾病的发生、发展规律，体质与疾病的诊断、辨证与治法用药规律，体质与预防、养生的关系等，初步形成了比较系统的中医体质理论，奠定了中医体质学的基础。其后，历代医学家又进一步丰富和发展了《黄帝内经》关于发生体质学、生态体质学、年龄体质学、性别体质学、病理体质学及治疗体质学的理论。如张仲景的《伤寒杂病论》，从体质与发病、辨证、治疗用药以及疾病预后关系等方面，作出了进一步的阐述，蕴含有辨质论治的精神，使体质理论在临床实践中得到了进一步的充实和提高。宋·陈自明的《妇人良方》及南宋无名氏《小儿卫生总微论方》等，对体质形成于胎儿期已笃定不疑。宋·钱乙《小儿药证直诀》将小儿的体质特征精辟地概括为“成而未全”“全而未壮”“脏腑柔弱，易虚易实，易寒易热”。宋·陈直的《养老奉亲书》对老年人的体质特征特别是心理特征及其机理进行了阐述，强调了体质的食养与食疗。金·刘完素的《素问玄机原病式》强调“脏腑六气病机”，从理论上阐述了各型病理体质的形成与内生六气的关系，从而对体质的内在基础做了强调。张介宾的《景岳全书》力倡藏象体质理论，强调脾肾先后天之本对体质的重要性，并将丰富的体质理论融入对外感、内伤杂病的辨证论治之中。清·汪宏的《望诊遵经》和王燕昌的《王氏医存》对影响体质形成、定型、演化的外部因素，已有明确的认识。明、清温病学家则从温热病学说角度，对体质的分型及临床脉症，体质与温病的发生、发展、转归、治疗、用药关系做了新的探讨，使中医体质理论在临床实践中得到了新的发展。

尽管历代医家从不同角度对体质问题进行了详尽、细致、正确的研究，并且有效地将体质理论运用于临床实践中。但是，这些论述中缺乏明确而科学的体质概念，对体质理论的论述也是分散的，并未形成一个完整、系统的关于体质学说的理论体系。从20世纪70年代开始，随着对中医理论整理研究的逐步深入，中医体质学说的研究也随之受到了重视。学者们不但从文献整理方面对历代医家有关体质的论述做了系统的挖掘整理，而且从理论、临床、实验等多方面对体质的形成及基本原理、体质差异规律及类型、分类方法，体质构成、特征、分布、体质与病症等内容进行了深入的探讨与研究，涉及体质人类学、遗传学、免疫学、医学心理学、流行病学等多学科的研究，取得了可喜的成果。如明确了体质的概念，对构成人体的生命物质在结构、机能与代谢上反映出来的必要的可测定的“分析单元”——体质要素，运用了现代医学的实验与检测方法予以确定。相继有《中医体质学》《体质病理学》《中医心理学》《体质食疗学》《人体体质学》《体质病理学与体质食疗学实验研究》等著作问世。目前，对体质问题的研究，从学科范畴、理论方法与临床运用等方面已初步形成了中医体质学的学科体系，不仅使体质理论真正理性地纳入中医学的研究中，成为中医学理论体系的一个重要组成部分，而且促进了中医临床学的发展。

第二节　体质的生理学基础

体质是对个体身心特性的概括，是个体在遗传的基础上，在内外环境的影响下，在生长发育的过程中形成的个性特征。它通过人体形态、机能和心理上的差异性表现出来。人体以五脏为中心，通过经络系统，把五脏、五官、九窍、四肢百骸等全身组织器官联结成一个有机整体，以精、气、血、津液为物质基础，完成统一的机能活动。因此，体质实质上是通过组织器官表现出来的脏腑精气阴阳之偏倾和机能活动之差异，是人体生理活动综合状况的反应。体质禀受于先天，长养于后天，因而体质的形成、发展和变化受到机体内外环境多种因素的共同影响。

一、体质与脏腑经络及精气血津液的关系

人体脏腑、经络、形体、官窍通过经络的联络，以五脏为中心构成五大生理系统。以精气血津液为重要物质，五脏系统的机能活动，调节着体内外环境的协调平衡。故脏腑经络及精气血津液是体质形成的生理学基础。

（一）体质与脏腑经络的关系

脏腑经络盛衰偏倾决定体质的差异。脏腑是构成人体，维持正常生命活动的中心，人体的各项生理活动均离不开脏腑，所以，个体体质的差异必然以脏腑为中心，反映出构成身体诸要素的某些或全部的素质特征。脏腑的形态和机能特点是构成并决定体质差异的最根本的因素。在个体先天遗传性与后天环境因素相互作用下，不同个体常表现出某一脏象系统的相对优势或劣势化的倾向。如《灵枢·本藏》说，“五脏者，固有大小、高下、坚脆、端正、偏颇者；六脏亦有大小、长短、厚薄、结直、缓急”。凡此不同，造成了个体体质的差异。脏腑之大小坚脆及机能之偏倾可以根据外部征象推知，如“黄色小理者脾小，粗理者脾大”“脾小则脏安，难伤于邪也”“脾脆则善病消瘅易伤”（《灵枢·本藏》）等，提示了脏腑的形态和机能特点影响着体质。《景岳全书·传忠录》在“藏象别论”中，明确阐述了五脏机能强弱与体质的关系，指出“若其同中之不同者，则脏气各有强弱，禀赋各有阴阳。脏有强弱则神志有辩也，颜色有辩也，声音有辩也，性情有辩也，筋骨有辩也，饮食有辩也，劳逸有辩也，精血有辩也，精血有辩也，勇怯有辩也，刚柔有辩也……此固人人之有不同也”。可见，脏腑形态和机能活动的差异是产生不同体质的重要基础。

经络内属于脏腑，外络于肢节，是人体气血运行的道路。体质不仅取决于内脏机能活动的强弱，还有赖于各脏腑机能活动的协调，经络正是以这种联系沟通协调脏腑的结构基础。脏居于内，形见于外。体质主要通过外部形态特征表现出来，不同的个体，脏腑精气阴阳道德盛衰及经络气血的多少不同，表现于外的形体也就有了差异性。《灵枢·阴阳二十五人》从人体的眉毛、胡须、腋毛、阴毛、胫毛等的多少来判断其体质类型，就是根据手、足三阳经脉气血的多少。

（二）体质与精气血津液的关系

精气血津液是决定体质特征的重要物质基础，其中精的多少优劣是体质差异的根本。由于人体脏腑在胚胎发育过程中，禀受于父母的先天之精就已经分藏于各脏腑，影响着各脏腑形体官窍的发育，出生之后，后天水谷之精又不断输入脏腑之中，与已有的先天之精结合，充养形体，故肾脏与其他每一脏腑都藏有先天之精和后天之精。“人有五脏化五气，以生喜怒悲忧恐”（《素问·阴阳应象大论》），脏腑之精化生脏腑之气，脏腑之气的升降出入运动，推动和调节机体的生理机能和心理活动。每一脏腑之精的先后天成分比例不同，各自发挥着相对特异的作用，使各个脏腑表现出相对特异的机能特征。每一个体又因先天遗传和后天环境因素的综合作用而有精的多少优劣的差异，使不同个体常表现出某一脏腑机能的相对优势或劣势化趋向。因此，精的多少优劣是导致个体体质差异的根本素质。精的不足便可形成脾虚质、肾虚质、肺虚质等体质类型，老年体质的共性即为精的虚亏。

气由先后天之精化生，并与吸入的自然界清气相融合而成，具有推动和调控、温煦和凉润、防御、固摄、中介等作用，是推动和调节各脏腑机能活动的动力来源。气的盛衰、气之阴阳的偏倾和升降出入运动的偏向，直接影响着脏腑生理特性的偏倾和形体特征的差异，从而形成了不同的体质类型，如气虚质、气郁质、阴虚质、阳虚质等。

血和津液均来源于脾胃所化生的水谷之精。血流于脉中，内养脏腑，外养形体，化神载气，对体质的强弱起重要作用，津液分布全身，无处不到，濡养脏腑，化生血液，也是影响体质的重要因素。个体血与津液的盈亏及其运行输布的差异，也形成了不同的特质类型，如血虚质、血瘀质、痰湿质、形胖黏滞质等。

精气血津液均为人体生命活动的基本物质，同源于水谷之精，因而气血互生，津血互化，精血同源，“气为血帅”“血为气母”。机体某一物质的偏盛偏衰，还会出现气血两虚、气滞血瘀、血虚精亏、津亏血瘀等复杂的体质类型。所以，精与血之多少，气与津之盈耗，都影响着体质，成为构成并决定体质差异的物质基础。

总之，脏腑、经络的结构变化和机能盛衰，以及精气血津液的盈亏，都是决定人体体质的重要因素。体质将脏腑精气阴阳之偏倾通过体态、功能、心理的差异性表现出来，实际上就是脏腑经络、形体官窍固有素质的总体体现，是因脏腑经络、精气血津液的盛衰偏倾而形成的个体特征。研究体质，实质上就是从差异性方面研究藏象。

二、影响体质的因素

体质特征取决于脏腑经络及其精气血津液的强弱偏倾。因此，凡能影响脏腑经络、精气血津液的因素，均可影响体质。

（一）先天禀赋

先天禀赋，是指子代出生以前在母体内所禀受的一切，包括父母生殖之精的质量，父母血缘关系，父母生育的年龄，以及在母体内孕育过程中母亲是否注意养胎和妊娠期疾病所赋予的一切影响。先天禀赋是体质形成的基础，是人体体质强弱的前提条件。父母的生殖之精结合形成胚胎，禀受母体气血的滋养而不断发育，从而形成了人体，这种形体结构便是体质在形态方面的雏形，故《灵枢·决气》说，“两神相搏，合而成形”。张介宾称之为“形体之基”。因此，父母生殖之精的盛衰和体质特征决定着子代禀赋的厚薄强弱，影响其体质，父母体内阴阳的偏倾和机能活动的差异，可使子代也有同样的倾向性。汉·王充《论衡·气寿》指出，“禀其渥则其体强，体强则命长；气薄则体弱，体弱则命短，命短则多病短寿”。明·万全《幼科发挥·胎疾》认为，“子与父母，一体而分”。父母形质精血的强弱盛衰，造成了子代禀赋的不同，表现出体质的差异，诸如身体强弱、肥瘦、刚柔、长短、肤色、性格、气质乃至先天性生理缺陷和遗传性疾病，如鸡胸、龟背、癫痫、哮喘、艾滋病。这种差异决定于先天遗传性因素，取决于父母肾之精气阴阳的盛衰偏倾及母体的调摄得当与否。先天之精充盈，则禀赋足而周全，出生之后体质强壮而少偏倾；先天之精不足，禀赋虚弱或偏倾，可使小儿生长发育障碍，影响身体素质和心理素质的健康发展。如《医宗金鉴·幼科杂病心法要诀》说，“小儿五迟之证，多因父母气血虚弱，先天有亏，致儿生下筋骨软弱，行步艰难，齿不速长，坐不能稳，要皆肾气不足之故”。可见，在体质的形成过程中，先天因素起着关键性作用，是它确定了体质的“基调”。但这只对体质的发展提供了可能性，而体质的发育和定型，还受后天各种因素综合作用的影响。

（二）年龄因素

体质是一个随着个体发育的不同阶段而不断演变的生命过程，某个阶段的体质特点与另一个阶段的体质特点是不同的。这是因为人体有生、长、壮、老、已的变化规律，在这一过程中，人体的脏腑经络及精气血津液的生理机能都发生着相应的变化。《灵枢·天年》和《素问·上古天真论》都从不同角度论述了人体脏腑精气盛衰与年龄的关系。在生长、发育、壮盛以至衰老、死亡的过程中，脏腑精气由弱到强，又由盛至衰，一直影响着人体的生理活动和心理变化，决定着人体体质的演变。

随着年龄的变化，男女体质的形成和演变，大致了划分为五个阶段：①从出生到青春期，是体质渐趋成熟、定型的阶段，体质基本定型于青春期之末。②青春期到35岁左右，女性的体质常会发生较明显的变化，且多半是转向病理性体质，出现一些病态。相对而言，男性这一时期的变化不很显著。③35岁至更年期以前的男女，均处于壮年阶段，体质变化大多数较为平缓。④50岁上下的妇女和55~60岁的男子进入了更年期，因天葵渐竭，精血衰减，体质也发生显著变化。⑤更年期以后的老年阶段，男女体质日渐虚化性，常以虚为主，兼夹痰瘀。

小儿生机旺盛，精气阴阳蓬勃生长，故称之为“纯阳之体”。但其精气阴阳均未充分成熟，故又称为“稚阴稚阳”。小儿的体质特点前人概括为：脏腑娇嫩，形气未充，易虚易实，易寒易热。明·万全《育婴秘诀·五脏证治总论》指出，小儿的体质特点为“五脏之中肝有余，脾常不足肾长虚，心热为火同肝论，娇肺遭伤不易愈”。成年人一般精气血津液充盛，脏腑机能强健，体质类型已基本定型，一般而言比较稳定。老年人由于内脏机能活动的生理性衰退，体质常表现出精气神渐衰、阴阳失调、脏腑机能减退、代谢减缓、气血郁滞等特点。

（三）性别差异

就体质学说而论，人类最基本的体质类型可分为男性体质与女性体质两大类，由于男女在遗传性征、身体形态、脏腑结构等方面的差别，相应的生理机能、心理特征也就有异，因而体质上存在着性别差异。男为阳，女为阴。男性多禀阳刚之气，脏腑机能较强，体魄健壮魁梧，能胜任繁重的体力和脑力劳动，性格多外向，粗犷，心胸开阔；女性多禀阴柔之气，脏腑机能较弱，体形小巧苗条，性格多内向，喜静，细腻，多愁善感。男子以肾为先天，以精、气为本；女子以肝为先天，以血为本。男子多用气，故气常不足；女子多用血，故血常不足。男子病多在气分，女子病多在血分。男子之病，多由伤精耗气，女子之病，多由伤血。此外，女子由于经、带、胎、产、乳等特殊生理过程，还有月经期、妊娠期和产褥期的体质改变。当月经来潮后，体内产生了明显的周期性变化，故中医学有经期感冒热入血室等专论；妊娠期由于胎儿生长发育的需要，产褥期由于产育、哺育的影响，母体各系统产生一系列适应性反应，故有“孕妇宜凉，产后宜温”之说。《金匮要略》将产后体质特点总结为，“新产血虚，多汗出，喜中风，故令病痉；亡血复汗，寒多，故令郁冒；亡津液，胃燥，故大便难”。然而，男性在体质上也有不足，男性往往较女性对于病邪更为敏感，更易患疾病，且病变常较严重，死亡率也较高。

（四）饮食因素

饮食结构和营养状况对体质有明显的影响。饮食物各有不同的成分或性味特点，而人之五脏六腑，各有所好。脏腑之精气阴阳，虚五味阴阳和合而生。长期的饮食习惯和固定的膳食品种质量，日久可因体内某些成分的增减等变化而影响体质。如饮食不足，影响精气血津液的化生，可使体质虚弱；饮食偏嗜，使体内某种物质缺乏或过多，可引起人体脏气偏盛或偏衰，形成有偏倾趋向的体质，甚则成为导致某些疾病的原因。如嗜食肥甘厚味可助湿生痰，形成痰湿体质；嗜食辛辣则易化火伤阴，形成阴虚火旺体质；过食咸则胜血伤心，形成心气虚弱体质；过食生冷寒凉会损伤脾胃，产生脾气虚弱体质；饮食无度，久则损伤脾胃，可形成形盛气虚体质；贪恋醇酒佳酿，湿热在中，易伤肝脾。合理的膳食结构，科学的饮食习惯，适当的营养水平，则能保持和促进身体的正常生长发育，使精气神旺盛，脏腑机能协调，痰湿不生，阴阳平秘，体质强壮。

（五）劳逸所伤

过度的劳动和安逸是影响体质的又一重要因素。适度的劳作或体育锻炼，可使筋骨强壮，关节通利，气机通畅，气血调和，脏腑机能旺盛；适当的休息，有利于消除疲劳，恢复体力和脑力，维持人体正常的机能活动。劳逸结合，有利于人体的身心健康，保持良好的体质。但过度的劳作，则易于损伤筋骨，消耗气血，致脏腑精气不足，机能减弱，形成虚性体质。如《素问·举痛论》说，“劳则气耗”，《素问·宣明五气》说，“久立伤骨，久行伤筋”。而过度安逸，长期养尊处优，四体不勤，则可使气血流行不畅，筋肉松弛，脾胃机能减退，而形成痰瘀型体质。如《灵枢·根结》说，“王公大人，血食之君，身体柔脆，肌肉软弱”。

（六）情志因素

情志，泛指喜怒忧思悲恐惊等心理活动，是人体对外界客观事物刺激的正常反应，反映了机体对自然、社会环境变化的适应调节能力。情志活动的产生、维持有赖于内在脏腑的机能活动，以脏腑精气阴阳为物质基础。七情的变化，可以通过影响脏腑精气的盛衰变化，而影响人体的体质。所以精神情志，贵在和调。情志和调，则气血调畅，脏腑机能协调，体质强壮；反之，长期强烈的情志刺激，持久不懈的情志活动，超过了人体的生理调节能力，可致脏腑精气的不足或紊乱，给体质造成不良影响。常见的气郁性体质多由此起。气郁化火，伤阴灼血，又能导致阳热体质或阴虚体质。气滞不畅还可形成血瘀型体质。情志变化导致的体质改变，还与某些疾病的发生有特定的关系。如郁怒不懈，情绪急躁的"木火质"，易患眩晕、中风等病症；忧愁日久，郁闷寡欢的"肝郁质"，易诱发癌症。因此，保持良好的精神状态，对体质健康十分有益。

（七）地理因素

从现代医学地理学的角度来看，地球在其漫长的演变过程中，逐渐形成了地壳元素的分布不均一性，这种不均一性一定程度上控制和影响着世界各地区人类、动物和植物的生长，造成了生物生态的明显地区性差异。因此，不同地区或地域具有不同的地理特征，包括地壳的物理性状、土壤的化学成分、水土性质、物产及气候条件等特征。这些特征影响着不同地域人群的饮食结构、居住条件、生活方式、社会民俗等，从而制约着不同地域生存的不同人群的形态结构、生理机能和心理行为特征的形成和发展。同时，人类具有能动的适应性，由于自然环境条件不同，人类各自形成了与其生存环境条件相协调的自我调节机制和适应方式，从而产生并形成了不同自然条件下的体质特征。早在《素问·异法方宜论》中就曾详细论述了地域方土不同，人受到不同水土性质、气候类型、生活条件、饮食习惯影响所形成的东、南、西、北、中五方人的体质差异及其特征。《医学源流论·五方异治论》指出，"人禀天地之气以生，故其气体随地不同"。一般而言，北方人形体多壮实，腠理致密；东南之人多体型瘦弱，腠理偏疏松；滨海临湖之人，多湿多痰。居住环境的寒冷潮湿，易形成阴盛体质或湿盛体质。

（八）疾病因素

疾病是促使体质改变的一个重要因素。一般来说，疾病改变体质多是向不利方面变化，如大病、久病之后，常使体质虚弱，某些慢性疾病（如慢性肾炎、肺结核等）迁延日久，患者的体质易表现出一定的特异性。但感染邪气，罹患某些疾病（如麻疹、痄腮）之后，还会使机体具有相应的免疫力，使患者终生不再罹患此病。此外，疾病损害而形成的体质改变，其体质类型还与疾病变化有一定关系，如慢性肝炎早期多为气滞型体质，随着病变的发展可转为瘀血型、阴虚型等不同类型的体质。可见，体质与疾病因素常互为因果。

药物具有不同的性味特点，针灸也具有相应的补泻效果，能够调整脏腑精气阴阳之盛衰及经络气血之偏倾，用之得当，将会收到补偏救弊的功效，使病理体质恢复正常；用之不当，或针药误施，将会加重体质损害，使体质由壮变衰，由强变弱。

总之，体质禀赋于先天，受制于后天。先、后天多种因素构成影响体质的内外环境，在诸多因素的共同作用下，形成个体不同的体质特征。

第三节　体质的分类

体质的差异现象是先天禀赋与后天多种因素共同作用的结果。人类体质间的同一性是相对的，而差异性则是绝对的。这种差异，既有因生存空间上存在的自然地域性差异而形成的群体差异，又有在相同的生存空间，但因禀赋、生活方式、行为习惯的不同而形成的个体差异；既有不同个体间的差异，又有同一个体不同生命阶段的差异。为了把握个体的体质差异规律及体质特征，有效地指导临床实践，就必须对纷繁的体质现象进行广泛的比较分析，然后予以甄别分类。

一、体质的分类方法

体质的分类方法是认识和掌握体质差异性的重要手段。传统中医学体质的分类，是以整体观念为指导思想，以阴阳五行学说为思维方法，以藏象及精、气、血、精液、神理论为理论基础而进行的。古今医家从不同角度对体质作了不同的分类。《黄帝内经》曾提出过阴阳含量划分法、五行归属划分法、形态与机能特征分类法、心理特征分类法（包括刚柔分类法、勇怯分类法、形态苦乐分类法）等，张介宾等采用藏象阴阳分类法，叶天士等以阴阳属性分类，章虚谷则以阴阳虚实分类。现代医家多从临床角度根据发病群体中的体质变化、表现特征进行分类，但由于观察角度、分类方法不同，对体质划分的类型、命名方法也有所不同，有四分法、五分法、六分法、七分法、九分法、十二分法等，每一分类下又常有不同划分方法，但其分类的基础，是脏腑经络及精气血精液的结构与功能的差异。

体质的生理学基础是脏腑经络及精气血精液的盛衰偏倾，实际上是脏腑精气阴阳及其机能的差异和经络气血之偏倾。所以在正常生理条件下，个体之间存在着一定的脏腑精气阴阳和经络气血的盛衰偏倾，导致了个体之间在生命活动表现形式上的某些倾向性和属性上偏阴偏阳的差异性，从而决定了人类体质现象的多样性和体质类型的出现。因此，着眼于整体生理机能的高低强弱，运用阴阳的分类方法对体质进行分类是体质分类的基本方法。正如章楠《医门棒喝·人体阴阳体用论》所说，“治病之要，首要察人体质之阴阳强弱”。

二、常用体质分类及其特征

理想的体质应是阴阳平和之质。《素问·调经论》说，“阴阳匀平……命曰平人”。《素问·生气通天论》说，“阴平阳秘，精神乃治”。但是，机体的精气阴阳在正常生理状态下，总是处于动态的消长变化之中，使正常体质出现偏阴或偏阳的状态。体质类型的阴阳，主要是指以对立制约为主而多表现为寒热、动静偏倾的阴阳二气。在传统医学中，人体正常体质大致可分为阴阳平和质、偏阳质和偏阴质三种类型。

阴阳平和质是机能较为协调的体质类型。体质特征为：身体强壮，胖瘦适度；面色与肤色虽有五色之偏，但都明润含蓄；食量适中，二便通调；舌红润，脉象缓匀有神；目光有神，性格开朗、随和；夜眠安和，精气充沛，反应灵活，思维敏捷，工作潜力大；自身调节和对外适应能力强。

具有这种体质特征的人，不易感受外邪，很少生病。即使患病，多为表证、实证，且易于治愈，康复亦快，有时会不药而愈。如果后天调养得宜，无暴力外伤、慢性疾患及不良生活习惯，其体质不易改变，易获长寿。

偏阳质是指具有亢奋、偏热、多动等特点的体质类型。体质特征为：形体适中或偏瘦，但较结实；面色多略偏红或微苍黑，或呈油性皮肤；食量较大，消化吸收功能健旺，大便易干燥，小便易黄赤；平时畏热喜冷，或体温略偏高，动则易出汗，喜饮水；唇、舌偏红，苔薄易黄，脉多滑数；性格外向，喜动好强，易急躁，自制力较差；精力旺盛，动作敏捷，反应灵敏，性欲较强。

具有这种体质特征的人，对风、暑、热等阳邪的易感性较强，受邪发病后多表现为热证、实证，并易化燥伤阴；皮肤易生疖疮；内伤杂病多见火旺、阳亢或兼阴虚之证；容易发生眩晕、头痛、心悸、失眠及出血等病症。

由于此类体质的人阳气偏亢，多动少静，故日久必有耗阴之势。若调养不当，操劳过度，思虑不节，纵欲失精，嗜食烟酒、辛辣，则必将加速阴伤，发展演化为临床常见的阳亢、阴虚、痰火等病理性体质。

偏阴质是指具有抑制、偏寒、多静等特点的体质类型。体质特征为：形体适中或偏胖，但较弱，容易疲劳；面色偏白而欠华；食量较小，消化吸收功能一般；平时畏寒喜热，或体温偏低；唇舌偏白偏淡，脉多迟缓；性格内向，喜静少动，或胆小易惊；精力偏弱，动作迟缓，反应较慢，性欲偏弱。

具有这种体质特征的人，对寒、湿等阴邪的易感性较强，受邪发病后多表现为寒证、虚证；表证易传里或直中内脏；冬天易生冻疮；内伤杂病多见阴盛、阳虚之证；容易发生湿滞、水肿、痰饮、瘀血等病症。

由于本类体质者阳气偏弱，长期发展，易致阳气虚弱，脏腑机能偏衰，水湿内生，从而形成临床常见的阳虚、痰湿、水饮等病理性体质。

应当指出，在体质分类上所使用的阴虚、阳虚、阳亢以及痰饮、瘀血等名词，与辨证论治中所使用的证候名称是不同的概念。证候是指对疾病某一阶段或某一类型的病变本质的分析和概括，而体质反映的是一种在非疾病状态下就已存在的个体特异性。诚然，体质是疾病的基础，许多疾病，特别是慢性病，体质类型对其证候类型具有内在的规定性，这时，证候名称和原来的体质类型名称就可能一致，这说明体质与证候关系密切。

从20世纪70年代开始，先后提出“中医体质学说”这一概念的中医学者，将中医体质理论从中医基础理论中分化出来，形成了中医体质学理论体系。近年来对中医体质分类标准的研究取得了一定的成果，其中最具代表性的分类方法是王琦等人以气血津液、脏腑经络等构成人体生理功能的基本物质作为体质类型的构成要素，并通过对历代医学家的体质特征表述的分析，将体质分为9种基本类型：平和质、气虚质、阳虚质、阴虚质、血瘀质、痰湿质、湿热质、气郁质、特禀质，并于2009年作为《中医体质分类与判定》的标准在中华中医药学会上发布，成为目前最为常用的体质分类方法。

（一）平和质

总体特征：阴阳气血调和，以体态适中、面色红润、精力充沛等为主要特征。

常见表现：面色、肤色润泽，头发稠密有光泽，目光有神，鼻色明润，嗅觉通利，唇色红润，不易疲劳，精力充沛，耐受寒热，睡眠良好，胃纳佳，二便正常，舌色淡红，苔薄白，脉和缓有力。其心理特征相对随和开朗。

平和质之人对自然环境和社会环境适应能力较强。

（二）气虚质

总体特征：元气不足，以疲劳、气短、自汗等气虚表现为主要特征。其形体特征多为肌肉松软不实。

常见表现：平素语音低弱，气短懒言，容易疲劳，精神不振，易出汗，舌淡红，舌边有齿痕，脉多偏弱。

发病倾向：易患感冒、内脏下垂等病，病后康复缓慢。

（三）阴虚质

总体特征：阳气不足，以畏寒怕冷、手足不温等虚寒表现为主要特征。其形体特征多为肌肉松软不实。

常见表现：平素畏冷，手足不温，喜热饮食，精神不振，舌淡胖嫩，脉多偏沉迟。

发病倾向：易外感阴邪，病后易从寒化，易患痰饮、肿胀、泄泻等病。

（四）阳虚质

总体特征：阴液亏少，以口燥咽干、手足心热等虚热表现为主要特征。其形体特征多为偏瘦。

常见表现：手足心热，口燥咽干，鼻微干，喜冷饮，大便干燥，舌红少津，脉细数。

发病倾向：易外感阳邪，发病后易从热化，易患虚劳、失精、不寐等病。

（五）血瘀质

总体特征：血行不畅，以肤色晦暗、舌质紫暗等血瘀表现为主要特征。其形体特征不甚显著。

常见表现：肤色晦暗，色素沉着，容易出现瘀斑，口唇暗淡，舌暗或有瘀点，舌下络脉紫暗或增粗，脉多涩。

发病倾向：易患癥瘕及痛证、血症等，对寒冷气候的耐受程度较差。

（六）痰湿质

总体特征：痰湿凝聚，以形体胖瘦、腹部肥满、口黏苔腻等痰湿表现为主要特征。其形体特征多偏肥胖，腹部肥满松软。

常见表现：面部皮肤油脂较多，多汗且黏，胸闷，痰多，口黏腻或甜，喜食肥甘甜腻，苔多腻，脉多滑。

发病倾向：易患消渴、中风、胸痹等病，对梅雨季节及湿重环境适应能力差。

（七）湿热质

总体特征：湿热内蕴，以面垢油光、口苦、苔黄腻等湿热表现为主要特征。其形体特征多不甚明显。

常见表现：面垢油光，易生痤疮，口苦口干，身重困倦，大便黏滞不畅或燥结，尿色易黄，男性易阴囊潮湿，女性易带下增多，舌苔偏红，苔多黄腻，脉多滑数。

发病倾向：易患疮疖、黄疸、热淋等病，对湿热气候较难适应。

（八）气郁质

总体特征：气机瘀滞，以神情抑郁、忧虑脆弱等气郁表现为主要特征。其形体特征以偏瘦为主。

常见表现：神情抑郁，情感脆弱，烦闷不乐，舌淡红，苔薄白，脉多弦。其心理特征多为性格内向不稳定、敏感多疑。

发病倾向：易患脏躁、梅核气、百合病及郁证等，对精神刺激适应能力较差。

（九）特禀质

总体特征：先天失常，以生理缺陷、变态反应等为主要特征。一般无特殊形体特征，而先天禀赋异常者或有畸形，或有生理缺陷。

常见表现：过敏体质者常见哮喘、风团、咽痒、鼻塞、喷嚏等；患遗传性疾病者有垂直遗传、先天性、家族性特征；患胎传性疾病者具有母体影响胎儿个体生长发育及相关疾病特征。其心理特征随禀质不同情况各异。

发病倾向：过敏体质易患哮喘、荨麻疹、花粉病及药物过敏等；遗传性疾病如血友病、先天愚型等；胎传性疾病如五迟（立迟、行迟、发迟、齿迟和语迟）、五软（头软、项软、手足软、肌肉软、口软）、解颅、胎惊等。对外界环境适应能力差，过敏因素易引发宿疾。

第四节　体质学说的应用

体质学说，重在研究正常人体的生理特殊性，强调脏腑经络的偏倾和精气阴阳的盛衰对形成体质差异的决定性作用，揭示了个体的差异规律、特征及机理。疾病过程中所表现出的种种差异，取决于个体的自身素质，体质的差异性在很大程度上决定着疾病的发生发展变化、转归预后上的差异及个体对治疗措施的不同反应性。因此，体质与病因、发病、病机、辨证、治疗及养生预防均有密切的关系，体质学说在临床诊疗中具有重要的应用价值。中医学强调的“因人制宜”就是体质学说在临床应用方面的体现，是个性化诊疗思想的反映。

一、说明个体对某些病因的易感性

体质因素决定对某些病邪的易感性、耐受性。体质反映了机体自身生理范围内阴阳寒热的盛衰偏倾，这种偏倾性决定了个体的机能状态的不同，因而对外界刺激的反应性、亲和性、耐受性不同，也就是选择性不同，正所谓“同气相求”。一般而言，偏阳质者易感受风、暑、热之邪而耐寒，即感受风邪易伤肺脏，感受暑热之邪易伤肺胃之津液及肝肾之阴气。偏阴质者易感受寒湿之邪而耐热，感受寒邪后亦易入里，常伤脾肾之阳气，感受湿邪最易困遏脾阳，外湿引动内湿而为泄为肿等。小儿气血未充，稚阴稚阳之体，常易感受外邪或因饮食所伤而发病。正如清・吴德汉《医理辑要・锦囊觉后编》所说，“要知易风为病者，表气素虚；易寒为病者，阳气素弱；易热为病者，阴气素衰；易伤食者，脾胃必亏；易劳伤者，中气必损”。

体质因素还决定着发病的倾向性。脏腑组织有坚脆刚柔之别，个体对某些病因的易感性不同，因而不同体质的人发病情况也各不相同。《灵枢・五变》指出，“五脏皆柔弱者，善病消瘅”“小骨弱肉者，善病寒热”“粗理而肉不坚者，善病痹”。一般而言，小儿脏腑娇嫩，体质未壮，易患咳喘、腹泻、食积等疾；年高之人，脏腑精气多虚，体质转弱，易患痰饮、咳喘、眩晕、心悸、消渴等病；肥人或痰湿内盛者，易患中风、眩晕；瘦人或阴虚之体，易罹肺痨、咳嗽诸疾；阳弱阴盛体质者易患肝郁气滞之证。脏气偏聚盈虚的改变，形成体内情感好发的潜在环境，使人对外界刺激的反应性增强，使情志症状的产生有一定的选择性和倾向性。如《素问・宣明五气》指出，“精气并于心则喜，并于肺则悲，并于肝则忧，并于脾则畏，并于肾则恐”。

此外，遗传性疾病、先天性疾病的发生，以及过敏体质的形成，也与个体体质密相关。这是因为种族、民族、家族长期的遗传因素和生活环境条件不同，形成了体质的差异，即对某些疾病的易感性、抗病能力和免疫反应的不同。

二、阐释发病原理

体质强弱决定着发病与否及发病的情况。邪正交争是疾病发生的基本原理。正气虚实是发病的内在根据，邪气是疾病形成的外在条件。疾病发生与否，主要取决于正气的盛衰，而体质正是生气盛衰偏倾的反映。一般而言，体质强壮者，正气旺盛，抗病力强，邪气难以侵入致病；体质羸弱者，正气虚弱，抵抗力差，邪气易于乘虚侵入而发病。发病过程中又因体质的差异，或即时而发，或伏而后发，或时而复发，且发病后的临床证候类型也因人而异。因此，人体能否感邪而发病，主要取决于个体的体质状况。如《灵枢·论勇》谓，“有人于此，并行而立，其年之少长等也，衣之厚薄均也，卒然遇烈风暴雨，或病或不病”，其原因即在于体质之强弱，即“黑色而皮厚肉坚，固不伤于四时之风”“薄皮弱肉者”，则不胜四时之虚风。

不仅外感病的发病如此，内伤杂病的发病亦与体质密切相关。《医宗金鉴·杂病心法要诀》说，“凡此九气（怒、喜、悲、恐、寒、炅、惊、劳、思）丛生之病，壮者得之气行而愈，弱者得之气著为病也”，说明对某些情志刺激，机体发病与否，不仅与刺激的种类及其量、质有关，更重要的是与机体体质有关。《灵枢·本藏》所问，“愿闻人之有不可病者，至尽天寿，虽有深忧大怒，怵易之志，犹不能减也，甚寒大热，不能热也，其有不离屏蔽室内，又无怵易之恐，然不免于病者，何也？”关键是因个体之间在脏腑形质及功能方面存在着差异。个体体质的特殊状态或缺陷是内伤情志病变发生的关键性因素。

疾病发生，除由正邪斗争的结果决定外，还受环境（包括气候、地理因素、生活工作环境和社会因素）、饮食、营养、遗传、年龄、性别、情志、劳逸等多方面因素的影响，这些因素均是通过影响人体体质的状态，使机体的调节能力和适应能力下降而导致了疾病的发生。

三、解释病理变化

体质因素决定病机的从化。从化，即病情随体质而变化。由于体质的特殊性，不同的体质类型有其潜在的、相对稳定的倾向性，可称之为“质势”。人体遭受致病因素的作用时，即在体内产生相应的病理变化，而且不同的致病因素具有不同的病变特点，这种病理演变趋势称之为“病势”。病势与质势结合就会使病变性质发生不同的变化。这种病理演变趋势，从体质而发生的转化，称之为“质化”，亦即从化。正如《医门棒喝·六气阴阳论》所说，“邪之阴阳，随人身之阴阳而变也”。即六气之邪，有阴阳的不同，其伤人也，又随人身阴阳强弱变化而为病。如同为风寒之邪，偏阳质者得之易从阳化热，偏阴质者得之易从阴化寒。同为湿邪，阳热之体得之，易从阳化热而为湿热之候；阴寒之体得之，易从阴化寒而为寒湿之证。正常质者，感受寒邪则为寒病（病势），感受湿邪则为湿病（病势）。因禀性有阴阳，脏腑有强弱，故机体对致病因子有化寒、化热、化湿、化燥等区别。质化（从化）的一般规律是：素体阴虚阳亢者，机能活动相对亢奋，受邪后多从热化；素体阳虚阴盛者，机能活动相对不足，受邪后多从寒化；素体津亏血耗者，易致邪从燥化；气虚湿盛者，受邪后多从湿化。

体质因素决定疾病的传变。传变是说疾病的变化和发展趋势，是指病变部位在脏腑经络等之间的传递转移，以及疾病性质的转化和改变。疾病传变与否，虽与邪之盛衰、治疗得当与否有关，但主要还是取决于体质因素。体质主要从两个方面对疾病的传变发生作用。其一是通过影响正气的强弱，决定发病和影响传变。体质强壮者，正气充足，抗邪能力强，一般不易感邪发病，即便发病，也多为正邪斗争剧烈的实证，病势虽急，但不易传变，病程也较短暂；体质虚弱者，不但易于感邪，且易深入，病情多变，易发生重症或危证；若在正虚邪退的疾病后期，精气阴阳的大量消耗，身体不易康复；若罹患某些慢性病，则病势较缓，病程缠绵，难以康复。其二是通过决定病邪的“从化”而影响传变。如素体阳盛阴虚者，感邪多从阳化热，疾病多向实热或虚热方面演变；素体阴盛阳虚者，则邪多从阴化寒，疾病多向实寒或虚寒方面转化。

四、指导辨证

体质是辨证的基础，体质决定疾病的证候类型。首先，感受相同的致病因素或患同一种疾病，因个体体质的差异可表现出阴阳表里寒热虚实等不同的证候类型，即同病异证。如同样感受寒邪，素体强壮，正气可以御邪于肌表者，表现为恶寒发热，头身疼痛，苔薄白，脉浮等风寒表证；而素体阳虚，正不胜邪者，一发病就出现寒邪直中脾胃的畏寒肢冷，纳呆食减，腹痛泄泻，脉象缓弱等脾阳不足之证。又如同一地区、同一时期所发生的感冒病，由于邪气性质的不同，感邪轻重的不同和体质的差异，证候类型就有风寒、风热、风湿、风燥等的不同。可见体质是形成同病异证的决定性因素。其次，异病同证的产生也与体质密切相关。感受不同的病因或患不同的疾病，而体质在某些方面具有共同点时，常常可表现为相同或类似的证候类型。如阳热体质者，感受暑、热邪气势必出现热证，但若感受风寒邪气，亦可郁而化热，表现为热性证候。泄泻、水肿病，体质相同时，都可以表现为脾肾阳虚之证。所以说，同病异证与异病同证，主要是以体质的差异为生理基础，体质是证候形成的内在基础。

由于体质的特殊性决定着发病后临床证候类型的倾向性，证候的特征中包含着体质的特征，故临床辨证特别重视体质因素，将判别体质状况视为辨证的前提和重要依据。

五、指导治疗

辨证论治是中医治疗的基本原则和特色，而形成证候的内在基础是体质。体质特征在很大程度上决定着疾病的证候类型和个体对治疗反应的差异性，因而注重体质的诊察就成了辨证论治的重要环节。临床所见同一种治法，但是对此人有效，对他人则不但无效，反而有害，其原因就在于病同而人不同。个体体质的不同，决定了证候的不同，治法和方药应当针对证候而有别。辨证论治，治病求本，实质上包含着从体质上求本治疗之义。由于体质受先天禀赋、年龄、性别、生活条件及情志所伤等多种因素的影响，故通常所说的“因人制宜”，其核心应是区别体质而治疗。

（一）区别体质特征而施治

体质有阴阳之别，强弱之分，偏寒偏热之异，所以在治疗中，常以患者的体质状态作为立法处方用药的重要依据。针对证候的治疗实际上包含了对体质内在偏倾的调整，是根本的治疗，也是治病求本的反映。如面色白而体胖，属阳虚体质者，感受寒湿阴邪，易从阴化寒者，内火易动，若同感受寒湿阴邪，反易从阳化热伤阴，治宜清润之品。因此，偏阳质者，多发实热证候，当慎用温热伤阴之剂；偏阳者者，多发实寒证候，当慎用寒凉伤阳之药。针对治疗也要依据病人体质施以补泻之法；体质强壮者，多发为实性病症，当用泻法；体质虚弱者，多发为虚性病症，当用补法。如《灵枢·根结》说，“刺布衣者深以留之，刺大人者微以徐之”。

“同病异治”和“异病同治”是辨证论治的具体表现。由于体质的差异，同一疾病，可出现病情发展、病机变化的差异，表现出不同的证候，治疗上应根据不同的情况采取不同的治法，而不同的病因或疾病，由于患者的体质在某些方面有共同点，证候随体质而化，可出现大致相同的病机变化和证候，故可采用大致相同的方法进行治疗。

（二）根据体质特征注意针药宜忌

体质有寒热虚实之异，药物有性味偏倾，针灸也有补泻手法的不同，因此治疗时就要明辨体质对针、药的宜忌，把握用药及针灸的“度”，中病即止，既可治愈疾病，又不损伤正气。

1. 注意药物性味

一般来说，体质偏阳者宜甘寒、酸寒、咸寒、清润，忌辛辣温散、苦寒沉降；体质偏阴者宜温补益火，忌苦寒泻火；素体气虚者宜补气培元，忌耗散克伐；阴阳平和质者宜视病情权衡寒热补泻，忌妄攻蛮补；痰湿质者宜健脾芳化，忌阴柔滋补；湿热质者宜清热利润，忌滋补厚味；瘀血质者宜疏利气血，忌固色收敛等。

2. 注意用药剂量

不同的体质对药物的反应不同，如大黄泻下通便，有人服用9克即足以通便泻下，有人服至18克仅见大便转软，即是其例。一般来说，体质强壮者，对药物耐受性强，剂量宜大，用药可峻猛；体质瘦弱者，对药物耐受性差，剂量宜小，药性宜平和。正如《灵枢·论痛》所说，"胃厚、色黑、大骨及肥者皆胜毒，故其瘦而薄胃者，皆不胜毒也"。

3. 注意针灸宜忌

体质不同，针灸治疗后的疼痛反应和得气反应有别。一般体质强壮者，对针石、火焫的耐受性强，体质弱者，耐受性差；肥胖体质者，多气血迟涩，对针刺反应迟钝，进针宜深，刺激量宜大，多用温针艾灸；瘦长体型者，多气血滑利，对针刺反应敏感，进针宜浅，刺激量相应宜小，少用温灸。

（三）兼顾体质特征重视善后调理

疾病初愈或趋向恢复时，促其康复的善后调理十分重要，也属于治疗范畴。调理时需多方面的措施配合，包括药物、食饵、精神心理和生活习惯等。这些措施的具体选择应用，皆须兼顾患者的体质特征。如体质偏阳者初愈，慎食狗肉、羊肉、桂圆等温热及辛辣之味；体质偏阴者大病初愈，慎食龟鳖、熟地等滋腻之物和五味子、诃子、乌梅酸涩收敛之品。

六、指导养生

善于养生者，就要修身养性，形神共养，以增强体质，预防疾病，增加身心健康。调摄时就要根据各自不同的体质特征，选择相应的措施和方法。

中医学的养生方法，贯穿于衣食住行的各个方面，主要有顺时摄养、调摄精神、起居有常、劳逸适度、饮食调养及运动锻炼等，无论是哪一方面的调摄，都应兼顾体质特征。例如，在食疗方面，体质偏阳者，进食宜凉而忌热；体质偏寒者，进食宜温而忌寒；形体肥胖者多痰湿，食宜清淡而忌肥甘；胃酸偏多者，则不宜酸咸食品；阴虚之体，饮食宜甘润生津之品，忌肥腻厚味、辛辣燥烈之品；阳虚之体宜多食温补之品。在精神调摄方面，要根据个体体质特征，采用各种心理调节方法，以保持心理平衡，维持和增进心理健康。如气郁质者，精神多抑郁不爽，神情多愁闷不乐，性格多孤僻内向，多愁善感，气度狭小，故应注意情感上的疏导，消解其不良情绪，以防过极。阳虚质者，精神多萎靡不振，神情偏冷漠，多自卑而缺乏勇气，应帮助其树立起生活的信心。明·汪绮石《理虚元鉴·虚症有六因》中曾概括说，"荡佚者，惕之以生死；偏僻者，正之以道义；执著者，引之以洒脱"。又如在音乐娱心养性上，也须因个体心理特征的不同，而选择适宜的乐曲，正如先秦《乐礼·师已》中说，"爱者宜歌《商》；温良而能断者宜歌《齐》；宽而静、柔而正者宜歌《颂》，广大而静、疏达而信者宜歌《大雅》；恭俭而好礼者宜歌《小雅》；正直而静、廉而谦者宜歌《风》”。

课后练习题

一、名词解释

1. 体质：
2. 先天禀赋：
3. 群类趋同性：
4. 情志：
5. 适应能力：

二、选择题

1. 1948年WHO指出的健康概念指的是（ ）

A. 生理健康　B. 心理健康　C. 社会适应健康　D. 以上都是

2. 下列哪项不属于中医评价健康的标准（ ）

A. 呼吸微徐　B. 面色红润　C. 形体纤瘦　D. 记忆力好

3. 下列哪项是中医养生的核心标准（ ）

A. 顺应四时　B. 和谐平衡　C. 动静结合　D. 形神合一

4. 下列哪项不属于痰湿质的特征（ ）

A. 形体肥胖，腹部肥软　B. 常感到肢体酸困沉重

C. 性格温和，多善忍耐　D. 易患疮疖、热淋等病

5. 下列哪项属于阴虚质的特征（ ）

A. 特质虚弱，易患感冒　B. 形体偏瘦

C. 易患泄泻、阳痿等病　D. 耐夏不耐冬

6. 下列哪项不属于特禀质的特征（ ）

A. 性格内向、敏感多疑　B. 易患哮喘

C. 易患荨麻疹　D. 对季节适应能力差

7. 体质因素对发病的影响表现为（多选题）（ ）

A. 影响发病倾向　B. 对病邪的易感性　C. 影响证候类型

D. 影响病位病情　E. 影响发病性质和特点

8. 体质与发病的关系可以反映以下几个问题（多选题）（ ）

A. 体质强弱决定发病与否　B. 体质因素决定某些病邪的易感性

C. 体质决定疾病的倾向性　　　　D. 体质因素决定某些病邪性质

E. 体质因素决定某些疾病的证候类型

9. 决定体质强弱的主要因素有（多选题）（　）

A. 先天禀赋　　B. 精神状态　　C. 体育锻炼　　D. 生活习惯

10. 影响体质的因素有（多选题）（　）

A. 先天禀赋　　B. 性别差异　　C. 饮食因素　　D. 劳逸所伤　　E. 年龄因素

三、填空题

1. 体质因素决定个体对某些病邪的______和______。

2. 影响体质的因素主要有______、______、______、______、______、______、______、______等其他因素。

3. 人的9种特质包括______、______、______、______、______、______、______、______、______。

4. 阴虚质的主要特征包括______、______、______、______、______。

5. 支气管炎哮喘多发生于______和 ______体质的人群。

四、判断题

1. 体质是指人类个体在生命过程中，由遗传性和获得性因素所决定的表现在形体结构、生理机能和心理活动方面综合的相对稳定的特性。（　）

2. 体表形态是个体外观形态的特征，包括体格、体型、体重、性征、面色、毛发、舌象、脉象等。（　）

3. 体型是指反映人体生长发育水平、营养状况和锻炼程度的状态。（　）

4. 心理的发育水平包括智力、情感、行为、感知觉、个性、性格、意志等方面。（　）

5. 能影响脏腑经络、精气血津液的因素，不能影响体质。（　）

6. 传统医学中，人体正常体质大致可分为阴阳平和质、偏阳质和偏阴质三种类型。（　）

7. 偏阳质是指具有抑制、偏寒、多静等特点的体质类型。（　）

8. 将体质分为9种基本类型：平和质、气虚质、阳虚质、阴虚质、血瘀质、痰湿质、湿热质、气郁质、特禀质，成为目前最为常用的体质分类方法。（　）

9. 人体能否感邪而发病，主要取决于个体的体质状况。（　）

10. 中医学的养生方法，贯穿于衣食住行的各个方面，主要有顺时摄养、调摄精神、起居有常、劳逸适度、饮食调养及运动锻炼等，无论在哪一方面的调摄，都应兼顾体质特征。（　）

五、简答题

1. 体质的差异性由哪几个方面构成?

2. 体质的评价指标有哪些？
3. 简述体质与经络的关系。
4. 体质调养的方法有哪些？
5. 简述体质与发病疾病转归的关系。

六、思考题

1. 体质的特点有哪些？
2. 试讨论体质学的应用并举出实例。

第六章　病因

病因，即导致人体疾病的原因。引起人体疾病的原因是多种多样的，其内容主要包括六淫、疫疠、七情、饮食失宜、劳逸失当、外伤、胎传、痰饮、瘀血等，分属外感病因、内伤病因和其他病因三大类。

研究和学习病因学，重点在于掌握病因的性质和致病特点，这对于正确认识疾病，积极主动地预防疾病，具有十分重要的意义，在临床诊断和治疗上，也有重要的价值。

第一节　外感病因

外感病因，是指引起外感病的致病因素。外感病是因感受外邪而引起的一类疾病，一般发病较急，多见于表证。外感病因包括六淫和疫疠。

一、六淫

六淫是指风、寒、暑、湿、燥、热（火）六种外感病邪。风、寒、暑、湿、燥、热（火）本指六种正常的自然界气候，简称“六气”。正常的六气一般不易使人生病，如六气发生太过或不及，或非其时而有其气，或气候变化过于急骤，都能形成致病因素，并在人体的正气不足、抵抗力下降时，导致疾病的发生。这种六气的异常，就称为六种病邪，简称“六淫”。六淫是超限度的六气。淫，有太过、浸淫之意，泛指反常，这是最基本的。其次，能否确定六淫，与机体是否发病有关。因为即使气候变化基本正常，也会有人因其适应能力低下而得病，此时，对患病机体来说也只能将正常的六气变化称为六淫。

六淫致病，具有以下共同特点：一是外感性，六淫之邪多从肌表、口鼻侵犯人体而发病。二是季节性、地区性，穴淫之邪的形成常与季节气候和居处环境密切相关。三是相兼性，六淫之邪可单一或兼央而致病。四是转化性，即六淫之邪致病后，性质可以转化（表6–1）。

表6-1 六淫的性质和致病特点简表

性质		致病特点
风邪	浮越	病位在上，如头痛、咽面目浮肿 病位在表，如发热、恶风、汗出
	多变	病位游移不定，如风痹之四肢关节、肌肉游走性疼痛 症状时隐时现，如风疹块之皮疹瘙痒，此起彼伏
	善动	肢体异常运动，如抽搐、角弓反张
	兼邪	五邪依附于风，如风寒、风热、风燥、风湿
寒邪	收引	肌肤收缩，汗孔不开，如恶寒、发热、无汗 筋脉牵引拘急，如四肢拘急、屈伸不利
	凝滞	气血运行迟滞，甚至凝结不通，如疼痛、冻疮
	寒凉	寒邪盛的寒热证，如寒邪在表的振寒寒栗，直中脾胃的呕吐清水、腹泻、腹痛 易伤阳气，见寒盛兼阳伤的虚实夹杂证，如寒中脾胃而兼见食欲不振、肢冷、神疲
暑邪	炎热	暑热盛的实热证，如高烧、热汗、烦躁、面赤、脉洪大
	升散	上犯头目，如头晕、目眩 内扰心神，如突然晕倒、不省人事 伤津耗气，如疲倦乏力、气短、口渴多饮、舌红少津
	夹湿	暑湿夹杂证，如身热不扬、烦渴、身重倦怠、胸闷、呕恶、腹泻、苔黄腻
湿邪	趋下	人体下半身容易感受湿邪而发病 症状多见于下半身，如小便淋浊、带下、泄泻、痢疾、下肢水肿和疼痛
	重浊	身体困重，如身困、头重、肢关节酸重而疼痛 秽浊不洁，如疮疡湿疹流脓水、苔腻、面垢、便下黏液、带下
	黏滞	病程缠绵，如湿温、湿痹、湿疹病程长，缠绵难愈或反复发作
燥邪	干燥	阻遏气机，进而损伤阳气，如脾胃气滞的脘腹胀满，脾阳虚的泄泻、水肿
	涩滞	多种涩滞症，如皮肤粗糙而不滑润、痰不易咯出、小便短小、大便不畅 耗伤肺津，如干咳少痰、痰中带血
热邪	急速	发病急、传变快，如只有短暂的“卫分”证，很快传入“气分”出现高热、烦渴、汗出、小便短赤、舌红苔黄等症
	燔灼上炎	伤津，如口渴多饮、咽干唇焦、舌质红绛 扰神，如高热、狂躁妄动、神昏、谵语 动血，如吐血、衄血、便血、尿血、皮肤斑疹 生风，如高热、四肢抽搐、颈项强直、角弓反张、两目上视、易致肿疡，痈肿疮疡，见红、肿、热、痛 症见于上部，如发热、头昏头痛、面红目赤、咳血、呕吐
	兼邪	与四邪相兼，形成风热、暑热、湿热、燥热之邪

二、疫疠

疫疠是一类引起瘟疫病的致病因素。在中医文献中，还有疠气、疫气、戾气、异气、毒气、乖戾之气、杂气等名称。

疫疠有别于六淫，是一类具有强烈传染性的外邪。既可通过空气传染，从口鼻而入致病，也可随饮食入里或蚊虫叮咬而发病。疫疠多属阳邪，其性急速、燔灼，且热毒炽盛，故其致病具有发病急、传变快、容易伤津、扰神、动血、生风等特点。与热邪的致病特点相同而病情更重。

疫疠是包含多种致病因素的一类病因，能引起多种瘟疫病，如大头瘟、白喉、天花、霍乱等。气候反常、环境污染、饮食不洁、预防隔离工作不好、社会因素等都是影响疫病发生与流行的原因。

第二节　内伤病因

内伤病因是指因人的情志或行为不循常度，直接伤及脏腑而发病的致病因素。其内容包括七情、饮食失宜、劳逸失当等。

一、七情

七情，指喜、怒、忧、思、悲、恐、惊七种情志活动，是内伤病的主要致病因素之一。

情志活动属于精神活动的范围，它是人们对外在环境各种刺激所产生的心理状态，一般不会使人发病。只有突然、强烈或长久的情志刺激，超过人体本身的生理活动的调节范围，引起脏腑气血功能紊乱，才会导致疾病的发生。因此，七情致病的共同特点是：直接损伤内脏，导致气血阴阳失常。

人的情志活动与内脏有密切的关系，尤其与五脏的关系更为密切。中医学认为，人们由外界环境的刺激所引起的情志变化，是由五脏的生理活动产生的，故一般将喜、怒、思、悲、恐称作五志，分属于五脏。另外还有忧与惊，一般认为忧属于肺，惊属于心。因为心藏神，主管精神活动，情志活动属于精神活动的范围，所以情志虽分属五脏，而统领情志者为心脏。

七情主要是通过影响脏腑气机，导致气血运行紊乱而发病的。

1. 怒则气上，指过度愤怒，影响肝的疏泄功能，导致肝气上逆，血随气逆，并走于上，从而出现头胀头痛，面红目赤，呕血，甚则昏厥猝倒等症状。

2. 喜则气缓，正常情况下，喜能缓和精神紧张，使心情平静、舒畅，而暴喜过度则可使心气涣散不收，神不守舍，出现精神不能集中，甚则心神狂乱的症状。

3. 悲则气消，指过度悲忧会损伤肺气，从而出现气短、精神萎靡不振、乏力等症状。

4. 恐则气下，指恐惧过度可使肾气不固、气泄于下，出现两便失禁甚至昏厥、遗精等症状。

5. 惊则气乱，指突然受惊、损伤心气，导致心气紊乱、心无所恃、神无所归、虑无所定，出现心悸、惊恐不安等症状。

6. 思则气结，指思虑过度，导致脾气郁结，从而出现纳呆、脘腹胀满、便溏等脾失健运的症状。

五志与五脏及七情损伤五脏的相对应关系并不是绝对的，因为有时一种情志变化可能损其几脏，几种情志变化也可同伤一脏。从临床实际看，七情损伤内脏以心、肝、脾三脏为多见，且每多兼夹同病，诊断应根据症状、体征、病史分析。

二、饮食失宜

饮食失宜，是指饥饱无度、饮食不洁、饮食偏嗜等饮食违背正常规律的现象。它们能导致疾病的发生，是内伤病的主要致病因素之一。

（一）饥饱无度

饮食以适量为宜，若饥饱无度，均能导致疾病。

1. 过饥。不能按时进食，或长期饥饿，饮食量少，不仅可损伤胃气胃阳，出现胃痛、嘈杂、泛吐酸水等症，而且因精气血津液的生化之源缺乏，久之可产生气虚、血虚、津液不足等证。同时可因正气虚弱，抵抗力低下而继发其他病证。

2. 过饱。长期饮食过饱，或暴饮暴食，超过脾胃的消化吸收能力，可导致饮食停滞，使脾胃损伤，出现脘腹胀痛、嗳腐吞酸、厌食、呕吐、腹泻等症。食滞日久，还可聚湿、生痰，继发咳嗽咯痰及小儿疳积等病。

（二）饮食不洁

食用了被污染的饮食，可引起多种脾胃及肠道的疾病，出现脘腹疼痛、呕吐、腹泻、便下脓血等症。

（三）饮食偏嗜

1. 偏寒偏热。饮食也有寒热温凉的不同性质，若过分偏嗜寒或热，能导致人体的阴阳失调，发生某些病变。如多食生冷寒凉，可伤脾胃阳气，导致寒湿内生，发生腹痛泄泻等症；偏食辛温燥热，则可使胃肠积热，出现口渴、腹满胀痛、便秘或酿成痔疮等病症。

2. 五味偏嗜。五味，代表多种饮食物的丰富味道。五味与五脏，各有其一定亲和性，如酸入肝，苦入心，甘入脾，辛入肺，咸入肾。如果长期嗜好某种食物就会造成与之相应的内脏机能偏盛，久之则可损伤其他脏腑，破坏五脏的平衡，导致疾病的发生。从临床实际看，偏嗜肥甘厚味，内生痰热、阻滞气血造成的病证较为多见，如胸痹、肥胖病、痈肿疮疡等。

三、劳逸失当

（一）过劳

过劳，包括劳力过度、劳神过度和房劳过度三方面。

1. 劳力过度。主要指体力劳动负担过重，时间过长，得不到应有的休息恢复体力，以致积劳成疾。劳力过度能耗损人体的精气，即“劳则气耗”，一般可见少气懒言，四肢困倦，精神疲惫，形体消瘦等症。

2. 劳神过度。指思虑、脑力劳动太过。脾在志为思，心主血脉，藏神，思虑太过可暗耗心血，损伤脾气，症见心悸，健忘失眠，多梦，纳呆，腹胀，便溏等。

3. 房劳过度。主要指性生活不节，房事过度。不仅可以耗伤肾精，而且可导致肾气、肾阴、肾阳的虚弱，出现腰膝疲软、眩晕耳鸣、精神萎靡、性功能减退等症。

（二）过逸

过逸是指过度安闲，不参加劳动和锻炼。过逸可使心脏功能减弱，脾胃功能呆滞，导致气血运行不畅，消化吸收不良或脂肪积聚过多，出现精神不振、食少乏力、肢体软弱，甚则形体虚胖，动则心悸、气喘、汗出等，或继发其他病。“久卧伤气”就是这个道理。

第三节　其他病因

其他病因是指外感病因与内伤病因以外的一些致病因素，包括外伤、胎传、病理性因素三个方面的内容。

外伤因素包括损伤、烧烫伤、冻伤和虫兽咬伤等。它们都是外来的对人体不利的因素，可以导致皮肉、筋骨、内脏等损伤而发生种种疾病，故统称为外伤因素。

胎传因素包括胎弱、胎毒等。它们是指由胎儿时期带来的，至出生以后导致发病的一些因素。实际上包含遗传性疾病和先天性疾病。

病理性因素是指能够导致继发病证的一些病理变化及其产物。其内容主要包括痰饮和瘀血。它们本来是机体疾病的病理变化及其病理性产物，因为许多病理变化，尤其是某些病理性产物，常会给机体带来新的损害，因此，就成为新的病理变化的原因。所以它们不属于病因的范围。为了区别原始病因，就称其为继发病因。例如痰，是体内的病理产物，同时也是能引起疾病的病邪。既指呼吸道分泌的痰液，也是指体内致病原形的痰湿，如痰迷心窍。留于经络内脏等处还可发生多种病证，如眩晕、癫狂等。痰的发生主要和肺、脾、肾三脏的功能失常有关。尤其是脾虚不能健运，水湿不化，则可凝聚为痰。

课后练习题

一、名词解释

1. 六淫：

2. 中寒：

3. 内伤七情：

4. 瘀血：

5. 正气：

二、选择题

1. 所谓“六淫”是指（　）

A. 风、寒、暑、湿、燥、火六气　　B. 六种正常的气候变化

C. 六种不同的气候变化　　D. 六种外感病邪的统称

2. 易袭人体阳位的邪气是（　）

A. 风　　B. 火　　C. 暑　　D. 燥

3. 风邪的性质和致病特点不包括（　）

A. 风性开泄　　B. 易生风动血　　C. 善行而数变　　D. 为百病之长

4. 下列哪项属于风邪的致病性质（　）

A. 易动血　　B. 其性开泄　　C. 易生风　　D. 伤津耗气

5. 寒邪引起关节屈伸不利的病机是（　）

A. 寒邪伤阳，肢体不温　　B. 寒主收引，筋脉挛急

C. 寒主凝滞，气血阻滞　　D. 寒伤肾阳，骨节失于温煦

6. 下列哪项不属湿邪性质和治病特点（　）

A. 湿性重浊　　B. 湿为阴邪，阻遏气机，损伤阳气

C. 湿性黏滞，湿性趋下，易袭阴位　　D. 湿性凝滞

7. 六淫中既易耗气伤津，又常挟湿侵犯人体的邪气是（　）

A. 火邪　　B. 风邪　　C. 燥邪　　D. 暑邪

8. 六淫中独见于夏季的是（　）

A. 风　　B. 火热　　C. 暑　　D. 燥

9. 暑邪伤人，可见到气短，乏力症状，这是由于（　）

A. 暑为阳邪，其性炎热　　B. 暑多挟湿，阻遏气机

C. 暑性升散，伤津耗气　　D. 暑伤脾胃，纳食减少

10. 七情致病的特点是（　）

A. 直接伤及大脑　　B. 直接伤及内脏　　C. 直接伤及精神　　D. 直接伤及血脉

三、填空题

1. 暑邪的性质和治病特点是______；______；______。

2. 内伤七情主要通过脏腑气机，导致气血紊乱而发病。怒则______、喜则______、悲则气消、恐则______、惊则气乱。

3. 气血功能失调导致瘀血形成的途径有______、______、______、______四种。

4. 劳伤可分为______、______、______。

5. 六淫致病总的特点是______、______、______、______和______。

四、判断题

1. 风为百病之长的说法是错误的。（　）

2. 寒为阴邪，易阻遏气机，损伤阳气。（　）

3. 分泌物秽浊不清，是因湿性黏滞。（　）

4. 火热之邪纯属外邪。（　）

5. 瘟疫是有别于六淫的致病因素。（　）

6. 心悸、健忘、失眠、多梦，可由伤脾所致。（　）

7. “无形之痰”是指吐出之痰无固定形状。（　）

8. 水湿、痰饮、瘀血、饮食等均属病理产物。（　）

9. 中医发病学只重视正气不足。（　）

10. 疫疠发生和流行不受人体正气强弱的影响。（　）

五、简答题

1. 中医病因学有何特点？

2. 燥邪为什么最易犯肺？

3. 饥饱失常可引起哪些病理变化？

4. 如何理解“正气存内，邪不可干”和“邪之所凑，其气必虚”？

5. 内环境对疾病有哪些影响？

六、思考题

1. 痰饮致病有何特点？

2. 试述邪正双方在发病学中的意义。

第七章　病机

病机，即疾病发生、发展和演变的机理，又称“病理”。亦即病因作用于人体，致使机体某一部位或层次的生理状态遭到破坏，产生形态、功能或代谢等方面的某种失调、障碍或损害，且自身又不能一时自行康复的病理变化。

病机学说的内容，包括疾病发生的机理、病变的机理、病程演变的机理三个部分。

研究和学习病机学说，掌握疾病发生和发展变化的机理，对于诊断疾病和防治疾病是十分重要的。病机学说是对疾病采取有效防治措施的理论基础。

第一节　发病机理

发病机理是指人体疾病发生的机制和原理。它是研究人体疾病发生的一般规律的学说。

中医学认为，人体各脏腑、经络、形体官窍及精气血津液之间以及机体与外界环境之间是相对平衡协调的，即阴阳平衡。所以发生了疾病，归结到一点就是人体的阴阳失去了这种平衡关系，即阴阳失衡或阴阳失调。

一、发病的基本原理

（一）正气不足是发病的内部因素

正气是存在于人体内的具有抗邪愈病作用的各种物质的总称。正气所包括的物质主要是精、气、血、津液（或称气血阴阳），人体各组织器官则是这些重要物质存在的结构基础。

《素问·评热病论篇》说，“邪之所凑，其气必虚”。即邪气之所以能侵袭人体而致病，必然是由于正气先虚。正气不足是人体发病的前提和根据。机体的正气虚弱，则防御能力低下，外邪乘虚侵袭而发病。由于正气亏虚，其抗病能力、康复能力减弱，不能及时削弱、中止邪气的致病作用，无力驱邪外出，因而，机体受到的病理性损害也日趋严重。因此，正气不足是机体发病的内部因素，正气的状态，贯穿并影响着疾病的全过程。

（二）邪气是发病的重要条件

邪气是存在于外在环境中的，或人体内部产生的具有致病作用的各种因素的总称。邪气包括上篇已述的六淫、疫疠、七情、外伤及痰饮和瘀血等，它们有的是一些物质性疾病的致病源，有的是一些损伤性疾病的作用因素。致病源之类邪气可以进入人体，与正气相搏，扰乱人体生理功能，导致发病；损伤性疾病的作用因素则先造成人体结构及其功能活动的损伤，当损伤因素消除以后，其损伤的结果依然存在，机体尚未修复，从而形成疾病。因此，任何疾病都是由邪气引起的，邪气是发病的重要条件。

（三）正邪相搏，邪胜正负则发病

正邪相搏反映了疾病发生、发展变化过程中，正气抗邪和邪气损正的矛盾斗争关系。

1. 邪气损正。邪气对正气的损害因外邪性质不同及受邪的轻重，而有破坏组织结构和扰乱生理功能两种。

2. 正气抗邪。人体正气的强弱，可以决定疾病的发生与否，并与发病部位、程度轻重有关。一般说来，人体哪一部分正气不足，邪气即易于损伤哪一部分而发病。所以说正气不是其发病的内在根据。

正与邪都是可变动的因素，在不同的具体条件下正气或邪气方面在发病中都可分别起着主导作用。并且，均不能忽视对方在疾病产生与发展变化过程中的影响。

二、影响发病的主要因素

影响发病的因素很多，除致病邪气外，自然与社会环境、体质因素、精神状态和遗传因素等均与疾病和健康有密切关系。其中自然与社会环境主要包括时令气候因素、地域因素、生活居处和工作环境等，与邪气的性质和量之多少有关；体质因素、精神状态和遗传因素，则与正气的强弱及功能活动的变化有关。

第二节　病变机理

病变机理是指疾病发生以后病理变化的机制和原理，简称“病机”或“病理”。它是研究人体病理变化规律的学说。

一、邪正盛衰

邪正盛衰是指正气与邪气相互斗争所发生的盛衰病理蛮化。在疾病过程中，正气与邪气消长变化，不是正盛邪退，就是邪盛正衰，统称“邪正盛衰”。这是疾病的一般变化机理。

（一）邪盛

邪盛是指邪气亢盛的病理变化。常见于外感六淫和疫疠之邪致病的初期、中期，或食积不化、痰涎涌盛、水饮泛滥、内火（实火）炽盛、瘀血留滞等原因所致的病证。其病机的主要方面是邪气盛，此时机体的正气比较充足，能积极与邪气抗争，故邪正斗争剧烈，反映出一系列邪气亢盛的症状和体征，形成实证，故称为“邪气盛则实”。

实证在临床上的主要表现有发热、狂躁、声高气粗、腹痛拒按、二便不通、脉实有力、舌苔厚腻等。

（二）正衰

正衰是指正气不足的病理变化。常见于外感病的后期，多种慢性消耗性疾病，以及急性病大汗、大吐、大泻、大出血等耗伤人体气血阴阳的病证。其病机的主要方面是正气虚，此时的邪气已经祛除，或邪气已衰，主要反映出机体的气、血、阴、阳不足及由此而导致的脏腑经络等功能低下的系列症状和体征，形成虚证，故称为“精气夺则虚”。

虚证在临床上的主要表现有面色苍白或萎黄、神疲乏力、心悸、气短、自汗、盗汗，或五心烦热，或畏寒肢冷、舌质嫩、脉虚无力等。

此外，还有虚实错杂和虚实真假两种复杂的病机。

虚实错杂是指患者同时具有正虚和邪盛两个方面特点的病理变化。常见于外感病的中后期，因失治或治疗不当，以致病邪久留，正气耗伤；或素体虚弱，复感外邪，正虚而无力祛邪外出；或因病正虚，而产生内湿、内寒、内火、痰饮、瘀血等病理变化及病理产物。因此，虚实错杂证的临床表现较复杂。

虚实真假是真虚假实、真实假虚两种病机的简称。它是在某些特殊情况下所产生的疾病的本质与现象不相一致的病理变化。一般情况下，临床上的虚证或实证，即反映了病机的正气不足或邪气亢盛。但在病证危重或病情复杂的情况下，可以出现“至虚有盛候”的真虚假实证，或“大实有羸状“的真实假虚证。所以临床时必须透过现象看本质，真正把握住疾病的虚实病机。

二、阴阳失调

阴阳失调，指阴阳失去平衡协调而导致阴阳偏盛、阴阳偏衰病机的总称。阴阳失调是人体各种病变最基本的病机，是对人体各种功能性和器质性病变的高度概括。

（一）阴阳偏盛

阴阳偏盛是指阴邪或阳邪的偏盛，属于“邪气盛则实”的病理范畴。《素问·阴阳应象大论》所说的“阳胜则热，阴盛则寒”明确指出了阳偏盛和阴偏盛的病机特点。

阴和阳是相互对立的，阳长则阴消，阴长则阳消，所以《素问·阴阳应象大论》又说，“阳胜则阴病，阴胜则阳病”指出了阳偏盛和阴偏盛病机的发展趋势。

1. 阳偏盛。主要病机特点为“实热”，并可导致“阴虚”。

2. 阴偏盛。主要病机特点为“实寒”，并可导致“阳虚”。

此外，阴阳偏盛至极可出现“阴阳格拒”的特殊病机，包括阴盛格阳和阳盛格阴两方面。阴盛格阳系指阴寒之邪壅盛于内，逼迫阳气浮越于外。临床除可见到阴寒内盛的一些症状外，还可见到面红、烦热、口渴、脉大等假热之象，故称其为真寒假热证。阳盛格阴系指阳热之邪深伏于里，阳气被遏阻而不能外达肢体。临床除可以见到阳热内盛的一些症状外，还可见到四肢厥冷、脉象沉伏等假寒之象，故称其为真热假寒证。

（二）阴阳偏衰

阴阳偏衰是指人体内阴或阳的偏衰，属于“精气夺则虚”的病理范畴。“阴虚则热”“阳虚则寒”指明了阴偏衰和阳偏衰的病机特点。

阴和阳是相互制约而维持相对平衡的。如果由于某种原因而造成阴或阳某一方的虚弱，则必然不能制约对方而导致对方的亢盛，即“阳虚则阴盛”“阴虚则阳亢”。

阳偏衰的主要病机特点为“虚寒”，并可导致“阴寒内盛”。

阴偏衰的主要病机特点为“虚热”，并可导致“火热内生”。

此外，由于阴阳相互依存，所以阴阳偏衰的进一步发展，可产生“阴阳互损”的病机。阴阳互损的结果是阴阳两虚。

还有一种叫“阴阳亡失”的病机，包括亡阴和亡阳两类。它是指机体的阴液或阳气突然大量地丧失，而导致生命垂危的两种严重病机。如不及时抢救，最终导致“阴阳离决，精气乃绝”。

三、精气血津液失常

精气血津液失常是指在疾病过程中，精气血津液受到损耗或化生不及，以及运行障碍或紊乱，而导致其功能失常的病理变化。

导致精气血津液失常的原因是多方面的。在先天，有禀赋不足、肾脏先亏、精少不能化气生血；在后天，则可因外感六淫、内伤七情、饮食失宜、劳逸失当等直接影响精气血津液的化生和运行。

（一）精失常

精失常是指精不足的病理变化。精，是指广义的精，包括水谷之精、五脏六腑之精和肾精。因此，精失常就是指由于多种病因而导致这些精的不足，使其功能低下，产生种种病变。

水谷之精来源于饮食，生成于脾胃，输布至全身，起着滋养各组织器官的作用。水谷之精不足可出现面黄肌瘦、头昏目眩、疲倦乏力等虚弱状态，进而可导致五脏六腑之精的不足。

水谷之精输布到五脏六腑，即为五脏六腑之精。五脏六腑之精中除肾精外，其他都概括在五脏六腑之阴中。五脏六腑乏阴精，具有滋养各脏腑及其相关经络和形体官窍的功能。五脏六腑之阴精不足的临床表现十分复杂，详见“脏腑失常”部分。

肾精禀受于父母，来源于先天，赖后天水谷之精的充养而维持其充盛状态。在生理上，肾精除了能滋养各脏腑，为脏腑阴精的根本外，还有促进生长发育、生殖和生髓化血的功能。肾精不足的临床表现是多方面的，如生长发育不良、不孕不育、血虚，以及体弱多病、未老先衰等。

（二）气失常

气失常是指气不足和气失调两个方面的病理变化。气一旦失常，则内不能维持正常的脏腑功能，外不能抵御邪气，百病由此而生。

1. 气不足又称“气虚”。可由先天禀赋薄弱，或后天失于调养，或久病耗损所致。其病理表现涉及全身的各个方面，主要表现为推动、营养、防御等功能减弱。

2. 气失调指气的运行异常。可由外感、内伤或痰食中阻发生气机郁滞或逆乱的病理变化。还有气上逆、下陷、内闭、外脱等病理变化。

气不足和气失调可相互转变。如气不足则运行无力，可形成气机郁滞；气郁日久，脏腑功能失常，不能进一步化生气血，则可产生气虚。

（三）血失常

血失常，是指血不足和血行失常（出血和血瘀）的病理变化。血一旦失常，会引起有关脏腑或形体组织器官的功能失常，严重者可立即危及生命。血的病变可由气的病变进一步发展而来，因此，血的许多病变比气失常更深入、更复杂。

1. 血不足又称“血虚”。可由生化乏源，或失血过多，或久病耗损等原因所致。血不足，则脏腑失养，而内脏功能也随之减弱。内脏血虚，临床上以心血不足和肝血不足为多见。

2. 出血是指血液不循常道，流出脉外的病变。其原因有外伤出血、气虚失血、血热妄行等。出血量因病情不同而异。出血过多，会使人昏厥，形成“血脱”。出血部位不同，对人体的影响也不同。如中风脑溢血，出血量虽少，但易壅塞清窍，往往导致昏仆、半身不遂等重症，甚则死亡。

3. 血瘀是指血液失去正常的流动状态，在一定范围内产生了停滞现象。可由外邪留滞日久与血相结，或气机郁滞，或出血留内，或痰湿阻滞等发展而来，因此，常可兼夹寒、热痰、气滞而形成寒凝血瘀、瘀热互结、痰瘀交阻、气滞血瘀等病证。

血不足、出血与血瘀三者之间，也是可以相互影响的。如血不足则脉空疏，血行迟缓，可产生血瘀。出血也能导致血瘀。出血还可引起血不足。而“旧血不去，新血不生”，血瘀也能导致血不足。反之，因瘀血阻结于血脉损伤之处而不得修复，血瘀也能导致出血。

（四）津液失常

津液失常，指津液代谢失常所产生的津液不足和输布排泄障碍的病理变化。

1. 津液不足是指体内津液的数量亏少，一般属阴虚范围，又称阴津不足。多由于外感燥热之邪、内伤五志之火等因素，出现发热、多汗、多尿、大吐、大泻或出血等，耗损津液，形成津液不足的病理变化。由于津伤化燥，常见干燥症状如咽干口渴、唇焦舌燥、皮肤干瘪、小便短少、大便干结、舌红少津、脉细数等。

2. 津液输布排泄障碍是指津液代谢过程中不能正常输布和排泄，而导致津液停滞于体内的病理变化，可产生痰饮、水肿等病变，主要与脾、肺、肾的功能失常有关。

精、气、血、津液之间，生理上相互依存、相互为用，因而病理上可相互影响，每多兼夹为病。

四、脏腑经络失常

脏腑经络失常，主要指脏腑和经络的结构或功能失常而产生的病理变化。

（一）脏腑失常

一般来说，任何疾病的发生，无论外感或内伤，都势必导致脏腑生理功能的紊乱，甚至引起脏腑形质结构的变化。因此，脏腑失常病机在中医病机学中占有极其重要的地位，亦是临床分析病证进行辨证论治的主要依据。

1. 五脏失常指五脏气血阴阳不足或失调的病理变化，包括了有关形体官窍的病变在内。如心的病变以心血运行异常和精神情志改变为主；肝的病变以疏通全身气机、贮藏血液和调节血流量的功能失常为主，并影响筋、目、爪的功能；脾的病变以消化吸收和统血功能失常为主；肺的病变以肺气肺阴不足、肺气宣发肃降失常为主；肾的病变以生长发育不良和生殖机能低下为主。

2. 六腑失常，六腑以通为用，以降为顺，因而其病机主要为通降失调而致消化吸收、糟粕排泄以及津液代谢等功能失常。如胆病以贮藏和排泄胆汁功能改变为主；胃病以胃失和降或气、阴不足为主；小肠病以泌别清浊功能低下或紊乱为主；大肠病以传化失司、粪便排出异常为主；膀胱病以贮尿、排尿功能失常为主；三焦病以津液代谢紊乱、气虚、气机不利为主。

3. 奇恒之腑失常主要介绍脑和女子胞病的病机。脑病以脑的功能低下或失常为主，与五脏尤其是心、肝、肾关系密切；女子胞病以胞宫气血阴阳失调、生理功能失常为主，多与肾、肝、脾及冲任的病机有关。

（二）经络失常

经络失常，是指病因直接或间接作用于经络系统，而导致其结构和功能失常的病理变化。

经络病机与脏腑病机密切相关，其具体病症总是在经络所循行的特定部位和属络的脏腑上反映出来。

经络的气血阴阳失常，包括气血阴阳失调和不足两方面。前者一般属于偏盛——实的病机，后者属于偏衰——虚的病机。虚和实是经络病变的最基本病机。

1. 气血阴阳失调是指在致病因素作用下，导致经络的气血阴阳运行逆乱和运行不畅的病理变化。病因作用于经络系统后，首先导致经气的升降逆乱，从而影响到气血阴阳的正常运行，使经络所属络的脏腑及循行部位上的组织器官发生病变。

2. 气血阴阳不足是指在疾病过程中，经络的气血阴阳偏衰甚至衰竭的病理变化，一般由脏腑气血阴阳不足所致，由于其偏衰，一方面不能濡润温养所联结的肢体皮肉，使之发生麻木、疼痛、拘挛、痿废等病证，另一方面不能灌注其所属络的脏腑，使有关脏腑的功能减退。

第三节　病程演变机理

病程是指疾病发生、发展、到结局的全过程。疾病过程的病理变化，既有连续性，又有阶段性，大体可划分为发展期和结束期。发展期为疾病的传变、转化阶段，结束期为疾病的转归阶段，而复发期是疾病过程连续性的特殊表现形式。

中医学在长期的实践过程中，逐步认识到疾病演变过程中的一些基本规律。如从疾病的基本传变形式来看，不外乎表里之间、内脏之间的传变；从疾病的性质变化来看，不外乎寒与热、虚与实的相互转化；从疾病的转归来看，不外乎痊愈、死亡、缠绵、后遗以及伤残等结局；从疾病发展过程来看，不外乎连续发展和间断复发两种。探明这些演变规律及其机制，有利于更进一步地揭示疾病的本质，更好地进行辨证论治。

一、病位传变

人是一个有机的整体，机体的表里之间、内脏之间，均有经络相互沟通联络。因此，某一部位的病变，可以向其他部位波及扩展。一般来说，外感病发于表，基本传变形式是表里之间的传变，内伤病起于内脏，基本传变形式是内脏之间的传变。

1. 表里之间传变人体脏腑、经络及形体组织器官间都是表里相通的，所以在疾病过程中，病变可由表入里，也可由里出表，形成表里之间的传变。其发展趋势取决于邪正双方的力量对比。一般表邪入里，多为邪气旺盛，机体正气不足以抗邪，病情加重趋向恶化；里邪出表，则为机体正气来复，抗邪有力，病情减轻趋向好转。

2. 内脏之间传变人体各脏腑之间是密切联系的，因此在疾病的发展过程中，某一脏腑的病理变化，常常或早或迟，或轻或重，或直接或间接地影响到其他脏腑，形成内脏之间的传变。其内容包括五脏之间、六腑之间、脏与腑之间的传变三方面。五脏之间的传变多从五脏的生理功能和病理变化的具体情况进行阐述，每两脏之间的病理传变情况都是不一样的。六腑之间的传变主要是根据其结构和功能特点来分析其病理情况下的传变关系。脏和腑之间传变的依据则是脏腑表里相合的理论。疾病是否传变，与脏腑的正气强弱和机能状态密切相关，还与病邪的强弱、病证的性质、治疗是否及时得当等多种因素有关。

二、病性转化

一切疾病及其各阶段证候的主要性质不外寒、热、虚、实四种。疾病在发展过程中，可以出现两种情况：一是程度改变，性质不变；二是改变了发病时原有的性质，转化为相反的性质。病性转化即指第二种情况。其内容包括虚实转化与寒热转化。

1. 虚实转化。虚和实是由邪正盛衰所导致的两种性质相反的病机。当邪正双方力量的消长变化达到主要与次要矛盾方面互易其位的程度时，虚与实的病机也就发生转化，出现由实转虚或因虚致实的情况。如外感病初、中期，邪气亢盛，病机属实，迁延日久，则出现气血阴阳亏虚的症状和体征，说明病机已由实转虚。再如气血阴阳亏虚而产生的气滞、痰饮内湿、瘀血、食积等病理变化或病理性产物，则为由虚转实的病机。

2. 寒热转化。寒和热是机体阴阳失调所导致的两种性质相反的病机。病机的寒热属性，既可由邪气盛引起阴阳偏盛所致，也可因机体的阴虚阳虚而变化，或由热转寒，或由寒转热。如高热患者，大汗不止，阳从汗泄，病机就由实热转为虚寒。感受寒邪，卫阳被遏，寒邪则从阳化热。

三、疾病转归

疾病转归指患者患病后的结局，主要决定于邪正盛衰的病机情况，包括痊愈或死亡，还有缠绵、后遗等情况。后者一旦形成后，在患者终生中变化发展不明显，既不会直接引起死亡，也难以完全治愈，因此，这种长期的稳定状态，也可视作疾病的结局。

四、疾病复发

复发，也称再发，是指已经好转的疾病或已经消失的症状，经过一段时间后再度发生。其病机是正气虽渐复但尚属薄弱，邪气虽渐除但尚有余邪未尽，邪正相争近乎停止，机体气血阴阳趋向正常，此时一旦出现损伤正气或助长邪气的条件，就很容易打破邪正相安的格局，使邪势复盛而旧疾复发。引起疾病复发的条件性因素，主要有四种：饮食不慎，过早操劳，情志过激及复感新邪。要减少和防止疾病的复发应彻底治疗疾病，并注意病后调养以培补正气。

课后练习题

一、名词解释

1. 病机：
2. 虚：
3. 亡阳：
4. 内生五邪：
5. 心脉痹阻：

二、选择题

1. 疾病发生死亡的病机是（　）
A. 正胜邪退　B. 正虚邪胜　C. 邪正相持　D. 邪胜正衰
2. 在疾病发生与发展过程中，病机虚和实是（　）
A. 绝对的　B. 静止的　C. 相对的　D. 固定的
3. 下列哪一项不是形成阳偏胜的原因（　）
A. 感受湿热之邪　B. 食积虫积郁而化火
C. 阴邪从阳化火　D. 阴液不足，阳气浮动
4. 以阴虚为主的阴阳两虚证，叫作（　）
A. 阴偏衰　B. 阳偏衰　C. 阴损及阳　D. 阳损及阴
5. 产生气虚的病因，下列哪项是不对的（　）
A. 先天不足，后天失养　B. 脾肺肾功能失调，化生不足
C. 气机郁滞　D. 劳倦内伤
6. 神疲、乏力、自汗、眩晕、易感冒，多因为（　）
A. 元气亏虚　B. 卫气不足　C. 营气不足　D. 血液不足
7. 引起血虚病理状态的原因，不包括（　）
A. 失血过多，补充不足　B. 脾胃虚弱，生成不足
C. 劳倦过度，耗损过多　D. 久病不愈，慢性消耗

8. 阳虚，温照气化功能减退，导致虚寒内生，阴寒之邪弥漫的病理状态，叫作（　）

A. 内寒　　B. 外寒　　C. 内湿　　D. 外湿

9. 所谓"寒从中生"的病机，主要是指（　）

A. 寒邪直中脾胃，伤及阳气　　B. 阳气虚衰，温照气化功能减退

C. 恣食生冷，内脏受寒　　D. 寒邪从肌表而入，渐侵脏腑

10. 下列哪项不属"内燥"的病理表现（　）

A. 肌肤干燥　　B. 鼻干目涩　　C. 烦渴引饮　　D. 小便短赤

三、填空题

1. 基本病机包括________、________、________、________等。

2. 脏腑传变的形式有四：________、________、________、________。

3. 气的失常包括________、________、气逆、气陷、________、________。

4. "至虚有盛候"的病机，主要是正气不足，________、________。

5. 阳虚阴盛，四肢厥冷，突然面色浮红，言语较多。其病机是________。

四、判断题

1. 阴阳互损一般多在损及肾的阴阳时，才易发生。（　）

2. "阳胜则阴病"与"阴虚则阳亢"的病机相同。（　）

3. 脏腑之气逆上的病理状态有实有虚。（　）

4. 气滞、气虚皆可导致血瘀。（　）

5. 津液的排泄障碍主要是肺的宣发功能失常。（　）

6. 阳气虚衰，温煦气化功能减退，或阴寒性病理产物、水湿、痰饮的停滞，叫"湿浊内生"。（　）

7. 心阳偏盛多因邪热、痰火内郁所致。（　）

8. 心血瘀阻主要由心阳虚、寒从中生，血行不畅而致。（　）

9. 肺气失于宣降日久可导致肺阴不足。（　）

10. 临床上小便清长，夜尿频多，是肾气不纳的病理表现。（　）

五、简答题

1. 何谓"至虚有盛候"？

2. 何谓阴损及阳？其病理形成的过程怎样？

3. 气逆的病机常见于哪些脏腑?各有哪些表现?

4. 何谓肝阳化风，其病机和表现怎样?

5. 脾气虚损的病理变化有哪些方面?

六、思考题

1. 为什么阴阳失调是疾病发生、发展的内在根据？
2. 肝火上炎与肝阳上亢的病理变化有何不同？

第八章　诊法

诊法，是调查了解病情的方法，包括望、闻、问、切四个内容，简称“四诊”。其中望诊，是运用视觉观察病人全身和局部的情况；闻诊，是听病人的声音和闻其气味的变化；问诊，是询问病人或家属以了解疾病发生、发展经过，现在症状及其他与疾病有关的情况；切诊，是切脉和触按病人的肌肤、脘腹、四肢以侦察病情的方法。四诊各有其独特的作用，不可互相取代，临床运用时必须四诊合参，才能全面收集病情资料，为正确诊断病症提供可靠依据。

第一节　望诊

望诊是医生用视觉观察病人的神、色、形态、舌象及分泌物、排泄物等异常变化，来了解病情的一种方法。其中尤以面部、舌象和脏腑的关系最为密切，因此通过望诊，可以了解机体脏腑气血阴阳的变化。

望诊的内容包括望神、色、形态、头颈五官、舌象、皮肤、排出物等。

一、望神

神是指人体生命活动总的外在表现，又指精神意识活动。望神就是观察病人精神的好坏，神志是否清楚，动作是否矫健协调，反应是否灵敏等。由于五脏六腑的精气皆通过经络上注于目，所以诊察眼神的变化尤为重要（表8-1）。

表8-1　得神、少神、失神、假神鉴别表

观察项目	得　神	少　神	失　神	假　神
神志语言	神志清楚、语言清晰	精神不振，懒言	精神萎靡，语言错乱，或神昏谵语，或猝然昏仆	突然神志清醒，言语不休，想见亲人
两目	精彩	乏神	晦暗	突然目光转亮，浮光外露
呼吸	平稳	少气	气微或喘促	
面色形体	面色荣润、肌肉不削	面色少华、倦怠乏力、肌肉松软	面色无华、形体羸瘦	面色无华，两颧泛红，如妆
动作反应	动作自如、反应灵敏	动作迟缓	动作艰难，反应迟钝，或烦躁不安，四肢抽搐，或徇衣摸床，撮绳理线，或牙关紧闭	
饮食				突然食欲增进

1. 得神。病人两眼灵活明亮，神志清楚，语言清晰，反应灵敏，活动自如等称为得神或有神，表明正气未伤，脏腑功能未衰，预后良好。

2. 失神。病人目光晦暗，瞳神呆滞，精神萎靡，反应迟钝，呼吸气微，甚至神志昏迷，循衣摸床，或猝倒而目闭口开，手撒，遗尿等即是失神，表示正气已伤，病情严重，预后不好。

3. 假神。多见于久病、重病、精神极度衰弱的病人。如原来神志模糊，突然转清，原来面色晦暗，忽见两颧发红，如涂油彩等，这是阴阳将绝前的一种假象，因此称为假神，俗称“回光返照”，表示病情恶化，不能误认为是好转。

二、望色

望色，包括望皮肤的颜色和光泽。皮肤的颜色分为赤、白、青、黄、黑五种，其变化可反映疾病的不同性质和不同脏腑的病证；皮肤的光泽，即肤色之荣润或枯槁，可反映脏腑精气的盛衰。由于面部气血充盛，皮肤薄嫩，因此，色泽变化易显露于外，是望色的主要内容。

中国人的正常面色微黄，略红润而有光泽，称为“常色“。病时所表现的色泽，称为“病色”。一般说来，病人面部色泽鲜明荣润的，说明病轻，气血未衰，预后较好；若晦暗枯槁，说明病重，精气已伤，预后较差。

1. 赤色主热证。赤为血液充盈皮肤脉络所致。热证有虚实之分，实证常满面通红，虚证常午后颧红。

2. 白色主虚寒、失血。白为气血不荣之候。若胱白而虚浮，多属阳气不足；淡白而消瘦，多为营血亏损。若急性病突然面色苍白，则常为阳气暴脱的证候。

3. 青色主寒证、痛证、瘀血、惊风。青为气血不通，经脉瘀阻所致，不通则痛，所以临床多伴有痛证。如风寒疼痛，里寒腹痛，疼痛剧烈时，可见画色苍白而青；慢性心、肝等疾病有气血瘀滞者，常见面色青暗，口唇青紫；小儿高热，面部青紫，以鼻柱与两眉间及唇周较易察见，常是凉风的先兆。

4. 黑色主肾虚、水饮、瘀血。黑为阴寒水盛或气血凝滞的病色。如面黑黯淡，不问病之新久，多属肾虚。面黑而浅淡者，为肾阳衰微；面黑而干焦，多为肾精亏耗，虚火灼阴；面色黧黑而肌肤甲错，属瘀血；眼眶周围晦黑，常为肾虚水泛的痰饮病，或寒湿下注的带下病。

三、望形态

望形态，是观察病人形体的强弱、肥瘦以及活动的状态。

1. 形体发育良好，形体壮实，是体质强壮的表现；发育不良，形体消瘦，是体质虚弱的表现。若形体肥胖而肌肉松软，气短乏力，称为“形盛气衰”，多属阳气不足，脾虚有痰湿；形瘦色苍，肌肉瘦削，皮肤干燥，多属阴血不足或虚劳重证。

2. 形态病人的动静姿态和体位与疾病有密切关系。概括而言，动者、强者、仰者、伸者，为病在表属阳多热；静者、弱者、俯者、屈者，为病在里属阴多寒。从病人形体的异常动作来看，如半身不遂，口眼㖞斜，多是风痰阻络；颈项强直，四肢抽搐，角弓反张，是动风之象；关节肿胀屈伸困难，行动不便，多属痹证；四肢萎弱无力，不能握物和行动，多属痿证。

四、望头颈、五官

（一）望头颈与头发

望头颈与头发，主要是望头的形态和头发的色泽变化。

1. 望头颈。小儿头形过大或过小，伴有智力发育不全者多属先天不足、肾精亏虚；小儿囟门下陷者，多为肾气不足，中气下陷；囟门高突，多为火毒上攻；囟门迟闭，多为肾精不足。头颈无力抬起，多属虚证或病重；头颈强直，多为温病火邪上攻；头摇不能自主，多为肝风内动。

2. 望头发。头发色黑而润泽，是肾气充盛的表现。头发稀疏不长，色黄干枯，是肾气亏虚、精血不足的表现。青年白发无其他病象者，不属病态，若伴有腰膝酸软，属肾虚，若伴有心悸健忘，属劳神伤血。青少年脱发，多属肾虚或血热。小儿发结如穗，多见于疳积。

（二）望五官

1. 望眼。古人将眼的不同部位分属五脏，内外眦属心，黑珠属肝，白珠属肺，瞳仁属肾，眼胞属脾。其形色变化可反映相应脏腑的病变。望眼，除观察眼神外，还应注意外形、颜色及动态的变化。目赤红肿，多属风热或肝火；白睛发黄，为黄疸；眼睑淡白，属气血不足；眼胞浮肿，多为水肿；眼窝下陷，多为伤津脱液；小儿睡眠露睛，多属脾虚。

2. 望鼻。主要望鼻的外形及鼻内的分泌物。鼻翼煽动，多见于肺热；鼻柱塌陷，多见于梅毒或麻风。鼻流清涕，属外感风寒；鼻流浊涕，多为外感风热；久流浊涕而有腥臭气的，多是“鼻渊”，是湿热蕴阻所致。

3. 望口唇。应注意口唇的颜色、润燥和形态的变化。口开不闭，多属虚证；牙关紧闭，多属实证。唇色淡白，多属气血两虚；唇色青紫，多属寒凝、瘀滞；唇色深红而干，多为热证、实证；唇色淡而晦暗，多为寒证、虚证。口唇糜烂，为脾胃有热；口唇燥裂，多是燥热伤津。

4. 望齿、龈。应注意色泽、润燥及形态的变化。牙齿洁白润泽，是肾气充足的表现；若燥如枯骨，多是肾阴枯竭。睡中啮齿，多为胃热或虫积。龈色淡白，是血虚不荣；牙龈红肿，是胃火盛；牙龈出血兼红肿，是胃火伤络；出血而不红肿者，是虚火伤络。

5. 望耳。应注意耳的色泽和耳内的情况。全耳色白多属寒证；色青而黑多主痛证。耳内流脓，为脓耳，为肝胆湿热蕴结所致。

五、望皮肤

望皮肤，应注意皮肤的色泽和外形，正常人的皮肤荣润而有光泽，是津液充沛、精气旺盛的征象。皮肤色泽的变化在面色中已经提及。其外形的变化是：皮肤虚浮肿胀、按有压痕，多属水湿泛滥；皮肤干瘪枯燥，多为津液耗伤或精血亏损；皮肤粗糙如鳞多肌肤甲错者，是血虚挟瘀所致。

六、望舌

望舌是望诊的重要组成部分，也是中医诊断疾病的重要依据之一。望舌主要是观察舌质与舌苔的变化。舌质指舌的肌肉脉络组织，又称舌体。其舌面的前1/5为舌尖，反映心肺的病变；中2/5为舌中部，反映脾胃的病变；后2/5为舌根部，反映肾的病变；舌边则反映肝胆的病变（图8–1）。

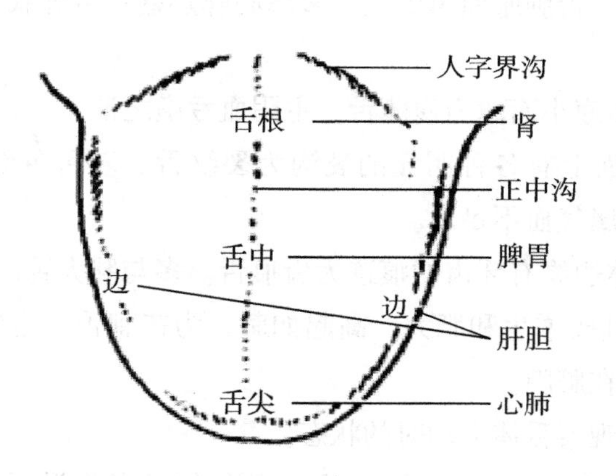

图8–1 舌诊脏腑部位分属图

舌苔指舌面上的苔状物。正常舌象为淡红舌薄白苔。其特征是：舌体柔软，活动自如，淡红润泽；舌苔薄白均匀，干湿适中，中根部较多，边尖部较少。舌质有颜色、形态的改变，主要反映人体脏腑的虚实、气血的盛衰。舌苔有苔色、苔质的变化，主要反映病位的深浅，疾病的性质，津液的存亡，病邪的进退和胃气的有无。望舌时应面向光亮，自然伸舌，注意某些药物和食物如核黄素、咖啡等所致的“染苔”。

（一）望舌质

1. 舌色。舌质的颜色，一般分为淡白、红、绛和青紫四类舌色。

（1）淡白舌，主虚证、寒证。较正常舌色浅淡为淡白舌。如舌质淡白而瘦小，多属气血两虚；舌淡白稍胖嫩，或有齿痕者，多为阳气虚衰。

（2）红舌，主热证，有虚实之分。较正常舌色深的鲜红色舌为红舌。如舌色鲜红起芒刺或兼黄厚苔，多属实热证；舌色鲜红少苔或无苔，则属虚热证。舌尖红者为心火亢盛；舌边红者为肝胆火旺。

（3）绛舌，主邪热入营。舌色深红为绛舌，主病，有外感和内伤之分。在外感病若舌绛或有红点、芒刺，为温病热入营血；在内伤杂病若舌绛少苔、无苔或有裂纹，则是阴虚火旺。

（4）青紫舌，主热证、寒证、瘀血证。全舌呈均匀青色或紫色，或局部有青紫色斑块、瘀点或青紫带者为青紫舌。舌绛紫而深，干枯少津，多主热专炽盛；舌淡紫而润，多为阴寒内盛。局部瘀点、紫斑，为血瘀证。

2. 舌形。舌形是舌的形状，包括胖瘦、老嫩及一些特殊病态形状。

（1）老嫩舌，舌质纹理粗，形色苍老者为老舌，多属实证、热证。纹理细腻，形色嫩者为嫩舌，多属虚证、寒证。

（2）胖大舌，较正常舌体胖大为胖大舌。有胖嫩之分。嫩舌多兼虚胖，称胖嫩舌；只胖不嫩者，称肿胀舌。舌肿胀而色深红，多属心脾热盛；舌肿胀、色青紫而暗，多见于中毒。

（3）瘦薄舌，舌体瘦小而薄为瘦薄舌。主阴血亏虚之证。

（4）裂纹舌，舌面上有各种明显的裂沟为裂纹舌。若舌色红绛而裂，多属热盛伤津；舌色浅淡而裂，多属气血不足。

（5）齿痕舌，舌体边缘有牙齿的痕迹为齿痕舌。多与胖大舌同见，主脾虚湿盛。

（6）芒刺舌，舌乳头增生和肥大，高起如刺，为芒刺舌。主邪热炽盛。根据芒刺所生部位，可分辨邪热所在脏腑。

3. 舌态。舌态主要观察舌体运动时的状态。

（1）强硬舌，舌体失其柔和，屈伸不便或不能转动者为强硬舌。若见于外感热病，多属热入心包；见于内伤杂病时，多为中风的征兆。

（2）痿软舌，舌体软弱，屈伸无力者为痿软舌。若久病舌淡而痿，属气血两亏；久病舌绛而痿，属阴亏已极；新病舌干红而痿，是热灼津伤。

（3）颤动舌，舌体不自主地颤动为颤动舌。舌淡白而震颤者，多为心脾两虚，气血不足；舌红绛而震颤者，多为热极生风，或酒精中毒。

（4）歪斜舌，伸舌时舌体偏向一侧者为歪斜舌。多为中风或中风先兆。

（5）短缩舌，舌体紧缩不能伸长为短缩舌。舌淡或青而湿润，多属寒凝筋脉；舌胖苔腻，多为痰湿内阻；舌红干而短缩，属热病伤津。

（6）吐弄舌，舌伸出口外为吐舌；舌微露出口又收回或舌舐口唇上下左右者为弄舌。吐舌多属疫毒攻心或正气将绝；弄舌多为小儿智力发育不全或动风先兆。

（二）望舌苔

1. 苔色

（1）白苔：主表证、寒证。苔白薄者，多为表证；苔白厚者，多为寒证；苔白腻者，多为湿浊内停或食积；苔白如积粉，多为瘟疫或内痈。

（2）黄苔：主里证、热证。淡黄为热轻，深黄为热重，焦黄为热结。黄苔常与红舌、绛舌并见。若外感病苔由白转黄，为表邪入里化热。

（3）灰黑苔：主里寒、里热之重证。两者仅有轻重程度的差别。一般苔色越黑，病情越重。如灰黑而润，主阳虚寒极，痰饮内停；灰黑而干，多为热极津枯。

2. 苔质

（1）厚薄：舌苔的厚薄可反映邪气的深浅进退。凡透过舌苔能隐隐见到舌体的为薄苔，不能见到舌体的为厚苔。厚苔表示病邪盛，病情较重。

（2）润燥：舌苔的润燥可反映机体津液盈亏的情况。正常舌苔是滋润的，为津液上承之征。舌苔由润转燥多属热甚伤津；舌苔由燥转润多为热退津复。

（3）腐腻：舌苔的腐腻可反映阳气与湿浊的消长。苔质颗粒粗大疏松，形如豆腐渣堆积舌面，刮之易去为腐苔。苔质颗粒细腻质密，黏滞不易刮去为腻苔。腐苔为阳热有余；腻苔为湿浊内盛，阳气被遏。

（4）剥脱：舌苔的剥脱可反映胃气、胃阴的耗伤程度及病情的发展趋势。舌苔全部褪去，不再复生以致舌面光洁如镜，为光剥苔或镜面苔，表示胃阴枯竭，胃气将绝；若不规则地大面积脱落，界限清楚，形似地图，为地图舌，多属胃之气阴两伤。若剥落部位在人字沟之前呈菱形，多为先天发育不良的先天性剥苔。

七、望排出物

排出物包括呕吐物、痰涎、涕、唾、二便、经、带、泪、汗液、脓液等。通过观察排出物形、色、质、量的变化，能测知其脏腑的病变和邪气的性质。一般认为，排出物色泽清白，质地稀薄，多为寒证、虚证，这是由于阳气不足或寒邪凝滞，使水湿不化；色泽黄赤，质地黏稠，多为热证、实证，此为邪热煎熬津液所致。

第二节 闻诊

闻诊包括听声音和嗅气味两个方面。

一、听声音

（一）语声

1. 语声强弱。一般语声响亮有力，多言而躁动的，属实证、热证；语声低微无力，少言而沉静的，属虚证、寒证。语声重浊，常见于外感或湿浊阻滞；声音嘶哑发不出音的失声，实者多肺气不宣，虚者多津液不能上承。

2. 语言错乱。语言错乱多属心的病变。神志昏糊、胡言乱语、声高有力的是谵语，常见于热扰心神的实证；神志不清、语言重复、时断时续、声音低弱的是郑声，属心气大伤、精神散乱的虚证；言语粗暴、哭笑无常，多是痰火内扰，为阳证、狂证；抑郁沉闷、自言自语、见人便止，多是痰气郁闭，为癫证、郁证。

（二）呼吸

诊察呼吸变化，有助于推测五脏及宗气的虚实。呼吸微弱，气少不足以息，为少气，多属气虚；呼吸有力，声高气粗，多属实热热邪内蕴；呼吸困难，短促急迫，甚至不能平卧的为喘，喘时喉中有哮鸣声的为哮，哮喘声高气粗，喉中痰鸣，多为肺有实邪，属实证；声低息微，气不接续或痰鸣不利的，多为肾不纳气，属虚证。

（三）咳嗽

咳嗽是肺失宣降，肺气上逆所致。闻诊可根据咳嗽的声响和兼见症状鉴别病证的寒热虚实。咳声重浊有力，多属实证；低微无力，多属虚证。痰白而清，多为外感风寒；痰黄而黏稠，多为肺热；干咳无痰或只少量稠痰，多属燥邪伤肺或阴虚肺燥；痰多而易咯出，多为痰饮。

（四）呃逆、嗳气

1. 呃逆。呃声高亢而短，响亮有力，多属实热；呃声低沉而长，气弱无力，多属虚寒。日常的打呃，呃声不高不低，短暂且可自愈，多因咽食匆促，或食后偶感风寒所致，不属病态。

2. 嗳气多见于饱食后。可由宿食不化、肝胃不和、胃虚气逆等原因引起。

二、嗅气味

口气臭秽，多属胃热或消化不良，亦见于龋齿、口腔不洁；口气酸馊，多是胃有宿食；口气腐臭，多是牙疳或有内痈。各种排泄物和分泌物，有恶臭者多属实热证；略带腥味者多属虚寒证。

第三节 问诊

问诊是医生通过询问病人或家属以了解疾病的发生、发展、治疗经过及目前自觉症状和既往病史的一种诊察方法。

问诊要有程序，既要抓住重点，又要全面了解。一般认为《十问歌》言简意赅地概括了问诊的基本内容，“一问寒热二问汗，三问头身四问便，五问饮食六胸腹，七聋八渴俱当辨，九问旧病十问因，再兼服药参机变。妇女尤必问经期，迟速闭崩皆可见。再添片语告儿科，天花麻疹全占验”。要根据不同病情，灵活而有主次地询问，不能“套问”。

一、问寒热

寒热，即怕冷、发热的症状，并不局限于体温的升降，也可以是病人的主观感觉。问寒热，首先要问病人有无怕冷和发热的症状。如有寒热，就必须问清怕冷与发热是同时出现还是单独出现，问清寒热的轻重，出现的时间，持续的长短以及伴随症状等。

1. 恶寒发热即恶寒与发热并见，多属外感表证。恶寒重发热轻为外感风寒，发热重恶寒轻为外感风热。恶寒发热的轻重还与正邪盛衰有关。邪盛正衰者，多为恶寒重而发热轻；邪正俱盛者，恶寒发热常较重；邪轻正衰者，恶寒发热常较轻。

2. 但寒不热即病人只觉怕冷而不发热，多属虚寒证。多因阳气不足阴寒内盛（里虚寒证）或寒邪直中脏腑（里实寒证）所致，常伴面色苍白、肢冷倦卧等虚寒证候。

3. 但热不寒即病人发热、恶热而不怕冷。是体内阳气亢奋的反映，属里热证。高热持续不退不恶寒反恶热的为壮热，多见于风寒入里化热的里实热证；发热如潮有定时或按时热更甚的为潮热，多见于邪热入里，湿热困遏中焦或阴液亏损，虚阳偏亢；发热日期较长而热仅稍高于正常体温的为低热，多见于阴虚潮热、气虚发热。

4. 寒热往来即恶寒和发热交替而作，邪正相争，是半表半里证的特征，见于少阳病。若寒战与高热交替，发有定时，一日一次或二三日一次者，则为疟疾。

二、问汗

汗是阳气蒸化津液，出于体表而成。汗出与阳气盛衰、津液盈亏和腠理疏密相关。问汗应注意了解汗的有无，出汗时间、部位、多少及主要兼证。

1. 有汗、无汗表证。无汗多为外感寒邪，寒性凝敛使汗孔闭塞；表证有汗多为外感风热，因风、热属阳邪，其性开泄，故能使腠理疏松而汗出。里证无汗多见于津亏、失血、伤阴等证，阴津亏少而汗无化源；里证有汗多见于里热炽盛，蒸津外泄。

2. 汗出时间。经常汗出，活动后更甚的是自汗，多属气虚卫阳不固；入睡时汗出，醒则汗止的为盗汗，多属阴虚内热。

3. 汗出部位。出汗仅限于头部，多由上焦邪热或中焦湿热郁蒸所致；半身汗出，或上或下，或左或右，多为风痰或风湿阻闭于半身经络，营卫不调或气血不和所致；若手足心汗出，多为胃肠蕴热或阴经郁热所致。

三、问痛

痛是临床最常见的自觉症状之一，可发生于患病机体的各个部位。问痛应着重询问疼痛的部位、性质及时间等，以了解疼痛的原因和病机。

（一）疼痛部位

1. 头痛。头为诸阳之会，脑为髓之海，五脏六腑之气血均上会于头部，故外感、内伤虚实诸证均可导致头痛。对不同部位的头痛，可根据经络确定其所在的经络病位。如头项痛属太阳经；头侧痛属少阳经；头额痛属阳明经；头顶痛属厥阴经等。

2. 胸痛。胸为心肺所居，故心肺的病变均可引起胸部疼痛。胸闷痛而痞满者，多为痰饮；胸胀痛而走窜，嗳气痛减者，多为气滞；胸痛彻背，背痛彻心，多属心阳不振痰浊阻滞的胸痹。

3. 胁痛。胁为肝胆经脉分布的部位，故肝胆经脉受阻或失养，均可导致胁痛。如肝气郁结、肝胆湿热、肝阴不足等。

4. 脘痛。脘指上腹部，是胃所在的部位。脘痛多因胃寒、胃热、食滞、肝气犯胃等所致。若进食后痛加剧者，多属实证；进食后痛缓解者，多属虚证。

5. 腹痛。腹部分大腹、小腹、少腹三部分。脐以上为大腹，属脾胃及肝胆；脐以下至耻骨毛际以上为小腹，属膀胱、胞宫、大小肠；小腹两侧为少腹，是肝经经脉所过。根据疼痛发生的不同部位，可以察知其所属的不同脏腑。

6. 腰痛。腰为肾之府，腰痛多见于肾的病变。若腰痛以两侧为主者，多属肾虚；腰脊痛连下肢，多属经脉阻滞；腰痛连腹，绕如带状，为带脉损伤。

7. 四肢痛。四肢疼痛，或在关节，或在经络，或在肌肉，或在筋骨，多由风寒湿邪侵袭阻碍气血运行所致，亦有因脾胃虚损、水谷精气不能运于四肢而致者。若疼痛独见于足跟，或胫膝酸痛，多属肾虚。

（二）疼痛性质

询问疼痛的不同性质，有助于分辨疼痛的病因与病机。

1. 胀痛是气滞疼痛的特点，时发时止，气泄得缓。多出现在胸脘腹部，常由情志抑郁、食积内停、气机不畅所致。

2. 刺痛是瘀血疼痛的特点，痛处不移而拒按。多出现在胸胁、少腹、小腹及胃脘，常由跌仆闪挫，气滞或气虚，血寒或血瘀，湿热或痰火等所致。

3. 隐痛是疼痛不剧但绵绵不休，多出现在头、脘、腹、腰部，常由气血不足、阴寒内生、气血运行滞涩所致。

此外，还有重痛，即疼痛并有沉重感，多因湿邪阻遏，气血壅阻经脉所致；冷痛，痛有冷感而喜暖，多由寒邪阻络或阳气不足所致；灼痛，痛有灼热感而喜凉，多由火邪窜络或阴虚阳热亢盛所致；酸痛，痛有酸软感，多由湿邪侵袭或肾虚、骨髓失养所致；掣痛，痛由一处而连及他处，多由血虚失养或寒邪阻滞经脉所致；走窜痛，痛游走不定，多由风邪或气滞所致。

四、问饮食口味

问饮食口味包括食欲、食量、口渴与口味等方面。

1. 食欲与食量。了解患者的食欲与食量，有助于判断其脾胃功能及疾病的预后转归。食欲减退，又称纳呆，为脾失健运所致；食少伴胸满闷，腹胀苔腻者，多为湿邪困脾；嗜食异物，多为虫积征象。食欲恢复，食量渐增，是胃气渐复的表现；反之，则是脾胃功能日渐衰弱的征兆。

2. 口渴与饮水。口渴与否，常反映人体津液的盛衰。一般口不渴，标志着津液未伤，多见于寒证、湿证；口渴则多提示津液损伤，多见于热证，或汗吐下利太过。大渴引饮，小便量多，为消渴证。

3. 口味。主要询问患者口中异常味觉与气味。口苦，为肝胆火旺；口甜而腻，多属脾胃湿热；口中泛酸，多为肝胃蕴热；口淡乏味，多为脾胃虚寒。

五、问睡眠

睡眠是人体适应昼夜阴阳消长变化，以维持机体内阴阳协调平衡的生理现象，所以问睡眠可了解阴阳的盛衰。

1. 失眠是以经常不易入睡，或睡而易醒不能再睡，或时时惊醒不安，甚至彻夜不眠为特征的征候。多由阴血不足，心神失养，痰火内扰，食积胃脘等所致。

2. 嗜睡是睡意很浓，经常不自主入睡，多由痰湿困遏、清阳不升所致。

六、问二便

询问二便，应注意二便的性状、颜色、气味、时间、量的多少及排便的次数和伴随症状等。

1. 大便。大便除正常者外，不外干和稀两种情况。大便干燥，排出困难，次数减少，称为便秘。新病伴腹胀痛或发热者，多属实证、热证；久病、老人、孕妇、产后等因津亏血少所致者，多属虚证。大便次数增多，稀软不成形，称为泄泻。多由外感寒湿、湿热、食积等损伤脾胃，脾虚运化失常所致。

2. 小便。小便为津液所化生，其变化可反映体内津液的盈亏和有关内脏的气化功能。尿量增多，多属虚寒；尿量减少，多为津液亏耗，化源不足；小便涩痛，兼急迫或灼热感，多为湿热下注膀胱，常见于淋病；小便后点滴不尽，多见于肾气亏虚，肾关不固的老年人或久病体虚者。

七、问经带

（一）月经

月经周期一般28天左右，行经约3~5天，量适中，色正红无瘀块。根据月经的周期和量、色、质的异常改变，可判断疾病的寒热虚实。

1. 经期。若月经提前8~9天以上为月经先期，多因血热迫血妄行或气虚不能摄血；若经期退后8~9天，为月经后期，多因寒凝气滞血不畅行，或血虚任脉不充；若经期或前或后无定期，为月经不定期，多属肝气郁滞。

2. 经量。量多色红而稠者为实证、热证；量多色淡为气虚证；量少色淡为精血亏虚证；非妊娠停经3个月以上为闭经，多为化源不足、气血亏耗，或气滞血瘀所致。

3. 经色、经质。血淡质清稀多为气血虚；色鲜质稠多为热；紫黑有块多为血瘀。

（二）带下

问带下，应注意了解量的多少及色、质和气味等。凡带下色白而清稀、无臭，多属虚证、寒证；带下色黄或赤，稠黏臭秽，多属实证、热证。

八、问小儿

问小儿，应根据其生理特点，注意询问出生前后的情况，预防接种和传染病史，喂养发育情况，有无遗传性疾病，起病原因有无受惊、受寒、伤食等。

第四节　切诊

切诊包括脉诊和按诊，是医生运用指端的触觉，在病人的一定部位进行触、摸、按、压，以了解病情的方法。

一、脉诊

脉诊是用手指切按病人的动脉探查脉象，以了解病情变化的一种诊察方法。

（一）切脉的部位与方法

1. 切脉的部位现代临床多用寸口诊法，即按病人桡动脉的腕后浅表部分。寸口分寸、关、尺三部，以桡骨茎突内侧为关部，关之前（腕侧）为寸部，关之后（肘侧）为尺部，两手共六部脉。它们分候的脏腑是：右寸候肺，右关候脾，右尺候肾，左寸候心，左关候肝，左尺候肾。

2. 切脉的方法

切脉的正确性，关键在于掌握诊脉的时间、姿势、布指、指法和指力。时间以内外环境安静为宜，切脉者必须调匀呼吸，每次诊脉不应少于1分钟。病人姿势应直腕仰掌，手与心脏在同一水平，以使气血通畅。医生布指应先用中指在桡骨茎突内侧定关部，再用食指在关前定寸部，无名指在关后定尺部。布指的疏密应以病人的高矮适当调整，三岁以上十岁以内的小儿可用“一指（拇指）定关法”。切脉时三指应呈弓形斜按在同一水平，以指腹接触脉体，用轻中重三种指力体察脉象。

（二）正常脉象

正常脉象又称平脉、常脉。其基本形象是：三部有脉，不浮不沉，中取可得，不快不慢，一息四至（约每分60～80次），和缓有力，节律均匀，不滑不涩，来去从容。

影响脉象的因素很多，如因季节而异的春弦、夏洪、秋浮、冬沉；因年龄而异的少儿脉多数，老人脉多弱；因体格而异的瘦人脉多稍浮，胖人脉多沉等。

此外尚有因桡动脉异位，脉不见于寸口而从尺部斜向合谷的“斜飞脉”，或脉出现在寸口背部的“反关脉”，均不作病脉论。

（三）常见病脉

疾病反映于脉象的变化即为病脉。病与脉是密切相关的，但不能单凭脉象来诊断疾病，仍须四诊合参。

明代有人把病脉分为28种。临床常见的16种脉的脉象和主病如下。

1. 浮脉

【脉象】轻按即得，重按稍弱。特点是脉搏显现部位表浅。

【主病】表证。浮而有力为表实，浮而无力为表虚。亦可见于内伤久病。

【分析】外邪袭表，卫气与之相争，脉气鼓动于外，故脉浮且有力。若内伤久病体虚，亦可见浮脉，但浮大无力。

2. 沉脉

【脉象】轻按不明显，重按才清楚。特点是脉位深。

【主病】里证。有力为里实，无力为里虚。

【分析】邪郁于里，气血困滞，阳气不得舒展，故脉沉有力。若脏腑虚弱，阳虚气陷，脉气鼓动无力，则脉沉无力。

3. 迟脉

【脉象】一息脉来不足四至（每分60次以下）。特点是脉来迟缓。

【主病】寒证。有力为实寒，无力为虚寒。

【分析】寒则凝滞，气血运行缓慢，故脉迟而有力。若阳气虚弱，无力运行气血，则脉迟而无力。运动员除外。

4. 数脉

【脉象】一息脉来五至（每分90次）以上。特点是脉来促急。

【主病】热证。有力为实热，无力为虚热。

【分析】邪热鼓动，血行加速，故脉数有力。若阴虚火旺，津血不足，则脉数无力或细数。

5. 虚脉

【脉象】三部脉举按皆无力。特点是脉的搏动力弱。

【主病】虚证。多为气血两虚。

【分析】气不足以鼓动，则脉来无力，血不足以充脉，则脉不充盈，故按之空虚。

6. 实脉

【脉象】三部脉举按皆有力。特点是脉的搏动力强。

【主病】实证。

【分析】正盛邪实，邪正相搏，气血壅盛，故脉动有力。

7. 滑脉

【脉象】往来流利，应指圆滑，如盘走珠。特点是脉来流利。

【主病】痰饮、食积、实热。

【分析】邪气壅盛，气实血涌，血行流利，故脉来应指滑利。妇女无病而见滑脉，应考虑是否有孕。

8. 涩脉

【脉象】往来不畅，艰涩如轻刀刮竹。特点是脉来艰涩。

【主病】精伤、血少、气滞、血瘀。

【分析】精亏、血少，脉失濡润，多涩而无力；气滞、血瘀，脉道受阻，多涩而有力。

9. 洪脉

【脉象】脉来如波涛汹涌，来盛去衰。特点是脉阔，且波动大。

【主病】热盛。

【分析】内热充斥，气盛血涌，脉道扩张，故脉洪。若久病气虚而见洪脉，多属邪盛正衰的危证。

10. 细脉

【脉象】脉细如线，应指明显。特点是脉窄，且波动水。

【主病】虚证，多阴虚、血虚，又主湿。

【分析】气虚无力鼓动，阴血亏虚不能充盈脉道，或湿邪阻压脉道，均可致脉细小。

11. 濡脉

【脉象】浮而细软。轻取可触。

【主病】诸虚，又主湿。

【分析】气血不足，脉失充盈脉细软无力。

12. 弦脉

【脉象】端直以长，如按琴弦。特点是脉本身的硬度大。

【主病】肝胆病、痛证、痰饮、疟疾。

【分析】肝失疏泄，痛则气乱，或痰饮内停，均致气机不畅，故脉道拘急而显弦脉。

13. 紧脉

【脉象】劲急有力，左右弹指，状如牵绳转索。特点是搏动的张力大。

【主病】主寒、主痛。

【分析】寒主收引，脉道收缩，故见紧脉。痛证多因寒邪所致，故亦多见紧脉。

14. 代脉

【脉象】脉缓而有规则的间歇，间歇时间较长。

【主病】脏气衰微，痛证、惊恐、跌打损伤。

【分析】脏气衰微，气血虚损，故脉来微弱而止有定数。痛证、惊恐、跌打损伤多因病致脉气不能衔接。

15. 结脉

【脉象】脉来迟缓而有不规则的间歇。

【主病】阴盛气结，痰滞血瘀。

【分析】阴盛而阳不达，故脉来缓慢而时有歇止。寒痰瘀血使脉气阻滞，故也见结脉。

16. 促脉

【脉象】脉来急数而有不规则的间歇。

【主病】有力则阳盛实热、气血瘀滞、痰食停积，无力则虚脱。

【分析】阳盛实热，阴不济阳，故脉来急速而时有歇止。促而有力见于气血瘀滞、痰食停积等证，促而无力多为虚脱之象。

（四）相兼脉的主病规律

引起疾病的原因是多方面的，因此上述诸病脉在临床上往往不是单独存在，而是数种脉象同时出现。这种数种脉象同见的称为相兼脉，主病等于组成该相兼脉的各单一脉主病的相合。临床上常见的相兼脉及其主病举例：

浮数脉，主风热袭表的表热证。

浮缓脉，主太阳中风的表虚证。

浮紧脉，主外感寒邪的表寒证。

沉紧脉，主里寒证。

沉细脉，主阴虚或血虚。

沉弦脉，主肝郁气滞或水饮内停。

滑数脉，主痰热，痰火，或内热食积。

洪数脉，主气分热盛。

弦数脉，主肝火、肝热。

弦细脉，主肝肾阴虚，或血虚肝郁。

沉细数脉，主阴虚内热。

弦滑数脉，主肝火夹痰、肝风痰热内扰。

二、按诊

按诊是对病人的肌肤、手足、脘腹及其他病变部位施行触摸按压，以测知局部冷热、软硬、压痛、痞块或其他异常变化的诊察方法。

1. 按肌肤主要是审察肌肤的寒热、润燥及肿胀等。肌肤寒热可反映疾病的寒热、虚实。凡阳证、热证多肌肤灼热；阴证、寒证多肌肤清凉。手足心灼热较甚多为阴虚内热。皮肤润燥可反映病人有汗无汗和津液是否损伤。皮肤润滑多为津液未伤；枯燥或甲错多为津液已伤或有瘀血。肌肤肿胀可诊知水肿和气肿。按之凹陷不起为水肿；按之即起无痕为气肿。

2. 按手足主要是察寒热以辨阳气盛衰。手足俱冷多阳虚寒盛；手足俱热多阳盛热炽。手心热盛，多为内伤；手背热盛，多属外感。

3. 按脘腹主要是检查脘腹有无压痛及包块。如按之局部坚硬，疼痛加剧甚至拒按者，多为实证或瘀血疼痛；如按之局部柔软，压痛不甚或减轻喜按者，多属虚证。包块按之有形，痛有定处，为癥为积，多属血瘀；按之可散，痛无定处，聚散不定的为瘕为聚，多属气滞。右少腹疼痛，重按后突然放手疼痛加剧者，多为肠痈初起。

课后练习题

一、名词解释

1. 望诊：
2. 自汗：
3. 表证：
4. 八纲：
5. 热证：

二、选择题

1. 望面色可以了解人体的（　）

A. 精气盛衰　B. 邪气盛衰　C. 气血盛衰　D. 阴阳盛衰

2. 脾虚有痰患者的特点之一是（　）

A. 形肥多食　B. 形肥少食　C. 形瘦少食　D. 形瘦多食

3. 舌体胖大有齿痕是（　）

A. 脾胃实热　B. 脾胃湿热　C. 脾虚湿盛　D. 膀胱湿热

4. 唇色淡白多为（　）

A. 气虚　B. 阳　C. 血虚　D. 阴虚

5. 喘而声低，呼多吸少，气不得续为（　）

A. 实喘　B. 虚喘　C. 寒喘　D. 热喘

6. 恶寒重而发热轻，多见于（　）

A. 表热　B. 里热证　C. 里寒证　D. 表寒证

7. 头部两侧疼痛属于（　）

A. 大阴经　B. 厥阴经　C. 阳明经　D. 少阳经

8. 下列哪项不是实证的临床表现（　）

A. 大便秘结　B. 小便不利　C. 五心烦热　D. 腹痛拒按

9. 病人出现发热，头痛、咳嗽，咽喉肿痛，小便溏泻，小便清长，证属（　）

A. 上热下寒　B. 上寒下热　C. 表热里寒　D. 表寒里热

10. 病人先有高热大汗，面赤、口渴引饮、脉洪大，后突然出现面色苍白，四肢厥冷，呼吸微弱，脉微欲绝，属于（　）

A. 真热假寒　B. 真寒假热　C. 寒热错杂　D. 以上都不是

三、填空题

1. 病人喜动多言属______证，______属阴证。

2. 舌苔的______是机体津液的______和输布功能的反映。

3. 脉诊的部位，通常选用______，它分______、______、______三部。

4. 表里是辨别疾病______和病势______的一对纲领。

5. 寒证与热证是机体______偏盛偏衰的具体表现。

四、判断题

1. 诊法包括望、闻、问、切四个内容，简称“四诊”。（　）

2. 问诊是医生通过询问病人或家属以了解疾病的发生、发展、治疗经过及目前自觉症状和既往病史的一种诊察方法。（　）

3. 口苦，为肝胆火旺；口甜而腻，多属脾胃湿热；口中泛酸，多为肝胃蕴热；口淡乏味，多为脾胃虚寒。（ ）

4. 寸口诊法时，分候的脏腑是：左寸候肺，左关候脾，左尺候肾，右寸候心，右关候肝，右尺候肾。（ ）

5. 切脉的正确性，关键在于掌握诊脉的时间、姿势、布指、指法和指力。（ ）

6. 迟脉的特点是脉搏显现部位表浅。（ ）

7. 浮脉的特点是脉的搏动力弱。（ ）

8. 洪脉的特点是脉阔，且波动大。（ ）

9. 按诊是对病人的肌肤、手足、脘腹及其他病变部位施行触摸按压，以测知局部冷热、软硬、压痛、痞块或其他异常变化的诊察方法。（ ）

10. 按肌肤主要是审察肌肤的寒热、润燥及肿胀等。（ ）

五、简答题

1. 简述面部五色及主病。
2. 简述苔色的变化及临床意义。
3. 简述腹痛寒热虚实的临床表现。
4. 简述虚、实、滑、涩脉的脉象与主病。
5. 热证有哪些临床表现?

六、思考题

1. 论述望神的内容及意义。
2. 试论寸口诊法切脉的部位与方法。

第九章　辨证

对疾病进行辨证诊断，是中医学的特点与精华，是论治的主要依据。辨证是在中医基础理论指导下，对病人的临床资料进行分析、综合，对照各证的概念，从而对疾病当前病理本质作出判断，并概括为具体证名的过程。因此，整体恒动观、阴阳五行学说、精气血津液学说、脏象经络学说、病因病机学说等，是进行辨证思维的理论基础。通过四诊等各种诊察方法所获得的有关疾病的起因、病史资料、症状体征、社会及自然环境因素等临床资料，是进行辨证的依据。

症、证、病的概念不同。症即症状，是病人自觉感到的异常变化及医者通过四诊等诊察手段获得的形体上的异常特征，是疾病和证候的表现。证即证候，是疾病发生和演变过程中某一阶段本质的反映。它以某些相关的脉症，不同程度地揭示病因、病机、病位、病性、病势等，为论治提供依据。疾病是在病因作用和正虚邪凑的条件下，体内出现的具有一定发展规律的邪正交争、阴阳失调等演变过程，具体表现在若干特定的症状和各阶段相应的证候。中医在临床上，根据疾病的若干特定的症状等，对照各种病的概念与特征，从而确定疾病病名的诊断过程，称为辨病。

证和病的关系密切，有什么样的病，便有相应的证。但不同的病，也常常有相同的证；同一个病，在其不同阶段可以有不同的证。因此，在临床上，必须既辨证，又辨病，辨证与辨病相互结合，更能全面地、正确地认识疾病的本质，从而为治则的确立和方药的运用提供依据。

辨证的方法有多种，都是在长期临床实践中形成的。本章介绍八纲辨证、脏腑辨证、六经辨证和卫气营血辨证。其中八纲辨证是各种辨证的总纲；脏腑辨证是在八纲辨证的基础上进一步确定病变所在脏腑的辨证方法；六经辨证是外感伤寒的辨证方法；而卫气营血辨证则是外感温热病的辨证方法。各种辨证方法虽有各自的特点和适用范围，但在临床运用时，往往是互相联系和补充的。

第一节　八纲辨证

八纲，是指阴、阳、表、里、寒、热、虚、实八个辨证纲领。疾病的表现尽管极其复杂，但基本上都可用八纲加以归纳。因为按病证的类别划分，不属于阴就属于阳；按病位的深浅分，不属于表便属于里；按病证的性质分，不属于寒就属于热；按邪正的盛衰分，不属于虚就属于实。这样，运用八纲辨证就能将错综复杂的临床表现，归纳为阴阳、表里、寒热、虚实四对矛盾，从而找出疾病的本质，为治疗指出方向，因此，运用八纲辨证可起到执简驭繁的作用。

一、表里

表与里是辨别疾病病位和病势趋向的两个纲领。表里是相对概念，如就脏腑而言，脏属里，腑属表。从病位上看，身体的皮毛、肌腠、经络相对为外，脏腑、骨髓相对为内，因此，从某种角度上说，外有病属表，病较轻浅，内有病属里，病较深重。从病势上看，病邪由表入里，是病渐增重为势进；病邪由里出表，是病渐减轻为势退。

（一）表证

表证是六淫外邪从皮毛、口鼻侵入肌体所致病位浅在肌肤的证候。表证主要见于外感疾病初期阶段，多具有起病急、病程短、病位浅的特点。表证的临床表现是以发热恶寒（或恶风）、舌苔薄白、脉浮为主，常兼见头身痛、鼻塞、咳嗽等症状。病性一般属实，故一般能较快治愈，若病邪不解，则可传里，而成为半表半里证或里证。

（二）里证

里证是表示病变部位在内，由脏腑、气血、骨髓受病所致的证候。里证可由表邪不解，内传入里，侵犯脏腑而产生；或邪直接侵犯脏腑而发病；或由其他原因导致脏腑功能失调而产生。里证包括的证候范围很广，临床表现多种多样，概括起来则以脏腑的证候为主。里证病程长，不恶风寒，脉象沉，多有舌质及舌苔的改变等，可与表证鉴别。其具体内容将在脏腑辨证中介绍。

附【半表半里证】

外邪由表内传尚未入里，或里邪透表尚未至表，邪正相搏于表里之间出现的一类特殊证候，称为半表半里证，其证候表现为寒热往来，胸胁苦满，心烦喜呕，默默不欲饮食，口苦咽干、目眩、脉弦等。

二、寒热

寒热是辨别疾病性质的两个纲领。寒热是阴阳偏盛偏衰的具体表现。辨寒热就是辨阴阳之盛衰。辨别疾病性质的寒热，是治疗时用温热药或寒凉药的重要依据。

（一）寒证与热证

1. 寒证的主要证候表现是面色苍白，畏寒，身冷，口泛清水，口不渴（或喜热饮），小便清长，大便稀溏，舌质淡，苔白滑，脉迟缓或沉细。寒证是由于感受寒邪致病，或是由于人体的阳气虚衰，表现出相对的阴盛，因此产生一系列寒证。

2. 热证的主要证候表现是面色赤，身热，手足温暖，不恶寒反恶热，口渴，饮水多且喜冷饮，小便短赤，唇红而干，舌质红，苔黄燥，脉数或洪滑。热证是由于感受热邪致病，消耗了人体的津液，或是人体的阳气偏亢，机能代谢活动过度亢盛，因此而产生一系列热证。

寒证与热证的辨别决不是以体温的高低为标准，而是综合全部的病情后所作出的结论，尤其是寒热喜恶、渴饮情况、二便、舌苔、脉象更为重要（表9-1）。

表9-1　寒证与热证鉴别表

鉴别项目	面色	四肢	寒热	口渴	大便	小便	舌象	脉象
寒证	苍白	清凉	怕冷	不渴或热饮不够	稀溏	清长	舌淡苔白润	迟
热证	红赤	燥热	怕热	口渴喜冷饮	秘结	短赤	舌红苔黄干	数

（二）寒热错杂和寒热真假

疾病除了有单纯的寒证或热证之外，也可以同时存在于人体的不同部位而产生寒热错杂的证候。寒热错杂证常见有四种：表见寒证而里见热证的表寒里热证；表见热证而里见寒证的表热里寒证；上部见热证而下部见寒证的上热下寒证；上部见寒证而下部见热证的上寒下热证。如脾胃虚寒的人感受了风热，临床上就能见到恶风、发热、头痛、咳嗽、咽红肿痛的表热证，同时可见到小便清长、大便溏泄、四肢不温的里寒证。

当病情发展到寒极或热极的严重阶段时，常会出现一些假象，而形成寒热真假的证候，必须细致地辨别，以免误诊。如病本属寒证，到了严重阶段，反见身热，面色浮红，口渴欲饮，手足躁扰不宁，脉洪大等热证现象。但病人身虽热，面色红，却喜用衣被覆盖；口虽渴，却索水至前不欲饮；手足虽躁扰，而神志安静；脉虽洪大，但按之无力，这是属于假热真寒证。又如病本属热证，但热极反见身寒、手足冷、面色黯晦、神昏、脉细等寒证现象。但病人身虽寒，手足冷，而不欲近衣被；神昏状若阴证，但有时扬手掷足，强而有力；面色虽黯晦，但唇焦，舌红而干，或舌起芒刺；脉虽沉细，而按之有力，这是属于真热假寒证。

寒热真假的证候，虽然复杂，但一般来说，内部酌真寒或真热是疾病的本质，表面的假寒或假热是证候的反常现象。本质和现象有时是不一致的。此时辨证必须透过表面的假象，抓住疾病的本质，才能作出正确的诊断，其中里证的表现，特别是舌象和脉象是诊断的重要依据。

三、虚实

虚实是辨别邪正盛衰的一对纲领。虚，是指正气不足，实是指邪气盛实，故《素问·通评虚实论》说，“邪气盛则实，精气夺则虚”。辨别虚实是为治疗采用补泻方法提供依据，虚证宜扶正补虚，而实证则应祛邪泻实。

（一）虚证

虚证是指人体正气虚弱不足，脏腑功能衰退所表现的证候，多见于素体虚弱，但因气血阴阳虚损的程度不同，所以临床又有血虚、气虚、阴虚、阳虚的区别（表9-2）。临床上久病、势缓者、耗损过多者、体质素弱者皆多虚证。

表9-2　气虚、阳虚、血虚、阴虚鉴别表

<table>
<tr><td></td><td colspan="3">证候</td><td></td></tr>
<tr><td>气虚</td><td>面白自汗，气短懒言，神疲乏力，或见小便失禁，脱肛，子宫脱垂，舌苔淡，脉虚弱</td><td rowspan="2">兼见</td><td>胃寒肢冷，小便清长，大便溏薄，舌淡胖，苔白润，脉沉迟</td><td>阳虚</td></tr>
<tr><td>血虚</td><td>面色萎黄或淡白无华，唇舌指甲色淡，头晕目眩，心悸肢麻，脉沉细</td><td>午后潮热，五心烦热，口干咽燥，颧红盗汗，小便短赤，大便燥结，舌红少津，脉象细数</td><td>阴虚</td></tr>
</table>

（二）实证

实证是指邪气过盛、脏腑功能活动亢盛所表现的证候。由于邪气的性质及所在部位的不同，因此临床表现亦不一样。一般常见的有发热，声高气粗，精神烦躁，胸胁脘腹胀满，疼痛拒按，大便秘结或热痢下重，小便短赤，苔厚腻，脉实有力等。临床上，一般新起、暴病多实证，病情急剧者多实证，体质强壮者多实证。

（三）虚证与实证的鉴别

虚证与实证的鉴别，主要着病人形体的盛衰，精神的好坏，痛处的喜按与拒按，声音气息的强弱以及舌苔、脉象等（表9-3）。

表9-3　虚证与实证鉴别表

	病程	体质	形态	疼痛	二便	舌象	脉象
虚证	久病	虚弱	精神萎靡，身倦乏力，气弱懒言	隐痛喜按	大便稀溏，小便清长	舌淡嫩，少苔	细弱
实证	新病	壮实	精神兴奋，声高气粗	疼痛拒按	大便秘结，便短赤	苔厚腻	实而有力

四、阴阳

阴阳是概括证候类别的一对纲领，又是八纲辨证的总纲。它可以概括其他三对纲领，即表、热、实属阳，里、寒、虚属阴。因此，判断证候的属阴属阳，就是依据表、里、寒、热、虚、实来决定的。一切病证，尽管千变万化，但不外阴证和阳证两大类。

（一）阴证与阳证

阴证是体内阳气虚衰或寒邪凝滞的证候。肌体反应多呈衰退的表现。其病属寒、属虚。主要临床表现是：精神萎靡，面色苍白，畏寒肢冷，气短声低，口不渴，便溏，尿清，舌淡胖嫩，苔白，脉迟弱等。

阳证是体内热邪壅盛，或阳气亢盛的证候。肌体反应多呈亢盛的表现。其病属热，属实。主要临床表现是：身热面赤，精神烦躁，气壮声高，口渴喜冷饮，呼吸气粗，大便秘结，小便短赤，舌红绛，苔黄，脉洪滑实等。

（二）亡阴证与亡阳证

亡阴与亡阳是疾病过程中的危重证候。一般在高热大汗或发汗太过，或剧烈吐泻、失血过多等阴液或阳气迅速亡失的状况下形成。

亡阴证是指体内阴液大量消耗，而表现阴液衰竭的病变和证候。主要临床表现是：汗出而粘如珠如油，呼吸短促，小便极少，皮肤皱瘪，身热，手足温，烦躁不安，渴喜冷饮，面色潮红，唇舌红而干，脉细数无力。

亡阳证是指体内阳气严重耗损，而表现为阳气虚脱的病变和证候。主要临床表现是：大汗淋漓，汗质稀淡，面色苍白，精神淡漠，肌肤不温，身畏寒，手足厥逆，气息微弱，口不渴或渴喜热饮，舌淡而润，脉微欲绝。

亡阴和亡阳，病势都很危急，应当及时救治。亡阴宜养阴，以纠正阴液的不足；亡阳宜扶阳，以防止阳气的虚脱。

第二节　脏腑辨证

脏腑辨证是运用脏腑学说的理论，对四诊收集的病情资料，结合八纲辨证进行分析归纳，以判断疾病所在的脏腑、病证的性质和邪正盛衰状况的一种辨证方法。脏腑辨证不仅是内伤杂病最主要的辨证方法，而且也是临床各科的诊断基础，因此，是整个辨证体系中的重要组成部分。

人体是一个统一的整体，脏腑之间在生理上是相互联系的，在病理上也是互相影响的。因此，在辨证时不能局限于一脏一腑的病理变化，而要立足于整体，注意到各脏腑之间，以及脏腑与各组织器官之间的相互联系和影响，才能作出正确的诊断。

脏腑病证是脏腑功能失调的反映，根据脏腑的生理功能及其病理表现来分辨病证，这是脏腑辨证的理论依据。因此，只有掌握了各脏腑的生理功能并熟悉它的病理表现，再从八纲入手，才是学习并掌握脏腑辨证的最佳方法。

本节主要介绍的是脏腑辨证中常见的基本病证。

一、心与小肠病辨证

心的病证有虚有实，虚证为气、血、阴阳之不足，实证多是火、热、痰、瘀等邪气的侵犯。

（一）心气虚与心阳虚

心气虚、心阳虚是指心气不足，心之阳气虚衰所表现的证候。

【临床表现】心气虚者，可见心悸，气短，自汗，动则尤甚，精神疲惫，胸部憋闷，面色觥白；舌质淡，苔薄白；脉象细弱或结代。心阳虚者，除有心气虚证候外，更可见形寒肢冷，心悸怔忡，心胸憋闷或痛，气短，口唇青紫，舌质淡胖或紫暗，苔白滑等证，严重者心阳虚脱时，则可见大汗淋漓，昏迷不醒，四肢厥冷，脉微细欲绝。

【分析】由于心气不足或心阳不振，心的鼓动力弱，气动失常。故心悸气短，脉细弱。阳气不通，心脉痹阻，故胸部憋闷。阳气不达于面，故面色眦白。心气不足，卫外之气不固，故自汗；气来不匀，则脉现结代。阳气不达于肌表，故形寒。心阳虚脱，心液随阳外泄，则大汗淋漓。神失所主，故昏迷不醒。阳气不达于四肢，故四肢厥冷，脉微细欲绝。由于心阳不振，气滞血瘀，心脉痹阻，故见口唇青紫等证。

【治法】补心气，温心阳，安心神。

（二）心阴虚与心血虚

心阴虚证是由心阴亏损，虚热内扰所表现的证候。心血虚证是由心血亏虚，心失濡养所表现的证候。

【临床表现】心悸而烦，失眠多梦，健忘，脉细数或弦虚。兼见低热、颧红、梦遗、盗汗、口干、舌尖干红或口舌生疮者，为心阴虚；如兼舌质淡，面色苍白者，为心血虚。

【分析】营血亏耗，心阴不足，阴不敛阳而心阳偏亢，故心悸而烦，脉细数或弦虚；心阴虚，神不内守，故失眠多梦；入睡之后，阳附于阴，阴虚则阳无所附，津液随阳外泄而为盗汗；阴虚生内热，故见低热、颧红、口干、舌尖干红、口舌生疮等证；心阴虚，心火亢盛，不能下交于肾，心肾不交，故见梦遗；心血不足，血不养心，故健忘；血不外荣，故舌质淡，面色苍白。

【治法】养心阴，补心血，安心神。

（三）心火亢盛

心火亢盛是指心火内炽所表现的实热证候。常因七情郁结，气郁化火；或邪热内侵；或嗜食肥腻、辛辣、烟酒，久而化热生火所致。

【临床表现】心烦失眠，面赤口渴，身热，便秘，溲黄，渴欲冷饮，舌尖红绛，或舌疮肿痛，苔黄脉数。或兼小便赤涩灼痛，或见吐血、衄血甚至尿血，狂躁谵语，神志不清等。

【分析】心主神志，火热内扰心神则心烦失眠。邪热灼津故渴欲冷饮。舌为心窍，心火上炎因而舌尖红绛、舌疮肿痛。心与小肠相表里，心热下移小肠则见小便赤涩灼痛。若热伤血络则见尿血。

【治法】清心泻火。

（四）痰迷心窍

痰迷心窍是指痰浊蒙闭心窍所出现的证候。多因湿浊酿痰或情志不遂，气郁生痰所致。

【临床表现】神志痴呆，或意识模糊，喃喃自语，或神昏不语，喉中痰鸣，舌苔白腻，脉象弦滑。

【分析】痰浊上蒙心窍则致神志痴呆，或意识模糊，喃喃自语或神昏不语。痰随气升则喉中痰鸣。舌苔白腻，脉象弦滑，均为痰浊内盛之证。

【治法】涤痰开窍。

二、肝与胆病辨证

肝藏血，主疏泄，性喜条达。肝阴易亏，肝阳易亢，故肝病多见阴虚阳亢的证候。肝气郁结，而以实证居多，久则化火伤阴，形成本虚标虚。肝血亏虚，多因肾阴不足，精不化血，以致肝阴不足，肝阳上亢，故宜肝肾同治。

（一）肝血虚

肝血虚证是指肝血不足，失其濡养所表现的虚弱证候。多由生血不足或失血过多，或久病耗伤营血所致。

【临床表现】眩晕耳鸣，面白无华，爪甲不荣，两目干涩，视物模糊，夜盲，肢体麻木，筋脉拘挛，月经量少或闭经，舌淡，脉细。

【分析】肝血不足，不能上荣于头面，故眩晕，面白无华，舌淡。肝血不足，不能上注于目，故视物模糊，目干涩，夜盲。肝血亏虚，血不养筋，故肢体麻木，筋脉拘挛，爪甲不荣。肝血不足，血海空虚，故经少经闭。血少，脉失充盈，故脉细。

【治法】养血柔肝。

（二）肝阴虚

肝阴虚证是指肝阴不足，虚热内扰所表现的证候。多由久病伤阴，或温热病后期耗伤肝阴，或情志不遂，气郁化火，而致肝阴不足。

【临床表现】头晕，头痛，耳鸣，胁肋隐痛，两目干涩，视物模糊，烦躁失眠，五心烦热，潮热盗汗，咽干口燥，舌红少津，脉弦细数。

【分析】肝阴不足，不能上滋头目，则头晕、头痛、耳鸣。肝阴不足，不能濡养肝络，故胁肋隐痛。肝开窍于目，肝阴不足故两目干涩、视物模糊。阴虚生内热，热扰心神，故烦躁、失眠。五心烦热、潮热、盗汗、咽干口燥、舌红少津、脉细数均为阴虚内热之象。

【治法】滋阴柔肝。

（三）肝气郁结

肝气郁结是指肝失疏泄，气机郁滞所表现的证候。多由情志抑郁或突受精神刺激引起肝失疏泄所致。

【临床表现】精神抑郁，胸闷不舒，常喜叹息，胁肋胀痛，苔薄脉弦。妇女可见月经不调，经来腹痛，经前乳胀或有结块，少腹胀痛。或咽部似有物梗阻，吞之不下，吐之不出，然不碍进食，称为“梅核气”。

【分析】肝主疏泄，能调畅情志。若肝失疏泄则精神抑郁。气机不畅故胸闷喜叹息。肝气郁滞，经气不利，因此，胸胁、乳房、少腹等厥阴肝经所过处发生胀痛。妇女肝气郁结，由气入血，引起冲任不调，则出现月经不调，经行腹痛，乳房结块等。气郁生痰，肝气挟痰结于咽部则成梅核气，因而出现咽部似有物梗阻之感，然不碍进食。

【治法】疏肝解郁，理气化痰。

（四）肝火上炎

肝火上炎是指肝火炽盛，气火上炎所表现的证候。多由情志不遂，肝郁化火，或热邪内犯，肝胆火盛，气火上炎所致。

【临床表现】头晕胀痛，面红目赤，口苦咽干，急躁易怒，胁肋灼痛，或突发耳鸣耳聋，或吐血衄血，尿赤便秘，舌红苔黄，脉象弦数。

【分析】火性上炎，肝火炽盛循肝经上扰清空，故见头晕胀痛，面红目赤，口苦咽干。肝失疏泄则急躁易怒。肝火内炽，壅滞经脉则胁肋灼痛。肝火循经上冲则突发耳鸣耳聋。肝火灼伤血络则见吐血、衄血。尿赤便秘，舌红苔黄，脉弦数等均属肝火内盛之证。

【治法】清泄肝火。

（五）肝风内动

本证是指凡在疾病过程中出现眩晕欲仆、震颤、抽搐等“动摇”症状的，称为肝风内动。临床上有肝阳化风、热极生风、血虚生风和阴虚动风四种。其中，血虚生风已包括在肝血虚证中，阴虚动风在卫气营血辨证论及。

1. 肝阳化风是指肝阳亢逆无制所表现的动风证候。多因肝肾之阴久亏，无以制约肝阳而暴发。

【临床表现】眩晕欲仆，头痛如掣，肢体麻木项强，手足震颤，步履不正，舌红苔腻，脉弦细有力。若猝然昏仆不省人事，舌强不语，口眼喎斜，半身不遂喉中痰鸣，则为中风。

【分析】肝肾阴亏于下，肝阳亢盛于上，肝阳化风上扰头目则眩晕欲仆、头痛如掣。肝肾阴虚筋脉失养则肢体麻木、手足震颤。阴亏于下，阳亢于上，上盛下虚故步履不正，头重脚轻。阳亢无制，化火生风，熬液成痰，肝风挟痰上蒙清窍故猝然昏仆、不省人事。风痰窜络，经气不利，气血不达因而发生口眼喎斜，半身不遂。痰阻舌根则舌体僵硬不能语言。舌红为阴虚，苔腻为有痰，脉弦有力为风阳扰动之征。

【治法】平肝熄风，若阴虚阳亢肝风内动之中风，治宜育阴潜阳，镇肝熄风。

2. 热极生风是指热邪亢盛引动肝风所表现的证候。多由热邪亢盛伤津耗液、燔灼肝经所致。

【临床表现】高热，烦渴，躁扰不安，手足抽搐，颈项强直，两目上翻，甚则角弓反张，牙关紧闭，神志昏迷，舌质红绛苔黄，脉弦数。

【分析】外感温热，邪热炽盛，燔灼肝经，筋脉失养而动风，故抽搐项强，角弓反张，两目上翻。热入心包，心神被扰，则烦躁不宁；蒙蔽心窍，则神志昏迷。高热，口渴，舌红苔黄，脉弦数。

【治法】清热熄风。

（六）肝胆湿热

肝胆湿热证是指湿热蕴结肝胆所表现的证候。多因外感湿热，或嗜酒肥甘，湿热内生，蕴结肝胆或湿热下注所致。

【临床表现】胁肋胀痛，厌食腹胀，日苦纳呆，呕恶腹胀，大便不调，小便短黄，舌红苔黄腻，脉弦数，或身目发黄，黄色鲜明。或见阴囊湿疹，或睾丸肿大热痛，或外阴瘙痒，带下黄臭。

【分析】湿热内蕴，肝胆疏泄失常，气机郁滞，故胁肋胀痛。湿热熏蒸，胆气上溢则口苦。胆汁不循常道而外溢，则面目周身发黄且黄色鲜明。湿热郁阻，脾胃升降失常，故纳呆、腹胀、呕恶、大便不调。肝脉绕阴器，湿热下注，可见阴囊湿疹或睾丸肿痛，妇女则见外阴瘙痒，带下黄臭。

【治法】湿热黄疸治宜清热利湿退黄，若是肝经湿热治当清利肝经湿热。

（七）寒滞肝脉

寒滞肝脉是指寒邪凝滞厥阴经脉，表现以少腹并牵及睾丸坠胀冷痛为主的证候。多因感受寒邪，寒凝气滞所致。

【临床表现】少腹冷胀痛，睾丸坠胀，遇寒加重，或阴囊缩，痛引少腹，舌淡苔白润，脉沉弦。

【分析】寒凝肝脉，气血凝涩，故少腹胀痛，睾丸坠胀，遇寒痛重。寒主收引，肝脉受寒，则见阴囊冷缩，痛引少腹。苔白，脉沉弦，均属寒盛之象。

【治法】温经散寒，理气止痛。

三、脾与胃病辨证

脾胃病证皆有寒熟虚实之不同。脾之虚证以气虚、阳虚、脾失健运及中气下陷、脾不统血为常见证候。实证以寒湿困脾、湿热蕴脾为常见。胃病以受纳腐熟功能失常，胃寒、胃热，食滞胃脘及胃阴虚为常见证候。

（一）脾气虚

脾气虚是指脾气虚弱运化不健，或升举无力而反下陷，或不能统摄血液所表现的证候。多因饮食失调，劳倦过度及久病体虚所致。

【临床表现】纳少腹胀，大便溏薄，肢体倦怠，神疲乏力，气短懒言，形体消瘦，面色萎黄，或见肥胖、浮肿，舌淡苔薄，脉象缓弱。若兼脘腹坠胀，内脏下垂，久泄脱肛等症，称之为中气虚陷；若兼便血，月经过多，皮肤紫斑等症，是为脾不统血。

【分析】脾气不足，运化失健，故纳呆腹胀，大便溏薄。脾胃为后天之本，气血生化之源，脾气虚弱，气血生化之源不足，故肢体倦怠，气短懒言，面色萎黄。脾气虚弱久而下陷，称为中气虚陷，表现为内脏下垂、脱肛。脾主统血，脾气虚弱，统血无权而出现便血、月经过多、皮肤紫斑等多种慢性出血证。

【治法】治宜益气健脾，若中气虚陷用益气提升为法，若脾不统血用补气摄血为法。

（二）脾阳虚

脾阳虚是指脾阳虚衰所表现的虚寒证候。多由脾气虚发展而成，或过食生冷损伤脾阳所致。

【临床表现】腹胀纳少，大便溏薄清稀，四肢不温，或脘腹隐痛，喜温喜按，或面肢浮肿，小便不利，或见带下量多而稀白，舌淡胖苔白滑，脉沉无力。

【分析】脾阳虚则脾不健运，故腹胀纳少。由于证属虚寒，故脘腹隐痛，喜温喜按。

阳虚不能温煦，故四肢不温。阳虚阴盛，水湿不化则小便不利，泛溢肌肤则面肢浮肿；湿渗于下故妇女白带量多而稀白；湿流肠中则大便溏薄清稀。舌淡胖苔白滑，脉沉无力，均为阳虚寒盛之征。

【治法】若以泄泻为主症者宜温阳助运；若以水肿为主症者宜温脾利水。

（三）寒湿困脾

寒湿困脾是指寒湿内盛，困阻中阳所表现的证候。多因饮食不节，过食生冷，而致寒湿中阻；或冒雨涉水，久居湿地，外湿内侵，困阻脾阳所致。

【临床表现】脘腹胀闷，不思饮食，泛恶呕吐，口粘不爽，腹痛溏泄，头重身困或浮肿，苔白腻或舌淡胖，脉濡缓，小便短少，身目发黄，妇女白带量多。

【分析】脾为湿邪所困，升降失常，故脘腹胀闷，不思饮食，泛恶呕吐，腹痛溏泄。湿性黏滞重浊，阳气被困，故头重身困，口粘不爽。中阳被寒湿所困，水湿溢于肌肤，则为浮肿。舌淡胖，苔白腻，脉濡缓，皆为寒湿内盛之象。

【治法】温化寒湿。

（四）脾胃湿热

脾胃湿热证是指湿热蕴结脾胃所表现的证候。多由感受湿热外邪，或饮食不节所致。

【临床表现】脘腹痞闷，恶心欲吐，口粘而甜，肢体困重，大便溏泄不爽，小便短赤不利，或面目肌肤发黄，或皮肤发痒，或身热起伏，汗出热不解，舌红苔黄腻，脉濡数。

【分析】湿热之邪蕴结脾胃，升降失常，故脘腹痞闷，恶心欲吐。湿热上泛，故口粘而甜。湿性黏滞重浊，湿热阻遏，故身重困倦，大便溏泄不爽，小便短赤不利。湿性黏滞，湿热互结，故身热起伏，不为汗解，湿热内蕴脾胃，熏蒸肝胆，胆汁不循常道而外溢，故面目肌肤发黄，皮肤发痒。舌红，苔黄腻，脉滑数，均为湿热之征。

【治法】治宜清化湿热，若湿热黄疸宜用清热利湿退黄。

（五）胃火炽盛

胃火炽盛是指胃中火热炽盛所表现的实热证。多由平素过食辛辣之品，化热生火，或情志不遂，气郁化火所致。

【临床表现】胃脘灼热疼痛，吞酸嘈杂，或食入即吐，渴喜冷饮，消谷善饥，或牙龈肿痛溃烂，齿衄，口臭，大便秘结，小便短黄，舌红苔黄脉滑数。

【分析】胃火内炽，煎灼津液，故胃脘灼热疼痛，渴喜冷饮。肝经郁火横逆犯胃，肝胃气火上逆，则吞酸嘈杂，呕吐，或食入即吐。胃热盛腐熟水谷功能亢进，故消谷善饥。胃的经脉上络齿龈，胃热上蒸，故口臭，齿龈肿痛或溃烂。灼伤血络，迫血妄行，则齿衄。大便秘结，小便短黄，舌红苔黄，脉滑数，均为热盛之象。

【治法】清胃泻火。

（六）胃阴虚

胃阴虚证是指胃阴亏虚所表现的证候，多由湿热病后热盛伤津所致。

【临床表现】胃脘隐痛，饥不欲食，口燥咽干，大便干结，小便短少或干呕呃逆，舌红少津，脉细数。

【分析】胃阴不足，胃阳偏亢，虚热内扰，胃气不和，故胃脘隐痛。受纳失职，故饥不欲食。胃阴亏虚，津不上承，故口燥咽干。肠道津污，失却濡润，则大便干结。胃若和降而上逆，则为干呕呃逆。舌红少津，脉细数，均为阴虚内热之象。

【治法】滋养胃阴。

（七）胃寒证

胃寒证是指阴寒凝滞胃腑而出现的胃功能失常所表现的证候。胃寒证包括胃实寒、胃虚寒及胃虚停饮。多由胃阳素虚，复感寒邪，或过食生冷，寒凝于胃所致。

【临床表现】胃脘冷痛，痛势急剧，得温痛减，遇冷痛剧；或恶心呕吐，口淡不渴，畏寒肢冷；或脘痛绵绵，时发时止，得食痛减；或胃有振水声，呕吐清水，头晕目眩，舌淡苔白滑，脉沉紧或弦，或沉迟无力，或弱。

【分析】寒凝气滞，不通则痛，故胃脘冷痛，遇冷痛剧，温则寒散故得温则减。胃脘剧痛拘急，恶心呕吐，脉沉紧，均为胃实寒；因胃阳气虚损则脘痛绵绵，喜按喜暖，得食痛减，脉沉迟无力或弱，均为胃虚寒；胃中水声漉漉，呕吐清水，头晕目眩，脉弦，均为胃虚停饮之证。

【治法】温中散寒。

（八）食滞胃脘

食滞胃脘是指饮食停滞胃脘而表现的食积证候。多因饮食不节，暴饮暴食，或脾胃不健，食不消化引起信食停滞所致。

【临床表现】脘腹胀痛，拒按，嗳腐吞酸，厌食呕吐矢气酸臭，吐后痛减，大便不调，舌苔垢腻，脉滑或沉实。

【分析】饮食停滞，故脘腹胀痛。胃腑腐熟功能失常且胃失和降而上逆，故嗳腐吞酸。食积于内，拒绝受纳则厌食呕吐。食滞胃肠，传导失常，则矢气频频，臭如败卵，大便不调，或秘或泻。舌苔垢腻、脉滑，均为食滞之证。

【治法】消食导滞。

四、肺与大肠病辨证

肺的病证分虚实两大类，虚证多见肺气虚和肺阴虚，实证多由风寒燥热等外邪侵袭或痰浊阻肺所致。大肠病证常由湿热内侵或津液不足所致。

（一）肺气虚证

肺气虚证是指肺气不足而致功能活动减弱所表现的证候。多由慢性咳喘日久不愈损伤肺气，或气的生化不足所致。

【临床表现】咳喘无力，少气懒言，声低气怯，面色晄白，神疲体倦，或自汗畏风，易于感冒，舌淡苔白，脉象虚弱。

【分析】肺气亏虚，宗气不足，故咳喘无力，少气懒言，声低气怯。面色胱白，神疲体倦为气虚之共症。肺气不足，卫表不固，故见自汗畏风，易于感冒。舌淡苔白，脉象虚弱亦为气虚之象。

【治法】补益肺气。

（二）肺阴虚

肺阴虚是指肺阴亏耗，虚热内扰，肺失清肃所表现的证候。多由久咳伤阴，痨虫袭肺或邪热恋肺，耗伤肺阴所致。

【临床表现】干咳无痰，或痰少而粘难以咯出，甚或痰中带血，口燥咽干，声音嘶哑，形体消瘦，午后潮热，五心烦热，颧红盗汗，舌红步苔或无苔，脉细数。

【分析】肺阴不足，虚热内生，虚火灼肺，肺气上逆，故干咳无痰，或痰少而粘难以咯出。灼伤肺络，则咳痰带血。肺阴亏虚，津不上承，故口燥咽干，声音嘶哑。阴虚火旺，则潮热盗汗，五心烦热，颧红。舌红少津，脉象细数均为阴虚内热之证。

【治法】滋阴润肺。

（三）风热犯肺

风热犯肺是指由外感风热，侵犯肺卫所表现的证候。

【临床表现】咳嗽，痰稠色黄，鼻塞，流浊涕，口微渴，咽红疼痛，发热微恶风寒，苔薄黄，舌尖红，脉象浮数。

【分析】风热犯肺，肺失宣肃则咳嗽。热灼津液为痰，故痰稠色黄。邪热伤津故口渴。风热上扰则咽红疼痛。发热微恶风寒，苔薄黄，舌边尖红，脉象浮数，均为外感风热之象。

【治法】辛凉宣肺，化痰止咳。

（四）风寒束肺

风寒束肺是指风寒外袭，肺卫失宣所表现的证候。

【临床表现】咳嗽气促，痰稀色白，鼻塞涕清，或兼恶寒，喉痒，发热无汗，头身疼痛，苔薄白，脉浮紧。

【分析】风寒束肺，肺失宣发，故咳嗽气促，痰稀色白。鼻为肺窍，肺气失宣，鼻窍不利，故鼻塞而流清涕。肺合皮毛而主卫表，风寒袭表，卫气郁遏，故见恶寒、发热、无汗、头身疼痛。苔薄白，脉浮紧，均为风寒表实之征。

【治法】宣肺散寒，化痰止咳。

（五）痰浊阻肺

痰浊阻肺是指痰浊阻滞，以致肺气上逆所表现的证候。常因久咳伤肺，肺津不布，停聚为痰，或脾气亏虚聚湿成痰，上渍于肺所致。

【临床表现】咳嗽痰多质粘，易于咯出，胸闷气促，甚则气喘痰鸣，不能平卧，舌淡苔白腻，脉滑或濡缓。

【分析】痰浊阻滞，肺气上逆，则咳嗽痰多，痰粘且易于咯出。痰浊阻滞气道，肺气不利，则胸闷气促，甚则气喘痰鸣，不能平卧。舌淡苔白腻，脉滑，均为湿痰内阻之征。

【治法】燥湿化痰，降气和中。

（六）热邪壅肺

热邪壅肺是指热邪壅盛、肺失宣肃所表现的实热证候。多因温热之邪从口鼻侵入，或风寒、风热入里化热，内壅于肺所致。

【临床表现】壮热烦渴，咳嗽痰稠色黄，甚则鼻翼煽动，或胸闷痛，咳吐脓血臭痰，小便短赤，大便干结，舌红苔黄，脉象滑数。

【分析】里热蒸腾则壮热烦躁。热壅于肺，肺气上逆则咳嗽。邪热熬炼津液为痰，故痰稠色黄。热灼津液故口渴。痰热壅盛，气道不利，则见鼻煽动。若见咳吐脓血腥臭，是痰热阻滞肺络，热壅血瘀血腐为脓所致，称为“肺痈”。小便短赤，大便干结，舌红苔黄，脉象滑数，均为里热之象。

【治法】清肺泄热，宣肺平喘，若肺痈吐脓治宜清热排脓。

（七）大肠湿热

大肠湿热是指湿热侵袭大肠而泄泻或痢疾所表现的证候。多因饮食不节或饮食不洁，湿热蕴结大肠所致。

【临床表现】腹痛下痢，赤白粘冻，里急后重，或暴注下泄，热臭色黄，肛门灼热，小便短赤或发热口渴，苔黄腻，脉滑数。

【分析】湿热重灼，伤及气血，热腐为脓，故下痢赤白粘冻。湿热蕴结大肠，壅阻气机，故腹痛里急后重。湿热侵犯大肠，津为热迫而下注，则见暴注下泄，热臭异常且粪色黄褐。热炽肠道则肛门灼热。水液大量从大便外泄，故小便短赤。热邪为患，故有发热口渴。舌苔黄腻，脉滑数，均为湿热之象。

【治法】清肠化湿。

五、肾与膀胱病辨证

肾与膀胱病症可分为虚实两类，虚证为肾阳虚、肾阴虚、肾精不足、肾气不固、肾不纳气，实证为膀胱湿热。

（一）肾阳虚

肾阳虚是指肾脏阳气虚衰所表现的虚寒证候。多由素体阳虚、年高肾亏、久病伤肾以及房劳过度、阴损及阳所致。

【临床表现】畏寒肢冷下肢尤甚，面色㿠白，眩晕耳鸣，腰膝冷痛或男子阳痿、早泄，女子宫寒不孕，性欲减退，精神萎靡，夜尿多，或尿少浮肿，五更泄泻，或小便频数清长，舌淡苔白，脉沉细迟无力或弱。

【分析】肾阳虚衰，温煦无力，故畏寒肢冷，面色㿠白。肾气不充，故眩晕耳鸣。腰为肾之府，肾主骨，阳虚无力温养，故腰膝冷痛，命门火衰，生殖机能减退，故阳痿或女子宫寒不孕。夜间属阴，原本不足之阳气更虚，故夜尿多。如肾阳虚衰，气化无力，膀胱气化不利，水液内停，则出现尿少浮肿。阳气虚衰，不能蒸化水液，故小便频数清长。舌淡苔白，脉沉迟无力或弱，均属肾阳虚衰之象。

【治法】温补肾阳。

（二）肾阴虚

肾阴虚是指肾阴不足，虚火内扰所表现的证候。多因久病伤肾，或房劳过度，或情志内伤，或暗耗肾阴所致。

【临床表现】健忘失眠口咽干燥，腰膝疲软而痛，眩晕耳鸣，齿浮发落，形体消瘦，五心烦热，颧红盗汗，男子遗精早泄或精少不育，女子经少或闭经，或崩漏，舌红苔少津，少苔或无苔，脉象细数。

【分析】肾阴亏虚，不能生髓、养脑、充骨，故健忘失眠，眩晕耳鸣，腰膝疲软，齿浮发落。阴虚生内热，故见五心烦热，颧红盗汗。肾阴亏虚，肾精不足，故男子精少不育，女子经少或闭经。虚热内扰则男子遗精，女子崩漏。舌红苔少，脉细数，均为阴虚内热之象。

【治法】滋补肾阴。

（三）肾不纳气

肾不纳气是指肾气亏虚，气不归元所表现的证候。多因久喘伤肺，肺虚及肾，房劳过度，耗伤肾气，气不归元所致。

【临床表现】久喘止，呼多吸少，气不得续，动则喘甚，腰膝疲软，神倦自汗，舌淡脉弱。或兼面赤心烦，手足心热，口干咽燥，舌红少苔，脉细数。或兼畏寒肢冷，面浮足肿，脉沉细无力。

【分析】肾主纳气，肾虚则摄纳无权，气不归元，故呼多吸少，气不得续，动则喘甚。肾气不足，腰膝失养，故腰膝痠软。气虚卫外不固，故神倦自汗。舌淡脉弱为气虚之征。若气虚久延伤阴而为肾阴虚者，则见面赤心烦，手足心热，口干咽燥，舌红少苔，脉细数等，均为阴虚内热之征。若气虚发展至阳虚，则畏寒肢冷。阳虚不能化气行水，故面浮足肿。

【治法】肾气虚以补肾纳气为法，肾阴虚以滋肾纳气为法，肾阳虚以温肾纳气为法。

（四）肾气不固

肾气不固是指肾气不足，固摄失职所表现的证候。多因幼年肾气未充，或高年肾气已衰，或房劳过度，或久病伤肾所致。

【临床表现】腰膝痠软，神疲，耳鸣，小便频数而清长，尿后余沥不尽，遗尿失禁，男子滑精早泄，女子月经淋漓不尽，白带清稀量多，胎动易滑，舌淡苔白，脉象沉弱。

【分析】肾气不足，腰膝失养，故腰膝痠软。肾气亏虚则机能活动减退，故神疲、耳鸣。肾气不固，膀胱失约，则小便频数而清长，尿后余沥不尽或遗尿失禁。若封藏失职，精关不固，则滑精早泄；带脉失固则白带清稀；任脉失养，胎元不固，则易流产。舌淡苔白，脉沉弱，为肾气虚衰之象。

【治法】补肾固摄。

（五）膀胱湿热

膀胱湿热是湿热侵袭，致膀胱气化功能失司所表现的证候。多由外感湿热，侵入膀胱，或饮食不节，湿热内生，下注膀胱所致。

【临床表现】尿急尿频，小腹胀痛迫急，排尿有灼热涩痛感，尿少黄赤或有砂石，甚则尿血或有发热腰痛，舌质红，苔黄腻，脉滑数。

【分析】湿热蕴结，膀胱气化失常，排尿功能障碍，故见尿急尿频，小腹胀痛迫急，排尿有灼热涩痛感。湿热蕴蒸，故小便黄赤。煎熬津液，滓质聚而成为砂石，伤及血络，则见尿血。湿热郁蒸，热淫肌表，可见发热。腰为肾府，膀胱腑病及脏，则见腰痛。舌质红，苔黄腻，脉滑数，均为湿热之象。

【治法】清热利水通淋为法，若尿有砂石，治宜清热排石、利尿通淋为法。

六、脏腑兼病辨证

人体是一个有机的整体，因而在发生疾病时，可以互相影响。凡两个或两个以上脏器相继或同时发病的，称为脏腑兼病。

脏腑兼病的发生，一般在具有表里关系的脏腑之间，或具有生克乘侮关系的脏与脏之间，兼病易于发生。了解和掌握脏腑兼病的一般传变规律，对于临床分析和判断病情的发展变化，有较高的实用价值。

下面介绍常见的脏腑兼病辨证。

（一）心肾不交

心肾不交是指心肾之间水火既济失调所表现的证候。多由久病伤阴，或房事不节，或妄想多思、五志化火，或外感热病心火独亢所致。

【临床表现】虚烦不寐，心悸健忘多梦，腰膝疲软，眩晕耳鸣，五心烦热，咽干口燥，梦遗早泄，舌红少苔或无苔，脉细数。

【分析】心阳偏亢，心神不宁，故虚烦不寐，心悸健忘。心肾阴虚，故腰膝痰软，眩晕耳鸣。虚火妄动，则梦遗早泄。五心烦热，咽干口燥，舌红少苔，脉细数，均为阴虚火旺之象。

【治法】滋阴降火交通心肾。

（二）心脾两虚

心脾两虚是指由心血不足，脾气虚弱所表现的证候。多由病后失调，或慢性失血，或劳心过度，或饮食不节所致。

【临床表现】失眠多梦，心悸健忘，面色萎黄，神倦乏力，食欲不振，腹胀便溏。或皮下出血，或妇女月经量少色淡，淋漓不尽，甚至闭经。舌质淡，脉象细弱。

【分析】心血不足，神失所养，故失眠多梦，心悸健忘。血虚不荣，故面色萎黄。气虚机能减退，故神倦乏力。脾气虚弱，健运失职，故食欲不振，腹胀便溏。脾虚统血无力，故皮下出血，月经淋漓不尽。血虚导致冲任衰少，可致月经量少，甚至闭经。舌质淡，脉象细弱，均为气血两亏之象。

【治法】补益心脾。

（三）肝肾阴虚

肝肾阴虚是指肝肾两脏阴液不足，虚热内扰所表现的证候。多由久病失调阴血内耗，或房劳过度，肾精亏损，或七情内伤阴血暗耗所致。

【临床表现】头晕目眩，腰膝疲软，胁痛耳鸣，失眠多梦，健忘，咽干口燥，五心烦热，颧红盗汗，男子遗精，女子少经，舌红苔少，脉细数。

【分析】肝肾阴虚，肝阳上亢则头晕目眩。肾阴不足则腰膝疲软，耳鸣。肝阴亏虚，经脉失养而胁痛。虚热内扰，心神不安故失眠多梦。阴虚内热，故咽干口燥，五心烦热，颧红盗汗。虚火扰动精室则见梦遗。肝肾阴亏，冲任空虚故月经量少。舌红苔少，脉细数，均为阴虚内热之象。

【治法】滋补肝肾。

(四)肝脾不调

肝脾不调是指肝失疏泄,脾失健运所表现的证候。多由情志不遂,肝气郁结或饮食不节,劳倦伤脾所致。

【临床表现】胸胁胀痛,常喜叹息、情志抑郁或急躁易怒,食欲不振,腹胀便溏,肠鸣矢气,或腹痛欲泻,泻后痛减,苔白或腻,脉弦。

【分析】肝郁气滞,故胸胁胀痛。叹息则气郁得达,胀闷得舒,故常喜叹息。肝气郁结,则精神抑郁。肝失柔和,则急躁易怒。脾失健运,故腹胀便溏。若以肠鸣矢气,腹痛欲泻,泻后痛减为主症者,称为痛泻,是肝木乘脾所致。

【治法】疏肝健脾,若是痛泻,宜用柔肝止痛、健脾止泻之法。

(五)肝胃不和

肝胃不和是指肝气郁滞,横逆犯胃,胃失和降所表现的证候。多由情志不遂,肝郁气滞,横逆犯胃所致。

【临床表现】胃脘连胸胁胀闷疼痛,窜痛、嗳气、呃逆,嘈杂吞酸,情绪抑郁,烦躁易怒,善叹息,食纳减少,苔薄白或黄,脉弦。

【分析】肝郁气滞,则胸胁胀闷疼痛,烦躁易怒。肝气犯胃,肝胃气滞,则胃脘胀痛并牵及两胁。胃失和降而上逆则嗳气,呃逆。肝胃气火内郁则嘈杂吞酸。弦为肝脉。

【治法】疏肝和胃。

(六)脾肾阳虚

脾肾阳虚是指脾肾两脏阳气虚衰而表现以泄泻或水肿为主症的虚寒证候。多由久病耗伤阳气,泻痢经久,脾阳衰微不能充养肾阳,水邪久踞,肾阳虚衰不能温养脾阳所致。

【临床表现】腰膝腹部冷痛,面色㿠白,下利清谷,甚至五更泄泻,完谷不化,粪质清冷,或面浮肢肿,甚则腹部胀满如鼓,小便不利,畏寒肢冷,精神萎靡,舌质淡胖,苔白滑,脉沉弱。

【分析】阳气虚衰,不能温煦形体,故腰膝腹部冷痛,面色苍白,畏寒肢冷。脾阳虚衰,损及肾阳,命火衰微,则下利清谷,五更泄泻。脾肾阳虚,水湿不运,故面浮肢肿,甚则腹部胀满,小便不利。舌淡胖,苔白滑,脉沉弱,均为阳虚阴盛之象。

【治法】温补脾肾。

(七)肺肾阴虚

肺肾阴虚是指肺肾两脏阴液不足,虚热内扰所表现的证候。多由久咳不愈,耗伤肺阴,损及肾阴,或因肾阴亏虚,或房劳过度,肾虚及肺所致。

【临床表现】干咳无痰或痰少而粘，或痰中带血，口燥咽干，或声音嘶哑，腰膝疫软，男子遗精，女子月经量少或闭经或崩漏，形体消瘦，骨蒸潮热，颧红盗汗，舌红苔少，脉细数。

【分析】阴虚燥热，肺失清润，故干咳无痰或痰少而粘。虚火灼伤肺络，则痰中带血，熏灼会厌，故声音嘶哑。肾阴亏虚，则腰膝疫软。阴血不足，肌肉失养，故形体消瘦。虚火内蒸，则骨蒸潮热。阴虚内热，虚火上炎则颧红；内扰营阴则盗汗；扰动精室则遗精。阴血不足致经少，虚火内炽，迫血妄行则经期提前、量多，甚至崩冲。舌红苔少，脉细数，均为阴虚内热之象。

【治法】滋补肺肾。

（八）脾肺气虚

脾肺气虚是指脾肺两脏气虚而表现以气短咳喘、纳呆便溏为主症的虚弱证候。多由久咳伤肺，肺虚及脾，或饮食所伤，劳倦伤脾，不能输精于肺所致。

【临床表现】气短而喘，久咳不止，痰多稀白，食欲不振，神倦乏力，腹胀，大便稀溏，声低懒言，甚则面浮足肿，舌淡苔白，脉细弱。

【分析】久咳不止，肺气受损，故气短而喘。脾虚运化不健，故腹胀，便溏。气虚水津不布，聚温成痰，故痰多稀白。气虚机能减退，故食欲不振，神倦乏力，声低懒言。脾虚水湿不运，泛溢肌肤，故面浮足肿。舌淡苔白，脉细弱，均为气虚之象。

【治法】补益脾肺。

第三节　六经辨证

六经辨证，是东汉张仲景在《素问·热论篇》的基础上，结合伤寒病证的病变特点而总结出来的，是《伤寒论》辨证论治的纲领，主要用于外感病的一种辨证方法。它将外感热病演变过程中所表现的各种复杂的证候，归纳为三阴三阳六大类型作为论治的依据：即太阳病、阳明病、少阳病，合称为三阳病；太阴病、少阴病、厥阴病，合称为三阴病。因此，后世将其称为六经辨证。

六经辨证是经络、脏腑病理变化的反映，三阳病证以阳经和六腑病变为基础，三阴病证以阴经和五脏病变为基础。以病变部位分，则太阳主表，阳明主里，少阳主半表半里，三阴均属于里。从邪正盛衰及病变性质分，凡正盛邪实，抗病力强，病势亢奋，表现为热为实的多属三阳病证，治疗以祛邪为主；凡抗病力衰弱，病势虚衰，表现为虚为寒的，多属三阴病证，治疗以扶正为主。

一、太阳病

太阳主一身之表，是六经的最外层，具有卫外的作用。病在太阳，就意味着病邪在表，属于外感疾病的初期阶段。由于病人体质的不同和感受风寒之邪有所偏重，又分为太阳中风证和太阳伤寒证。

（一）太阳中风证

太阳中风证是风邪袭表，营卫不和所表现的证候。本证属表寒虚证。

【临床表现】发热，恶风，头项痛，汗自出，脉浮缓。

【分析】卫外之阳气与邪气相搏，故发热。风邪袭表，太阳经气不利，故头项痛。风性疏泄，风邪外袭，腠理疏松，营阴不能内守，故恶风而汗自出。脉浮主表，因汗出腠理疏松，故脉兼缓。

【治法】解肌祛风，调和营卫。

（二）太阳伤寒证

太阳伤寒证是寒邪袭表，卫阳被遏，营阴凝滞所致的证候。本证属表寒实证。

【临床表现】恶寒，发热，头痛项强，身痛，骨节酸痛，无汗，或喘咳，苔薄白，脉浮紧。

【分析】寒邪袭表，故恶寒。卫阳被遏，与邪相争，故发热。寒性凝滞，营阴凝涩则经气不利，故头痛项强，身痛，骨节酸痛。肺合皮毛，腠理闭塞，肺气不宣，故无汗或喘咳。苔薄白，脉浮紧，为寒邪袭表之征。

【治法】发汗解表，宣肺平喘。

二、阳明病

阳明病是外感热病过程中正邪剧争的极期阶段，其特点是阳热炽盛，性质属里实热。阳明病分为热证和实证两大类型，若里热亢盛肠中尚无燥屎内结，称为阳明热证，治当清法；若热邪与肠中糟粕相搏结而成燥屎，腑气通降失顺，称为阳明实证，治宜泻下。

（一）阳明热证

阳明热证为阳明邪热弥漫全身，而肠中尚无燥屎内绪的证候。

【临床表现】身大热，汗大出，口大渴引饮，心烦躁扰，气粗似喘，面赤，不恶寒反恶热，脉洪大，舌苔黄燥。

【分析】阳气里热亢盛，蒸腾于外，故身大热。热蒸于里，迫津外泄，故汗大出。汗出伤津，故口大渴。邪不在表，里热亢盛，故不恶寒而反恶热。阳热亢盛，故脉来脉大。热盛伤津，故舌苔黄燥。

【治法】清热生津。

（二）阳明实证

阳明实证为邪热传里，与肠中糟粕相搏而成燥屎内结的证候。

【临床表现】汗出连绵，腹满硬痛拒按，大便秘结，午后潮热，烦躁谵语，甚则神昏，舌苔黄燥，或焦黄起刺，脉沉实有力。

【分析】里热炽盛，蒸腾于外，则身热汗出，午后阳明经气旺时发热更甚。热邪与肠中燥屎相结，腑气不通，故便秘腹满硬痛而拒按。燥热之邪上蒸熏灼，神明被扰，故烦躁谵语，甚则神昏。热盛劫津，则舌苔黄燥或焦黄起刺。燥热内结，则脉见沉实有力。

【治法】通腑泄热。

三、少阳病

少阳病证是病邪既不在表，又未入里，而在半表半里所表现的证候。多因太阳病不解，邪气内侵，郁于胆腑与三焦，正邪分争于半表半里之间，以致枢机不利所致。此时因病邪已不在太阳，故不应解表，病邪不在阳明，也不应攻里，故少阳病的治疗宜用和解的方法。

【临床表现】寒热往来，胸胁苦满，默默不欲饮食，心烦喜呕，口苦，咽干，目眩，脉弦。

【分析】邪入少阳，邪正相争于半表半里，邪胜正却则恶寒，正胜邪退则发热，邪正交争，故一阵寒一阵热。呈现寒热往来之症。少阳经脉布于胸胁，邪犯少阳，故胸胁苦满。胆气郁而横逆犯胃，胃失和降，故默默不欲饮食而时时欲呕。肝火上扰则心中烦热。胆火上炎则口苦咽干而目眩。肝胆为病则脉弦。

【治法】和解少阳。

四、太阴病

太阴病证是脾阳虚衰，寒湿内停所表现的证候。太阴主湿，为三阴之屏障，病入三阴，太阴首先受邪，因此，太阴病为三阴病的初期阶段。可由三阳病失治，误治损伤脾阳或因脾阳素虚，寒邪直中太阴所致。

太阴属脾，与阳明胃相表里。胃阳旺盛，则邪从燥热而化，脾阳不足则邪从寒湿而化，因此，阳明病属里实热证，太阴病属里虚寒证。

【临床表现】腹满时痛，喜得温按，食欲不振，呕吐腹泻，口不渴，四肢欠温，舌淡苔白，脉象缓弱。

【分析】脾胃虚寒，功能失调，寒湿内停，升降失常，清阳不升故腹泻；浊阴不降故腹满呕吐，食欲不振。病属虚寒，故腹痛喜得温按，口不渴，舌淡苔白，脉缓弱。

【治法】温中散寒。

五、少阴病

少阴病是外感病过程中的后期阶段，病情多属危重。少阴包括心肾，为水火之脏，阴阳之根，病入少阴，损及心肾，阳气虚衰，阴血耗伤，心肾机能衰退，以脉微细但欲寐为主要脉症。由于体质和病因不同，少阴病有热化证和寒化证两大类型，少阴热化证是指阴虚阳亢，从阳化热，表现为阴虚火旺的证候；少阴寒化证是指心肾阳气衰微，邪从寒化，表现为全身性虚寒证候。但就伤寒而言，少阴病以心肾阳衰的少阴寒化证为多见。

（一）少阴热化证

少阴热化证是病邪从火化热伤阴，表现为心肾阴虚火旺的证候。

【临床表现】心烦不寐，口燥咽干，舌尖红赤，脉细数。

【分析】邪入少阴从阳化热，热灼阴伤，肾水下亏不能上济于心，而心火独亢，故心烦不寐。阴津亏耗，故咽干口燥。心火亢盛则舌尖红赤。阴虚火旺则脉象细数。

【治法】滋阴降火。

（二）少阴寒化证

少阴寒化证是病邪入内，从阴化寒，表现为阴寒内盛而阳气衰微的全身性虚寒证候。

【临床表现】无热恶寒，四肢厥冷，下利清谷，神倦嗜卧，欲吐不吐，小便清长，舌淡苔白，脉象沉微。

【分析】阳气衰微，阴寒内盛，故无热恶寒。阳衰不能温煦，故四肢厥冷。命火衰微，水谷不化，故下利清谷。神气失养，故出现神志不清的嗜睡状态。舌淡苔白，脉象沉微，均为阳衰阴盛之象。

【治法】回阳救逆。

六、厥阴病

病至厥阴为病变的最后阶段。由于正邪剧争，致使体内阴阳失调，病变多表现出寒热各走极端的现象。正气盛则发热，邪气盛则生寒，故厥阴的病变主要是寒热互见和寒热的交替出现。即所谓的厥热胜复，热多为阳回的征象，表示病情好转，厥多为阴盛，表示病情加重，若厥而不复为阳气虚衰，表示病情严重。

【临床表现】口渴饮水不止，气上冲心，胸中疼热，饥而不欲食，四肢厥逆，下利呕吐或吐出蛔虫。

【分析】正邪交争，阴阳胜复，气机逆乱，造成寒热错杂。膈上有热则口渴饮水不止。气逆上冲心胸故胸中热痛。气机逆乱，阴阳气不相顺接，故四肢厥逆。胃肠有寒，胃失和降，故饥而不欲食，呕吐下利。或蛔虫栖息环息不合而窜动，故吐出蛔虫。

【治法】温清并用，寒热同治。

第四节　卫气营血辨证

卫气营血辨证是外感温热病的一种辨证方法。是清代叶天士根据《黄帝内经》卫气营血的生理概念，在伤寒六经辨证的基础上所创立的。温热病是感受温热病邪所引起的急性发热性疾病的总称。其特点是初起即见热象偏热，病情发展较快，易干化燥伤阴，甚至动风、动血。

卫气营血辨证，是将外感温热病发生和发展过程中所表现的证候，概括为卫分、气分、营分、血分四类不同证候，以阐明温热病病位的深浅、病情轻重的四个不同阶段。临床上就根据这四个阶段所表现的不同证候，作为辨证论治的依据。

外感温热病多起于卫分，渐次内传气分、营分和血分。病在卫分病情较轻浅，邪尚在表；病到气分病情较重，邪已入里；病至营分病情更重，邪热入于心营；病到血分则病情最重，邪已深入肝肾，这是卫气营血传变的一般规律。由于四时季节的不同，病邪性质的差异，以及患者体质的强弱，亦有不按上述的传变规律传变的。起病一开始即见气分证或营分证、血分证，或卫分之邪不解又兼见气分或营分的是为卫气同病或卫营同病，或气分之邪不解而有营分或血分之见症，形成气营同病或气血两燔。亦有卫分之邪不经气分阶段，而直接传入营血，称为逆传心包。

一、卫分证

卫分证，是温热病邪侵犯肌表，卫气功能失常所表现的表热证。多见于温热病初期阶段，由于肺主皮毛，卫气通于肺，故卫分证常见肺经病变的症状。

【临床表现】微恶风寒，发热，无汗或少汗，咳嗽有痰，头痛，咽红肿痛，口干微渴，舌边或舌尖红，苔薄白或微黄，脉浮数。

【分析】温邪犯表，卫气被郁，开合失司，故微恶风寒，发热，无汗或少汗，头痛苔薄白等。肺合皮毛，与卫气相通，卫气被郁，则肺气失宣，故咳嗽。咽喉为肺之门户，温邪袭肺，故咽红肿痛。温邪在表，故脉浮数，苔薄黄，舌边尖红。温邪化热，易伤阴液，故初起即感口微渴。

【治法】辛凉解表。

二、气分证

气分证，是温热病邪内入脏腑，正盛邪实，正邪剧争而出现阳热亢盛的里热证。其主要表现以发热，不恶寒，口渴，舌红，苔黄，脉数为特点。多因卫分病不解，邪热内传，入于气分，或温热之邪直犯气分所致。

由于邪犯气分所在脏腑部位不同，故反映的证候也就有多种类型，常见的证候有邪热壅肺、热扰胸膈、胃热亢盛、热结肠道等。

【临床表现】发热，不恶寒而反恶热，舌红苔黄，脉数。常伴有心烦，口渴，汗出，小便短赤等症。咳喘气粗，胸痛，咯痰黄稠；心烦懊侬，坐卧不安，胸膈灼热如焚；或壮热，烦渴喜冷饮，大汗出，脉洪大；或日晡潮热，便秘或纯利稀水，腹胀满硬痛，拒按；或寒热如疟，胁痛，口苦，心烦，干呕，脉弦数等。

【分析】温热邪气入里，里热炽盛，故发热，不恶寒反恶热，心烦，口渴，尿黄，舌红苔黄，脉数等。热邪壅肺，肺失宣降，故咳喘气粗，胸痛，咯痰黄稠等。热扰胸膈，郁而不宣，故心烦懊侬，坐卧不安或胸膈灼热如焚。胃热亢盛，里热蒸腾，则有壮热，口大渴，汗大出，脉洪大等症。若热结肠道，腑气不通，则日晡潮热，大便秘结或纯利稀水，腹部胀满硬痛，拒按，舌苔黄燥或黑而干焦。若邪郁于胆，枢机不利，则寒热如疟，胁痛，口苦，心烦，干呕，脉弦数。

【治法】若热邪壅肺治宜清肺泄热；若热扰胸膈轻者以清透郁热为法，重者治宜清热泻火通便；若胃热亢盛治宜清热生津；若热结肠道治宜苦寒攻下；若邪郁于胆治宜清热利胆。

三、营分证

营分证是温热病邪内陷的深重阶段。多由气分病不解，传变入营；亦有由卫分病邪直接内陷于心包，称为“逆传心包”，或一发病即邪在营分。营行脉中，内通于心，故营分证以营阴受损、心神被扰的病变为其特征。营分介于气分和血分之间，若病势由营转气，是病情好转的表现；由营入血，则表示病情加重。

【临床表现】身热夜甚，口反不甚渴，心烦不寐，甚则神昏谵语，斑疹隐现，舌质红绛，脉细数。或灼热，昏愦不语，舌謇，肢厥，舌绛，脉数。

【分析】温热之邪深入营分灼伤营阴，真阴受损，故身热夜甚，口反不甚渴，脉细数。热扰心神，故心烦不寐，甚则神昏谵语。热灼血络有迫血外溢之势，故斑疹隐现。舌质红降为邪热入营之象。若温邪内陷心包，灼液为痰，痰热阻闭心之包络，神志被蒙，故神昏或昏愦不语。舌为心窍，痰热阻于心窍，故舌体强硬而语言不利。邪热闭遏于内，以致阳气反不能外达四肢，故身体灼热而四肢厥冷。舌绛脉数，均为心营热盛之象。

【治法】若热伤营阴治宜清营泄热；若热入心包治宜清心开窍。

四、血分证

血分证是温热病变发展的最后阶段，也是病变最深重的阶段。可由营分传变而来，或邪热直入血分所致。心主血，肝藏血，故邪热深入血分，势必影响心、肝两脏。而邪热久羁，耗伤真阴，病又累及于肾，故血分证以心、肝、肾病变为主。临床表现除具有营分证候且更为严重之外，尤以耗血、动血、伤阴、动风为特征。

【临床表现】在营分证的基础上，更见高热，躁扰如狂或昏狂、谵妄，斑疹透露，色紫黑，吐血，衄血，便血，尿血，舌质深绛和绛紫，脉细数。或见抽搐，颈项强直，角弓反张，目睛上视，牙关紧闭，四肢厥冷。或见持续低热，暮热早凉，五心烦热，神疲欲寐，耳聋形瘦。

【分析】本证多由营分传变而来，或邪热直入血分所致。故具有营分证候表现但更为严重，如高热，躁扰，昏狂、谵妄，舌深绛或绛紫。血热迫血妄行，故见斑疹透露，吐血，衄血，便血，尿血等各种出血症状。血热灼伤肝经，筋脉失养，则见抽搐，角弓反张等热盛动风之象。温病后期，灼热久留，致肝肾真阴亏损，虚热内生，故持续低热，暮热早凉，五心烦热，神疲欲寐。肾开窍于耳，肾精不足则耳聋。热邪伤阴，故脉细数。舌质深绛或紫绛，是热在血分的特征。

【治法】热入血分以出血为主者，治宜凉血散瘀为法。热极生风以动风为主者，治宜凉肝熄风为法。肾阴耗损治宜滋阴养液为法。

课后练习题

一、名词解释

1. 脏腑辨证：

2. 心脾两虚：

3. 心脉痺阻：

4. 脏腑兼病：

5. 阳明病：

二、选择题

1. 下列哪项是内伤杂病最主要的辨证方法（　）

A. 八纲辨证　　B. 经络辨证　　C. 气血津液辨证　　D. 脏腑辨证

2. 咳嗽气促，痰稀色白，鼻塞流鼻涕，最长见于（ ）

A. 风寒束肺　　B. 风热犯肺　　C. 肺阴虚　　D. 肺气虚

3. 下列哪项不是肺阴虚的证候（ ）

A. 干咳无痰　　B. 痰少而粘　　C. 口燥咽干　　D. 咳喘无力

4. 胸闷心痛，痛引肩背，时发时止，最常见于（ ）

A. 心阴虚　　B. 心气虚　　C. 心阳虚　　D. 心脉痹阻

5. 神志不清，喉中痰鸣，舌苔白腻是下列何证的辨证依据（ ）

A. 心肾不交　　B. 痰湿阻肺　　C. 痰迷心窍　　D. 肝风内动

6. 肝火上炎的主证之一是（ ）

A. 口舌生疮　　B. 目赤肿痛　　C. 鼻流黄涕　　D. 耳鸣耳聋

7. 病人心悸失眠，健忘、多梦，五心烦热，盗汗，舌红少津，脉细数，证属（ ）

A. 肝血虚　　B. 心阴虚　　C. 肝阴虚　　D. 肺阴虚

8. 病人胃脘疼痛，遇寒加剧，得温则减，口泛清水，苔白滑，脉沉迟，属于（ ）

A. 脾阳虚　　B. 寒湿困脾　　C. 胃寒证　　D. 脾胃气虚

9. 张某，头晕胀痛，固红耳赤，口苦咽干，急躁易怒，便秘尿赤，舌红苔黄，脉弦数，此属（ ）

A. 肝气郁结　　B. 肝火上炎　　C. 肝阴不足　　D. 肝阳上亢

10. 疲倦乏力，声低懒言多见（ ）

A. 肝郁脾虚　　B. 心肺气虚　　C. 肺肾两虚　　D. 脾肺气虚

三、填空题

1. 脏腑辨证包括______辨证、______辨证和______辨证三部分。

2. 肝气郁结的主要证候有精神_____，胸闷不舒，常喜_____胁助_____苔白脉弦等。

3. 胃寒证的主要证候有胃脘______痛。遇______加剧，得______则减，口泛清水，苔白滑，脉沉迟。

4. 肺阴虚多由久咳伤______，______袭肺，或热病后期，邪热恋肺，耗伤肺阴所致。

5. 心肾不交的主证有虚烦______，心悸健忘，______耳鸣，______酸软，______烦热，咽干口燥等。

四、判断题

1. 证即证候，是疾病发生和演变过程中某一阶段本质的反映。（ ）

2. 八纲，是指阴、阳、表、里、寒、热、虚、实八个辨证纲领。（ ）

3. 寒证的主要证候表现是面色赤，身热，手足温暖，不恶寒反恶热，口渴，饮水多且喜冷饮，小便短赤，唇红而干，舌质红，苔黄燥，脉数或洪滑。（ ）

4. 寒热错杂证常见有四种：表见寒证而里见热证的表寒里热证；表见热证而里见寒证

的表热里寒证；上部见热证而下部见寒证的上热下寒证；上部见寒证而下部见热证的上寒下热证。（ ）

5. 寒湿困脾是指寒湿内盛，困阻中阳所表现的证候。（ ）

6. 肾阴虚是指肾脏阳气虚衰所表现的虚寒证候。（ ）

7. 脾气虚是指脾气虚弱运化不健，或升举无力而反下陷，或不能统摄血液所表现的证候。（ ）

8. 少阴热化证是病邪从火化热伤阴，表现为心肾阴虚火旺的证候。（ ）

9. 气分证，是温热病邪侵犯肌表，卫气功能失常所表现的表热证。（ ）

10. 血分证是温热病变发展的最后阶段，也是病变最深重的阶段。（ ）

五、简答题

1. 什么是脏腑辨证的理论依据?

2. 心血虚和心阴虚有哪些临床表现?

3. 叙述肝气郁结的临床表现。

4. 何谓脾气虚?其临床表现有哪些?

5. 简述风热犯肺的成因、临床表现。

六、思考题

1. 叙述肾阴虚的临床表现。

2. 叙述心脾两虚的临床表现及治疗。

第十章　预防与治则

中医学在长期的发展过程中，逐渐形成了比较完整的预防和治疗的理论及方法，有效地指导着中医的临床实践，为人类的健康事业作出了突出的贡献。

第一节　预防

预防，就是采取一定的措施，防止疾病的发生与发展。中医学历来非常重视预防，如早在《黄帝内经》中就提出了“治未病”的预防思想，强调“防患于未然”。又如《素问·四气调神大论》说，“圣人不治已病治未病，不治已乱治未乱……夫病已成而后药之，乱已成而后治之，譬犹渴而穿井，斗而铸锥，不亦晚乎！”这就生动地指出了“治未病”的重要意义。预防为主，是我国卫生工作四大方针之一，是卫生工作的首位。它包括未病先防和既病防变两个方面。

一、未病先防

未病先防，就是在疾病未发生之前，做好各种预防工作，以防止疾病的发生。疾病的发生，关系到邪正两个方面。邪气是导致疾病发生的重要条件，而正气不足是疾病发生的内在原因和根据。外邪通过内因而起作用。因此，治未病，必须从这两方面着手。

（一）调养身体，提高正气抗邪能力

正气的强弱，直接关系到抗邪能力。一般来说，体质壮实者，正气充盛；体质虚弱者，正气不足。《素问·刺法论》说，“正气存内，邪不可干”，因此，增强体质，是提高正气抗邪能力的关键。增强体质要注重适应自然规律，调养精神，加强身体锻炼以及人工免疫等。

1. 适应自然规律。人的生命活动是遵循自然界的客观规律而进行的，人体自身具有与自然变化规律基本上相适应的能力，如果人们掌握其规律，主动地采取各种摄生措施适应其变化，就能增强正气，避邪防病。如《素问·四气调神大论篇》说，“春夏养阳，秋冬养阴，以从其根”。又如《素问·上古天真论》说，“其知道者，法于阴阳，和于术数，饮食有节，起居有常，不妄作劳，故能形与神俱，而尽终其天年，度百岁乃去”，意思是

要保持身体健康，精力充沛，益寿延年，就应该懂得自然变化规律，适应自然环境的变化，对饮食起居，房事，劳逸等有适当的节制和安排。注重顺应四时阴阳消长节律进行摄生，从而使人体生理活动与自然界变化的周期同步，保持机体内外环境的协调统一。

2. 调养精神。中医学十分重视精神情志活动对人体生理、病理变化的影响，认为七情不仅可以直接导致内伤病，而且可以使正气内虚，容易被外邪侵犯而发病。《灵枢·天年》说，“失神者死，得神者生”。因此，平时要重视精神调养，做到心情舒畅，精神愉快，思想上安定清静，不贪欲妄想。如《素问·上古天真论》说：“恬淡虚无，真气从之，精神内守，病安从来？”因此，调摄精神，可以使正气充沛，气机畅通，阴阳调和，抗邪有力，从而预防疾病的发生。

3. 加强身体锻炼。生命在于运动，经常锻炼身体，能增强体质，减少或防止疾病的发生。我国东汉时期的医家华佗根据“流水不腐，户枢不蠹”的道理，创造了“五禽戏”，即模仿虎、鹿、熊、猿、鸟五种动物的动作姿态来锻炼身体，促使血脉流通，关节括利，气机调畅，以增强体质，防治疾病。此外，还有气功、武术和其他体育运动等多种健身方法，不仅能增强体质，提高健康水平，预防疾病的发生，而且还对多种慢性病有一定的治疗作用。

4. 药物预防和人工免疫药物预防。最早的记载是《黄帝内经》中用“小金丹”来预防疫病。民间每逢端午节在房门口挂菖蒲叶、大蒜头，房屋内洒雄萤酒以及用苍术、白芷烟熏辟秽进行消毒等做法，都是传统的群众性的防病措施。随着中医药的发展，运用中药来预防疾病已日渐增多，如用贯众、板蓝根来预防流行性感冒和流行性脑膜炎；用茵陈、栀子来预防肝炎；用马齿苋来预防菌痢等确有较好的效果。我国在11世纪就开始用“人痘接种法”来预防天花，16世纪出现了《种痘新书》的专著，17世纪流传到国外，这是人工免疫法的先驱，为后世免疫学的发展作出了巨大的贡献。

（二）防止病邪的侵害

病邪是导致疾病发生的重要条件，故未病先防除了调养身体、提高正气抗邪能力外，同时还要注意防止病邪的侵害。例如，讲究卫生，防止环境、水源和食物的污染；“虚邪贼风，避之有时”“五疫之至，皆相染易”，应“避其毒气”“一晤淡虚无”“饮食有节，起居有常，不妄作劳”等，皆是避免六淫、疫疠、七情、饮食与劳逸等致病的有效方法。至于外伤和虫兽伤，要在日常生活和劳动中加以防范。

二、既病防变

未病先防，是最理想的积极措施，但如果疾病已经发生，则应争取早期诊断和治疗，或采取控制疾病传变的方法，以防止疾病的发展，达到早日治愈疾病的目的。

（一）早期诊治

在疾病的早期就及时进行诊断和治疗，对预防疾病的发展传变，是主要而有效的方法。外邪侵袭人体，如果不及时诊治，病邪就有可能由表传里，步步深入，以致侵害内脏，使病情越来越复杂，治疗也就愈加困难。如《素问·阴阳应象大论》说，“故邪风之至，疾如风雨，故善治者治皮毛，其次治肌肤，其次治筋脉，其次治六腑，其次治五脏。治五脏者，半死半生也”。一般疾病在早期，多轻浅而易治，对正气的损害也不甚，故易于恢复健康。因此，在诊治疾病的过程中，做到早期诊断，早期而有效地治疗，才能防止其传变。

（二）防止疾病的传变

在诊治疾病的过程中，针对病位之所在进行治疗固然重要，但从防止疾病发展传变的角度来看，还必须掌握疾病的发展传变规律，对于可能即将被传及之赴，给予充实以调养之，达到防止其传变的目的。

疾病的传变是有一定规律的。如卫气营血传变、六经传变、三焦传变、五脏传变、脏与腑表里传变、经络传变等。又如《难经·七十七难》说，“上工治未病，中工治已病者，何谓也？然：所谓治未病者，见肝之病，则知肝当传之于脾，故先实其脾气，无令得受肝之邪，故曰治未病焉。中工者，见肝之病，不晓相传，但一心治肝，故曰治已病也”，这就是既病防变原则的具体运用。

第二节　治则

治则是治疗疾病时所必须遵守的总的法则。它是在整体观念和辨证论治精神指导下制定的，对临床治疗立法、处方、用药，具有普遍指导意义。

治则在临床上的运用，体现了高度的原则性与灵活性。疾病是一个发生、发展、变化的病理过程，在这一过程中的症状、体征等，是疾病本质的外在反映，因而在治疗疾病时必须寻求出疾病的本质，并针对其本质而治疗。由于疾病的证候表现多种多样，病理变化极为复杂，病变过程有轻重缓急，不同的时间、地点与个体对病情变化也会产生不同的影响，因此，必须善于从复杂多变的疾病现象中，抓住其本质，辨别其性质，运用相应的治疗原则。

由于治病求本是中医治疗疾病的根本原则，因此，它对于以下的治疗原则，具有十分重要的指导作用。

一、扶正祛邪

扶正与祛邪，是指导临床治疗的两个基本原则。疾病的过程，从邪正关系来说，是正气与邪气矛盾双方互相斗争的过程。在邪正斗争中，邪胜于正则病进，正胜于邪则病退。因而治疗疾病，就要扶助正气，祛除邪气，改变邪正双方的力量对比，使之有利于疾病向痊愈方向转化。因此，扶正祛邪是指导治疗疾病的一个重要法则。

（一）扶正

扶正，即扶助正气，增强体质，提高机体抗邪能力。扶正治则，适用于以正气虚弱为主而邪气轻微或邪气已除而正气尚虚的虚证。虚证一般分为气虚、血虚、阴虚、阳虚四类。气虚用益气法，血虚用养血法，阴虚用滋阴法，阳虚用温阳法，这些都是属于扶正治疗原则的范围。

扶正不仅能治疗虚证，而且还能提高机体抗病能力，增强体质。因此，扶正治则除以药物疗法补虚以外，还包括针灸、推拿、食养等方法以及气功、武术等体育疗法。这些方法对于扶正也具有重要意义。

（二）祛邪

祛邪，即祛除病邪，使邪去正安。祛邪治则，适用于邪气亢盛而正气未衰的实证。实证用祛邪治则，要注意使邪有所出路，如《读医随笔》说，“凡治病，总宜使邪有出路。宜下出者，不泄之不得下也；宜外出者，不散之不得外也”。就是使用攻泻、驱邪的药物或其他疗法以祛除病邪，达到邪去正复的目的。祛邪的具体方法很多，不同的邪气以及病位不同，其治疗方法都不一样。一般运用发汗、攻下、清热、温寒、消导等法。

在运用扶正祛邪的治则时，要细致地观察和分析正邪双方相互消长和盛衰的情况，或以祛邪为主，或以扶正为主；或先扶正后祛邪，或先祛邪后扶正；或二者并重。总之，以“扶正不留邪，祛邪不伤正”为原则。

二、正治反治

疾病所反映的现象是很复杂多变的，大多数疾病，其本质与所反映的现象是一致的，而有些疾病，其本质与所反映的现象却不一致（假象）。所谓正治反治，是指所用治法性质的寒热、补泻与疾病现象之间的逆从关系而言的。

（一）正治

正治，是当疾病的表现和它的本质一致时，采取逆其病势的方药进行治疗的一种法则，又称“逆治法”。是最常用的一种治疗原则，如“寒者热之”“热者寒之”“虚则补之”“实则泻之”等治疗方法均属于正治范围。

1. 寒者热之。寒性病证表现寒象，用温热性质的方药来治疗它，称为“寒者热之”。如里寒证运用辛热温里的方药，表寒证运用辛温解表的方药等。

2. 热者寒之。热性病证表现热象，用寒凉性质的方药来治疗它，称为“热者寒之”。如里热证采用苦寒攻里的方药，表热证运用辛凉解表的方药等。

3. 虚则补之。虚损病证表现虚候，用补益功用的方药来治疗它，称为“虚则补之”。如阴血不足采用滋阴养血的方药，阳气虚衰运用扶阳益气的方药等。

4. 实则泻之。邪实病证表现实证的征象，采用攻邪泻实的方药来治疗它，称为“实则泻之”。如里实证采用泻下攻里的方药，食滞采用消食导滞的方药，火热毒盛采用清热解毒的方药，痰湿病证采用祛痰祛湿的方药。

（二）反治

反治，是指顺从疾病外在表现的假象性质而治的一种治疗法则。它所采用的方药性质与疾病证候中假象的性质相同，故又称为从治。它适用于疾病的征象与其本质不完全一致的病证。常用的反治法主要有以下几种。

1. 寒因寒用。是以寒治寒，即用寒性药物治疗具有假寒证的病证，适用于真热假寒证。

2. 热因热用。是以热治热，即用热性药物治疗具有假热证的病证，适用于真寒假热证。由于真寒假热证的实质是里真寒而外假热，因此，用热药治疗正好符合治病求本的原则。

3. 塞因塞用。是指用补益药治疗具有闭塞不通症状的真虚假实证，又称为以补开塞。如因脾虚运化无力而出现脘腹胀满的病人，常用健脾助运法，使脾气健运则胀满自消。

4. 通因通用。是以通治通，即用通利的药物治疗具有实性通泄症状的病证，适用于食积腹痛、泻下不畅、热结旁流等。

三、治标与治本

标本是一个相对的概念，用来概括说明事物的本质与现象，因果关系，以及病变过程中矛盾的主次关系等。如从正邪双方来说，正气是本，邪气是标；从病变部位来说，脏腑是本，肌表是标等。但这种主次关系并非固定不变的，在特殊情况下，“标”也可转化为主要方面。因此，必须分析病证的标本主次、轻重缓急，从而确定相应的治疗步骤。

（一）急则治其标

急则治标，是在标症紧急的情况下，有可能危及生命，或在原有的疾病外又发生了来势较急的新病，如不先治其标，就会产生严重后果，甚至危及患者生命，或影响对本病的治疗，这时就应该先治其标而后治其本，这就叫作“急则治其标”。如大出血病人，无论属于何种出血，均应采取应急措施，先止血以治标，待血止后，病情缓和，再治本病。又如某些慢性病患者，原有宿疾又复感外邪，当新病较急时，亦应先治外感以治其标，待新病愈后，再治宿疾以治其本。

（二）缓则治其本

缓则治本，是在“治病求本”的根本治则指导下，针对标症不急的病证进行治疗的常用治疗原则。这对慢性病或急性病恢复期有重要指导意义。如肺痨咳嗽，其本多为肺肾阴虚，故治疗不应用一般的止咳法治其标，而应滋养肺肾之阴治其本。又如脾肾阳虚所致的五更泄泻，若单纯的固涩止泻是无济于事的，应用温补脾肾的治法，这样就符合了“治病求本”的法则。

（三）标本兼治

标本兼治，是在标病与本病并重时所采用的一种治疗原则。即治本病而不顾其标病，或治标病而不顾其本病，在不能适应该病证的治疗要求时，就必须标本兼顾而同治。如素体气虚之人感受外邪，此时正气虚弱是病之本，外感表邪是病之标，治疗时加只用补气则表邪不除，若只用解表则气虚不复，反而容易感邪，此时就宜采用益气解表的方法标本兼治，达到相辅相成的治疗效果。

四、因人因地因时制宜

疾病的发生发展是由多方面因素决定的，其中患病个体的性别、年龄、体质、生活习惯等因素，地域环境因素，天时气候因素，对于疾病的发生发展变化与转归，都有着不同程度的影响，因而，在治疗疾病时，就必须根据这些具体因素，区别对待，从而制定出适宜的治法与方药等，这也是治疗疾病所必须遵循的一个基本原则。

（一）因人制宜

根据病人的年龄、性别、体质等不同特点，来制定适宜的治法与方药，这种原则称为“因人制宜”。

人的体质有强弱和阴阳之偏，因此，在治疗上就有一定的区别。如体质强者，用药量宜重；体质弱者，用药量宜轻。又如偏于阳盛或阴虚之体质，宜寒凉而慎用温热之剂；偏于阴盛或阳虚之体质，宜温热而慎用寒凉之剂。

人的年龄不同，其生理状况和气血盈亏有异，所以治疗用药也应有所区别。老年人生机减退，气血阴阳亏虚，患病多虚证或虚实夹杂，治疗虚证宜补，有实邪的攻邪要慎重，用药量应比青壮年较轻。小儿生机旺盛，但气血阴阳未充，脏腑娇嫩，易寒易热，易虚易实，病情变化较快，故治小儿病，忌投峻攻，少用补益，用药量宜轻。

男女性别不同，各有其生理特点，如妇女有经、带、胎、产等情况，治疗用药应加以考虑。若在妊娠期，对峻下、破血、滑利、走窜伤胎或有毒药物，当禁用或慎用。产后应考虑气血亏虚及恶露情况等。

（二）因地制宜

因地制宜，是根据不同地区的地理特点、气候条件以及人们生活习惯的差异，来制定适宜的治法和方药。不同地区由于受气候影响和生活习惯的不同，人的生理活动和病理变化都不尽相同，因此，治疗用药也应有所差别。如同样的风寒表证都需要辛温解表，由于西北地区高寒，往往使用麻黄、桂枝等比较猛烈的发散药；而东南地区比较温和，只需使用苏叶、荆芥等比较缓和的发散药；如果到了湿重的地区，则应选用羌活、防风等偏于发散风湿的解表药。

（三）因时制宜

因时制宜，是根据时令气候的特点，来制定适宜的治法和方药。四时气候的变化，对人体的生理、病理变化均产生一定的影响。一般来说，春夏季节，气候由温渐热，阳气升发，人体腠理疏松开泄，即使患外感风寒，也不宜过用辛温发散药物，以免开泄太过，耗伤气阴；而秋冬季节，气候由凉变寒，阴盛阳衰，人体腠理致密，阳气内敛，此时若非大热之证，当慎用寒凉药物，以防伤阳。若在长夏湿令感受了风寒，治疗时应适当加入一些化湿药来祛湿邪。

因人、因地、因时制宜的治疗原则，充分体现了中医治病的整体观念和辨证论治精神。只有具体情况具体分析，知常达变，灵活处理，才能有效地治疗疾病。

课后练习题

一、名词解释

1. 未病先防：
2. 治则：
3. 正治：
4. 扶正：
5. 异病同治：

二、选择题

1. 以下哪部经典最先提出“治未病”的预防思想（ ）

A.《黄帝内经》 B.《难经》 C.《类经》 D.《伤寒论》

2. 里热极盛，反见四肢发凉，其治疗原则是（ ）

A. 寒因寒用 B. 热者寒之 C. 热因热用 D. 寒者热之

3. 疾病的标本，实质上反映了疾病的（ ）

A. 轻与重 B. 表与里 C. 虚与实 D. 本质与现象

4. “阴病治阳”的治疗原则，适用于（ ）

A. 实热证 B. 实寒证 C. 虚寒证 D. 虚热证

5. “必先岁气，无伐天和”是说明（ ）

A. 因时制宜 B. 因地制宜 C. 因人制宜 D. 审因论治

6. 标本同治用于（ ）

A. 标病重 B. 本病重 C. 标本并重 D. 正虚为主

7. 同是外感风寒，在冬季应重用辛温解表药，这体现了下列哪项原则（ ）

A. 急则治标 B. 祛邪为主 C. 因地制宜 D. 因时制宜

8. “见肝之病，知肝传脾，当先实脾”体现了什么思想（ ）

A. 未病先防 B. 既病防变 C. 调摄精神 D. 加强锻炼

9. 下列哪项不属于正治法则（ ）

A. 热因热用 B. 热者寒之 C. 寒者热之 D. 虚则补之

10. 下列哪项不是反治法则（ ）

A. 寒因寒用 B. 热因热用 C. 热者寒之 D. 寒因塞用

三、填空题

1. 扶正祛邪的具体应用方式有______、______、______。

2. 大出血的病人，标本取舍原则是______。

3. 反治除了寒因寒用外，还包括______、______、______。

4. 三因制宜是指______、______、______。

5. 预防疾病，除了要避免病邪入侵之外。更重要的是______，增强______。

四、判断题

1. 调摄精神是一种未病先防的措施。（ ）

2. 治法是指导疾病总的治疗方法。（ ）

3. “热者寒之”的治法属从治。（ ）

4. 寒病见热象，应用逆治法治疗。（ ）

5. “实则泻之”是反治法。（ ）
6. 脾肾阳虚之泄泻，治宜“通因通用”。（ ）
7表证未解，又现里证，使用表里双解，属急则治标。（ ）
8. “热者寒之”的治法. 又可称为“阳病治阴”。（ ）
9. “益火之源，以消阴翳”的治法，又叫“阴病治阳”。（ ）
10. 善补阴者，必于阴中求阳。（ ）

五、简答题

1. 治未病的思想包括哪些内容？
2. 何谓治则？治则与治法有何不同？
3. 如何理解“治病必求其本”？
4. 反治的具体方法有哪些？
5. 何谓扶正与祛邪？

六、思考题

1. 举例说明“急则治其标”的临床意义？
2. 如何理解‘损其有余”和“补其不足”？

课后练习题参考答案

绪论

一、名词解释

1. 中医学：中医学是中国优秀文化遗产的重要组成部分，有数千年悠久历史，是中华民族长期与疾病作斗争的极为丰富的经验总结，是一门具有独特理论体系，并有丰富的养生和诊疗手段的传统医学。

2. 辨证：就是将望、闻、问、切四诊所收集的症状和体征资料，通过分析、综合以辨清疾病的产生原因、性质、部位以及邪正之间的关系，概括、判断为某种性质的证。

3. 论治：又称施治，是根据辨证的结果确定相应的治疗方法。

4. 同病异治：在同一种疾病中，由于在疾病发展的不同阶段，病理变化不同，即“证”不相同，根据辨证论治的原则，治法也就不同，这种情况称之为“同病异治”。

5. 整体观念：即认为事物是一个整体，事物内部的各个部分是互相联系不可分割的，事物与事物之间也有密切的联系，整个宇宙是一个大整体。

二、选择题答案

1. C　2. B　3. C　4. D　5. A　6. A　7. B　8. C　9. B　10. B

三、填空题答案

1. 中医学基础理论　中医预防医学　中医临床医学
2. 最早的医学　《素问》　《灵枢》　162
3. 刘完素　张从正　李杲　朱震亨
4. 阳常有余　阴常不足　养阴
5. 整体观念　辨证论治

四、判断题答案

1. √　2. √　3. ×　4. ×　5. √　6. ×　7. √　8. ×　9. √　10. √

五、简答题

1. 答：中医基础理论主要由阴阳五行、藏象、气血律液、经络、病因、病机、诊法、辨证以及预防等方面构成。它是中医学的主要组成部分，主要阐述人体的生理、病理以及疾病的诊断、防治和康复等基础理论、基本知识和基本技能。

2. 答：分别是《黄帝内经》《难经》《伤寒杂病论》和《神农本草经》。

3. 答：刘完素提出了百病多因于“火”的理论，认为外感“六气皆从火化，五志过极，皆过热甚”。因此，治疗疾病多用寒性凉性的药物，后世医家称他为“主火派”或称之为“寒凉派”。

4. 答：整体，就是完整性和统一性。中医学认为人体内部是一个有机的统一整体，在组织结构、生理功能、病理变化上都有联系，而且是相互协调、相互影响的。同时，中医学认为人体与外界自然环境也是一个相适应的统一整体。这种人体内在环境的统一性和人体内外环境的统一性思想，称之为整体观念。

5. 答：辨证论治又称辨证施治，是中医诊治疾病的基本原则，是中医理、法、方、药在临床上的具体应用，是中医学的基本特点之一。所谓“辨证”，就是在整体观念的指导下，将望、闻、问、切四诊收集的症状、体征以及病史、病情资料进行综合分析，辨明病变性质和部位，判断为何种性质的“证候”，这个诊断过程称为辨证。论治，或称施治，则是根据辨证的结果，论定或施行相应的治疗原则与方法方药。

六、思考题

1. 答：在远古时期，为了生存，人类在同自然灾害、猛兽、疾病的斗争中，逐步认识了疾病，并逐渐了解了一些防治疾病的方法。通过不断的实践尝试，认识了一些植物和动物，并逐渐积累了应用某些动、植物治病的经验。古代的推敲摩与针灸疗法，也是在无数次自我解救和本能防痛实践中逐渐积累起来的。这些经验和方法随着社会的进步和发展，尤其受古代哲学的渗透和影响，在长期的实践中逐渐形成了中医学体系。

2. 答：中医学与民族传统体育，特别是武术、气功有相同的理论渊源，有着共同的文化背景。因而，学习中医学基础理论，对民族传统体育专业学生而言是十分必要的。学习者在学习过程中要有明确的学习目的，即进一步丰富和完善民族传统体育专业的知识结构，培养把中医学与民族传统体育学结合和运用的能力，以更好地为民族传统体育学的发展和全民健身服务。

《中医学基础》要求以辩证唯物主义和历史唯物主义为指导思想，充分认识学习基础理论的重要性。树立理论联系实际的学风，遵循学习规律，由于中医学与西医学是两个不同的医学理论体系，在学习过程中，要切实掌握中医学的特点，既要联系现代医学科学知识，又不能生搬硬套；既要分清两个医学理论体系，又不能把它们对立起来，简单地不加分析地肯定或否认一方面都不是科学的态度。

第一章 中医学的哲学基础和思维方法

一、名词解释

1. 阴阳：是宇宙中相互关联的事物或现象对立双方属性的概括。

2. 五行：即木、火、土、金、水五种物质及其运动变化。

3. 阴阳互根：阴和阳两方面，既相互对立，又相互依存，任何一方都不能脱离另一方面单独存在。

4. 相克：是指这一事物对另一事物的生长和功能具有制约作用，五行相克的次序是：木克土、土克水、水克火、火克金、金克木。

5. 滋水涵木：是根据五行相生规律确定的治疗方法。肝有赖于肾阴的滋养，即所谓水生木，肾阴不足时，肝阴也不足，阴虚不能敛阳则肝阳偏亢，出现头痛、眩晕等症状，如高血压称为“水不涵木”，治疗采用补肾阴以平肝阳的方法，谓“滋水涵木”。

二、选择题答案

1. C 2. B 3. D 4. B 5. B 6. B 7. C 8. A 9. B 10. A

三、填空题答案

1. 阴阳对立 阴阳互根 阴阳消长 阴阳转化

2. 阳 阴 热 寒

3. 阴 阳 阴 阳

4. 肾 膀胱 耳 骨 恐 唾

5. 比较 演绎 类比 以表知里

四、判断题答案

1. √ 2. × 3. √ 4. × 5. √ 6. × 7. √ 8. √ 9. √ 10. √

五、简答题

1. 答：阴阳属中国哲学范畴。阴阳的最初意义，是指日光的向背，向日为阳，背日为阴。后来将阴阳的含义引申为气候的寒暖，方位的上下、左右、内外，事物运动状态的动和静等。以剧烈运动着的、外向的、上升的、温热的、明亮的为阳的属性；以相对静止着的、内守的、下降的、寒冷的、晦暗的为阴的属性。所以，阴阳说明了自然界相互关联着、相互对立着的事物和现象。

2. 答：一般认为《素问·阴阳应象大论》中说，“天地者，万物之上下也；阴阳者，血气之男女也；左右者，阴阳之道路也；水火者，阴阳之征兆也”，是区分事物阴阳属性的标准。具体地说，凡是剧烈运动着的、外向的、上升的、温热的、明亮的，为阳的属性；凡是相对静止的、内守的、下降的、寒冷的、晦暗的，为阴的属性。

3. 答：阴阳学说的基本内容有以下四项：阴阳的对立制约，阴阳的互根互用，阴阳的消长平衡，阴阳的相互转化。

4. 答：五行学说是我国古代用以认识自然、解释自然和探索自然规律的一种学说，属于中国古代唯物论范畴。它是以木、火、土、金、水五种物质的特性去推演、归类各种事物的五行属性，并以木、火、土、金、水之间“相生”“相克”来阐释事物之间的相互联系。因此，五行学说认为自然界的一切事物都是由木、火、土、金、水五种物质之间的运动变化而化生的，并认为五行之间的“相生”“相克”是整个物质世界运动变化联结成整体的基本法则。

5. 答：五行学说的主要内容包括：五行的特性、事物的五行属性推演和归类、五行之间的生克乘侮。

六、思考题

1. 答：人体的一切组织结构，既是一个密切联结着的有机整体，又是可以区分为相互对立着的阴阳两个部分。如以人体的内外而言，则体表为阳，体内为阴；以体表而言，则背部、肢体伸侧为阳，胸腔、肢体屈侧为阴；以内脏而言，则五脏为阴，六腑为阳；以一个脏而言，则心有心阴、心阳；肝有肝阴、肝阳；肾有肾阴、肾阳等。因此，凡是人体中有形质的各种组织结构，均可划分其阴阳属性，所以说“人生有形，不离阴阳”。

2. 答：五脏疾病的相互传变，从五行生克关系来说，有相生关系传变和相克关系传变两类。相生关系的传变，有沿着五行相生次序的传变，称为“母病及于”，如肝病传心、心病传脾、脾病传肺、肺病传肾、肾病传肝等；有反着五行相生次序的逆向传变，称为“子病犯母”，如肝病传肾，肾病传肺、肺病传心、心病传肝等。相克关系的传变，有沿着五行相克次序的传变，称为“相乘”，如肝病乘脾、脾病乘肾、肾病乘心、心病乘肺、肺病乘肝等；有反着五行相克次序的逆向传变，称为“相侮”，如肝病侮肺、肺病侮心、心病侮肾、肾病侮脾、脾病侮肝等。“相乘”和“相侮”的传变，在《黄帝内经》中分别称作“乘其所胜”和“侮其所不胜”的传变。

第二章 气、血、津液、精、神

一、名词解释

1. 气：是构成人体和维持人体生命活动的最基本物质。

2. 宗气：是由肺吸入的清气与脾胃化生的水谷精气结合而成，聚于胸中者谓之宗气。

3. 血：血是运行于脉中而循环流注全身的富有营养和滋润作用的红色液体，是构成人体和维持人体生命活动的基本物质之一。

4. 津液：是人体一切正常水液的总称，包括各脏腑组织的内在体液及其正常的分泌物，如胃液、肠液、涕、泪、唾等。

5. 神：神有广义和狭义之分。广义的神，是指机体的生命活动及其外在表现。狭义的神，是指人的精神活动，包括意识、思维、情志、感觉、领悟、智慧等。

二、选择题答案

1. C　2. A　3. A　4. D　5. C　6. C　7. D　8. C　9. C　10. D

三、填空题答案

1. 气　血　津液　精

2. 先天之精气　后天之精气

3. 肺　脾胃　肾

4. 元气　宗气　营气　卫气

5. 营气　津液

四、判断题答案

1. √　2. √　3. √　4. √　5. √　6. √　7. ×　8. √　9. √　10. √

五、简答题

1. 答：人体的气，是由禀受于父母的先天精气、饮食物中的营养物质（即水谷精气，简称谷气）和存在于自然界的清气，通过肺、脾胃和肾等脏器生理功能的综合作用，将三者有机结合而生成的。

2. 答：气是活力很强的精微物质、其推动作用主要表现在下列几个方面。

（1）气能推动和激发人体的生长发育以及各脏腑、经络等组织器官的生理功能。

（2）气能推动血液的生成和运行，使血液运动不息，环周不让。

（3）气能推动津液的生成、输布和排泄，在维持水液代谢过程中发挥重要作用。

3. 答：营气和卫气都来源于水谷精气，但在属性、分布和功能上存在不同。

（1）性质：营主内守而属阴，卫主外卫而属阳。

（2）分布：营行脉中，卫行脉外。

（3）功能：营主营养全身和化生血液；卫主护卫肌表，防御外邪，温养脏腑、肌肉、皮毛，调节控制腠理开合、汗液的排泄，以维持体温的相对稳定。

4. 答：血液，主要由营气和津液所组成。营气和津液，都来自脾胃运化功能饮食物的消化吸收而生成的水谷精微，故称“脾胃为气血生化之源”。血的生成，主要是通过营气的“泌其津液”“上注于肺脉”的作用，而化生成血液。此外，脾胃的运化功能，依赖于肾中精气的蒸腾气化，精与血又能互生互化，故血液的化生与精亦有关。

5. 答：血的主要生理功能是营养和滋润。血在脉中循行，内注五脏六腑，外濡皮肉筋骨，如环无端，运行不息，以维持生理活动所需的营养。故《素问·五脏生成篇》说，“肝受血而能视，足受血而能步，掌受血而能提，指受血而能摄”。此外，血是气的载体，又是机体精神意识思维活动的主要物质基础，故有“血气者，人之神”之说。

六、思考题

1. 答：气的升降出入运动，是人体生命活动的根本，理由如下。

（1）气的升降出入运动，推动和激发人体的各种生理活动；气是不断运动着的具有很强活力的精微物质。气流行于全身各脏腑、经络等组织器官，无处不到，时刻推动和激发人体的各种生理活动。

（2）气的升降出入运动是在人体的脏腑、经络等组织器官内进行，一刻不能停止，一旦休止，人的生命活动立即停止而死亡。所以，《素问·六微旨大论》说，“故非出入，则无以生长壮者已；非升降，则无以生长化收藏”。气的升降出入运动，对人的生命活动至关紧要。

（3）机体的各种生理活动、实质上都是气的升降出入运动的具体体现。如呼吸运动，气的呼出和吸入，是肺气宣发而上升，肺气肃降而下降完成的；饮食物的消化过程，是以脾气的升清和胃的降浊活动来实现，机体的水液代谢过程，包括了肺的宣降，脾胃的升降和肾的蒸腾气化等气机升降出入的运动。所以，脏腑的各种功能活动，都体现了气的升降出入运动。

2. 答：从总体上说，血液的正常运行取决于气的推动和固摄作用之间的协调平衡。具体地说，主要是由于心主血脉的生理功能，心脏的搏动，推动着血液的运行。但是，血液的运行正常，还与肺、肝、脾等脏的生理功能有关。肺的宣发和“朝百脉”，肝的疏泄功能，是协助心脏推动血液运行的重要因素；脾的统血和肝的藏血，是固摄血液的重要因素。其他如脉道的是否通利，是否能“壅遏营气”，血液本身的寒或热等，直接影响着血液运行状态。因此，血液的正常运行，除了心主血脉的生理功能之外，还与肺的宣发和

“朝百脉”、肝的疏泄和藏血、脾的统血等生理功能密切相关。

第三章　脏腑

一、名词解释

1. 五脏：即心、肺、脾、肝、肾合称五脏。它们具有化生和储藏精气的共同生理特征。

2. 奇恒之腑：奇，异也；恒，常也，异于平常的脏腑。即脑、髓、骨、脉、胆、女子胞六个脏器组织的总称。他们在形态上多属中空而与腑相似，在功能上却不是饮食消化排泄的通道，而且又储藏精气，与脏的生理特点相似，故称奇恒之腑。

3. 后天之本：后天指人出生之后，本即根本。后天机体生命活动的持续和气血津液的生化，都有赖于脾胃运化水谷精微。脾胃为气血生化之源，故称脾胃为“后天之本”。

4. 心肾相交：指心与肾的正常生理关系。心火必须下降于肾，肾水必须上济于心，心肾之间的生理功能得以协调，称为“心肾相交”，也称“水火既济”。

5. 精血同源：又称“肝肾同源”。是高度概括血与精之间相互滋生和转化的关系。血的化生，有赖于肾中精气的气化，精可化血；肾中精气，亦有赖于血液滋养，血可益精。肝血肾精互生互化，肝肾之阴息息相通，故称“精血同源”。

二、选择题答案

1. C　2. D　3. C　4. B　5. B　6. B　7. D　8. C　9. A　10. B

三、填空题答案

1. 心　肝　脾　肺　肾
2. 胆　胃　小肠　大肠　膀胱　三焦
3. 脑　髓　骨　脉　胆　女子胞
4. 心　脉　血　心
5. 协调气血运行　调节精神意志　促进消化吸收　调理任冲二脉　调节水液代谢

四、判断题答案

1. ×　2. √　3. √　4. ×　5. √　6. √　7. √　8. ×　9. ×　10. √

五、简答题

1. 答：心的主要生理功能是主血脉和主神志。

（1）主血脉：心有主血和主脉的功能。主血，是指心脏具有推动血液在脉内循行，输送全身，发挥其濡养的作用；主脉，是指心与脉管直接相连，心脏具有保持脉道通利的作用。心、血、脉三者构成一个相对独立的系统，心脏搏动，才能维持正常的心力、心率和心律，血液才能在脉内正常运行，环周不息、发挥正常的生理作用。

（2）主神志：心主神志是指心主人的精神、意识、思维活动，即心有接受和反映客观外界事物，进行精神、意识和思维活动。精神、意识、思维活动分属于五脏。但主要归属于心主神明的生理功能。这是因为心主血脉，心的气血是神志活动的物质基础。心的气血旺盛，神志活动才健全，反之，即出现精神、意识、思维活动的异常。

2. 答：肺主宣发，是指肺气具有向上的升宣和向外周布散的作用，生理意义有三点。

（1）呼出浊气。肺朝百脉，体内新陈代谢产生的浊气，通过血脉运载于肺，再通过肺的呼气作用排出体外。

（2）宣发精微。将脾转输的律液和水谷稻微布散全身，外达皮毛。

（3）宣发卫气、调节汗液。肺气宣发卫气于肌表，调节腠理开合，将代谢后的律液化为汗液，排出体外。

肺主肃降，是指肺气向下酌通降和使呼吸道保持洁净的作用，生理意义有三点。

（1）吸入清气。肺气下降，吸人自然界之清气。

（2）下布精微。将肺吸入之清气和由脾转输至肺的津液和水谷精微向下布散。

（3）洁净肺系。肃降肺和呼吸道内的异物，以保持呼吸道的清洁。

3. 答：（1）先天之精：是禀受于父母的生殖之精，它与生俱来，是构成胚胎发育的原始物质。

（2）后天之精：是指出生以后，来源于经脾胃消化吸收的水谷精气。它是维持人体生命活动的营养物质，分布于五脏六腑，皮毛筋骨肌肉，起滋养濡润作用。经过代谢后剩余部分注于肾，成为肾精的一部分。即“受五脏六腑之精而藏之”，又叫脏腑之精。

（3）两精的关系：先、后天之精来源各异，但同归于肾，二者关系密切，不可分割。先天之精发育才能化生后天之精。先天之精依赖后天之精不断培育和充养，后天之精的化生和发挥功效又依赖先天之精活力资助。二者相互资生，相互依存，相互为用，充分发挥肾精主持人体生长、发育和生殖的重要生理功能。

4. 答：三焦是上、中、下焦的合称，又称为“孤府”，其主要生理功能是。

（1）主持诸气，总司全身的气机和气化。

①三焦是气的升降出入的通道，特别是元气，为人体根本之气，由肾通过三焦而充沛于全身。

②三焦是人体气化的场所。

（2）为水液运行的道路，三焦有疏通水道，运行水液的作用，是水液升降出入的通路，水液通过三焦而布达全身。

上述两方面的功能是相互关联的，气的升降出入的通道，必然是血或津液的通道；津液升降出入的通道，必然是气的通道。实际上是一个功能的两方面作用。

5. 答：肺与肾之间的生理关系主要表现在水液代谢、呼吸运动以及阴液的滋生等方面。

（1）水液代谢。肺为“水之上源”，肾为主水之脏。肺的宣发肃降和通调水道，依赖于肾的蒸腾气化。反之，肾的主水功能，亦依赖于肺的宣发肃降和通调水道。

（2）呼吸运动。肺主呼吸，肾主纳气，肺的呼吸功能得要肾的纳气功能来协助，才能防止呼吸的表浅，保证呼吸的正常进行，故有“肺为气之主，肾为气之根”的说法。

（3）阴液化生。肾阴为一身阴液的根本，肺阴要下济肾阴，肾阴要上养肺阴，两者之间在阴液方面互相滋生。

六、思考题

1. 答：心主血脉和心主神志的功能在生理和病理方面都有密切的关系。

（1）生理方面。血液是神的物质基础，心主精神意识思维活动要消耗血液，心主血脉，推动血行，不断为心主神志提供所需的血液，才能保证人的精神思维活动的正常进行。反之，心主血脉的功能又要受到心主神志功能的支配、管理和调节，才能保证血液的正常运行。血液是联系心主血脉和主神志功能的媒介。

（2）病理方面。心主血脉与主神志在病理变化时相互影响。如某些原因导致心血不足，心不主血脉，不能供给心神所需的血液，心神失养，就会引起心烦、失眠、多梦，健忘等神志病变；当受到某种情志因素的影响，如心情激动时，可引起血流加快，出现心悸，脉数等血脉病变；如果情志抑郁，气机不利，血脉受阻，则会引起心前区憋痛、刺痛，面色灰暗，唇色青紫，脉象结、代、涩等血脉病变。

2. 答：胆在形态结构和生理功能上具有一定的特殊性。

（1）胆属六腑。①六腑的共同生理特点是主受盛和传化水谷，将饮食物腐熟消化，传化糟粕。胆贮存胆汁，胆汁具有重要的消化作用。胆与胃、小肠等胸密切配合，共同维持消化功能的正常进行。②按脏腑阴阳表里配属关系来看，五脏属阴主里，六腑属阳主表，一阴一阳，一表一里相互配合。肝与胆相配合，生理上相互协调、病理互相影响。③胆在形态上属中空囊性器官，与其他腑相似，故属六腑。

（2）胆属奇恒之腑。奇恒之腑的共同生理特点是像脏那样贮藏阴精不与水谷接触。胆不直接受盛水谷，不传化糟粕和其他代谢产物。而胆汁为“精中之汁”，这些特点又与奇恒之腑相同。

第四章　经络与腧穴

一、名词解释

1. 经络学说：是研究人体经络的生理功能、病理变化及其与脏腑相互关系的学说，是中医学理论体系的重要组成部分。

2. 经气：经络的功能活动称为“经气”。具有沟通表里上下，联系器官；通行气血，濡养脏腑组织；感应传导；调节人体各部分机能平衡的功能。

3. 奇经八脉：是督、任、冲、带、阳跷脉、阴跷脉、阴维脉、阳维脉的总称。有统率、联络和调节十二经脉的作用。

4. 阳脉之海：督脉行于背部正中，其脉多次与手足三阳经及阳维脉交会，能总督一身之阳经，故称为“阳脉之海”。

5. 正经：指十二经脉，即手足三阴经和手足三阳经，是气血运行的主要通道。

二、选择题答案

1. C　2. C　3. A　4. B　5. B　6. B　7. C　8. D　9. A　10. C

三、填空题答案

1. 手太阴肺经　足阳明胃经
2. 足少阴　足阳明　足太阴　足厥阴
3. 阳或明　手或足　脏或腑
4. 督脉　冲脉　任脉
5. 孙络　浮络

四、判断题答案

1. √　2. ×　3. √　4. ×　5. √　6. √　7. ×　8. ×　9. √　10. √

五、简答题

1. 答：正经，即指同五脏六腑有直接的络属关系，有一定起止、一定循行部位和交接顺序，并在肢体的分布和走向有一定的规律，是人体气血运行的主要通道。人体正经共有十二条，故称“十二经脉”。

奇经，即指异于正经的经脉。奇者，异也，与正经不同。奇经有八条，故称“奇经八脉”。

奇经八脉与十二经脉的区别，有下列几点。

（1）奇经八脉与五脏六腑没有直接的络属关系。

（2）奇经八脉相互之间没有表里配属关系。

（3）奇经八脉在人体的分布不像十二经脉那样规则。

奇经八脉与十二经脉的内在联系，是通过奇经八脉纵横交叉于十二经脉之间，起到统率联络和调节十二经脉气血的作用。

2. 答：十二经脉的定向和交接规律如下。

（1）走向；手之三阴从胸走手，交手三阳；手三阳经从手走头，交别三阳；足三阳经从头走足交足三阴经；足三阴经从足走腹、胸、交手三阴经。

（2）交接：手三阳与足三阳在头面部交接；手三阴与足三阴在胸、腹腔交接。手足三阳交接于头面，故称“头为诸阳之会”。

3. 答：奇经八脉的主要生理功能是。

（1）进一步密切十二经脉之间的联系。如督脉总督一身之阳经；任脉总任一身之阴经；冲脉贯穿全身，为气血之要冲，能调节十二经气血；带脉能沟通腰腹部的经脉，起到约束纵行诸脉的作用，阴维脉维络诸阴经，阳维脉维络诸阳经；阴阳跷脉分主一身之阴阳。

（2）调节十二经脉的气血。奇经八脉有蓄积十二经脉有余之气血，以备十二经脉气血不足时给予补充。

（3）奇经与肝、肾等脏及脑、髓、女子胞等奇恒之腑有较为密切的联系，相互影响。

4. 答：十二经别的生理功能主要表现为。

（1）加强十二经脉中相为表里的两条经脉在体内的联系。

（2）十二经别都是从十二经脉的四肢部位别出，进入体内后又都向心性地循行，加强了体表与体内，四肢与躯干的向心性联系。

（3）十二经别均循行于头部，因而加强了十二经脉对头面部的联系。

（4）十二经别的循行部位有些是十二经脉循行所不及之处，从而弥补了十二经脉在循行分布上的不足，相应地扩大了十二经脉的主治范围。

（5）足三阴、三阳经别上行经过腹、胸都与心相联系，加强丁足三阴、三阳与心的联系。

5. 答：经脉表里相合，即是互为表里的两条经脉互相配合。手足三阴经、三阳经，通过经别和别络相互沟通，将互为表里的经脉衔接起来，形成六对表里相关的联系。十二经脉的表里相合关系，主要体现在三个方面。

（1）相为表里的两条经脉，分别循行于四肢内外侧的相对部位。

（2）互为表里的两条经脉，都在四肢末端进行相互交接。

（3）互为表里的两条经脉，直接络属于相合的脏腑。

由于十二经脉的表里相合关系，增强了互为表里的一脏一腑在生理上相互配合和病理上相互制约的内在联系。

六、思考题

1. 答：手三阳经从手走头，与足三阳会聚于头面部，故称“头为诸阳之会”。手足阳明经分布于面部，其中足阳明经分布于前额部，故前额痛一般属于阳明经头痛；手足少阳经分布于侧头部，故偏头痛一般属于少阳经头痛；手足太阳经则为手太阳经分布于面颊部，足太阳经分布于头部、后头和项部，故后头和项部痛多属太阳经头痛。

2. 答：（1）阐释病理变化，经络在病理情况下能传递病邪，反应病变途径，故在临床上用以解释病理现象，其传递途径有三点。

①外邪由皮毛腠理沿经络内传五脏六腑。

②脏腑之间病变可通过经络相互影响。

③脏腑病变可通过经络，反应于体表。

临床上，根据经络的分布、走向和传递的方式阐发和解释许多病理现象。

（2）指导疾病的诊断包括，经络用于诊断，主要依据循行部位和穴位上的各种反应进行诊断。

①根据疾病症状出现的部位，结合经络循行部位及所联系的脏腑，作为疾病诊断的依据。

②根据经络循行部位或某些穴位出现明显压痛或有结节状、条索状反应物，或局部皮肤的某些形态变化作为疾病诊断依据。

（3）指导临床治疗方面，经络学说广泛用于临床各科。主要为针灸、按摩和药物治疗。

①“循经取穴”，用于针灸和按摩疗法，调整经络气血，达到治疗目的。

②“药物归经”，药物治疗以经络为渠道，通过经络的传导，使药物到达病所，发挥治疗作用。

第五章　体质

一、名词解释

1. 体质：是指人类个体在生命过程中，由遗传性和获得性因素所决定的表现在形态结构、生理机能和心理活动方面综合的相对稳定的特性。

2. 先天禀赋：是指子代出生以前在母体内所禀受的一切，包括父母生殖之精的质量，父母血缘关系所赋予的遗传性，父母的年龄，以及在母体内孕育过程中母亲是否注意养胎和妊娠期疾病所给予的一切影响。

3. 群类趋同性：是指同一种族或聚居在同一地域的人，因为生存环境和生活习惯相同，遗传背景和生存环境具有同一性和一致性，从而使人群的体质具有相同或类似的特点，形成了地域人群的不同体质特征，使特定人群的体质呈现类似的特征。

4. 情志：泛指喜怒忧思悲恐惊等心理活动，是人体对外界客观事物刺激的正常反应，反映了机体对自然、社会环境变化的适应调节能力。

5. 适应能力：包括对自然环境、社会环境和各种精神心理环境的适应能力及对病因、疾病损害的抵抗、调控能力、修复能力。

二、选择题答案

1. D 2. C 3. B 4. D 5. B 6. A 7. ABCDE 8. ABCE 9. ABD 10. ABCDE

三、填空题答案

1. 易感性 耐受性

2. 先天禀赋 年龄因素 性别差异 饮食因素 劳逸所伤 情志因素 地理因素 疾病针药

3. 平和质 特禀质 痰湿质 气虚质 血瘀质 阳虚质 阴虚质 湿热质 气郁质

4. 口干咽燥 五心烦热 盗汗 舌质红少津 脉细数

5. 特禀质 气虚质

四、判断题答案

1. √ 2. √ 3. × 4. √ 5. × 6. √ 7. × 8. √ 9. √ 10. √

五、简答题

1. 答：形态结构的差异性、生理机能的差异性、心理特征的差异性。

2. 答：（1）身体的形态结构状况，包括体表形态、体格、体型、内部的结构和功能的完整性、协调性。

（2）身体的机能水平，包括机体的新陈代谢和各器官、系统的机能，特别是心血管、呼吸系统的机能。

（3）身体的素质及运动能力水平，包括速度、力量、耐力、灵敏性、协调性及走、跳、跑、投、攀爬等身体的基本活动能力。

（4）心理的发育水平，包括智力、情感、行为、感知觉、个性、性格、意志等方面。

（5）适应能力，包括对自然环境、社会环境和各种精神心理环境的适应能力及对病因、疾病损害的抵抗、调控能力、修复能力。

3. 答：经络内属于脏腑，外络于肢节，是人体气血运行的道路。体质不仅取决于内脏机能活动的强弱，还有赖于各脏腑机能活动的协调，经络正是以这种联系沟通协调脏腑的结构基础。脏居于内，形见于外。体质主要通过外部形态特征表现出来，不同的个体，脏腑精气阴阳道德盛衰及经络气血的多少不同，表现于外的形体也就有了差异性。

4. 答：饮食调养、运动调养、起居调养、情志调养、药物调养、经络调养。

5. 答：（1）疾病发生与否，主要取决于人体正气的盛衰，而正气的强弱与个体体质密切相关。

（2）体质因素对已患病后疾病的传变、转归起着重要的作用，主导着疾病的变化趋势，即“气盛体强病易愈，气衰体弱病难已”。

六、思考题

1. 答：（1）先天遗传性

父母之精是生命个体形成的基础，人类的外表形态、脏腑机能、精神状态等的个性特点均形成于胎儿期，取决于个体的遗传背景。遗传因素维持着个体体质特征的相对稳定，是决定体质形成和发展的基础。

（2）差异多样性

体质特征因人而异，具有明显的个体差异性，且千变万化，呈现出多样性特征。它通过人体形态、机能和心理活动的差异现象表现出来，因此个体多样性差异现象是体质学说研究的核心问题。

（3）形神一体性

“形神合一”是中医学体质概念的基本特征之一，复杂多样的体质差异现象全面地反映着人体在形体结构（形）以及由脏腑机能活动所产生的各种精神活动（神）的基本特征，是特定的生理特性和心理特性的综合体，是对个体身心特性的概括。

（4）群类趋同性

同一种族或聚居在同一地域的人，因为生存环境和生活习惯相同，遗传背景和生存环境具有同一性和一致性，从而使人群的体质具有相同或类似的特点，形成了地域人群的不同体质特征，使特定人群的体质呈现类似的特征，因此体质具有群类趋同性。

（5）相对稳定性

个体禀承于父母的遗传信息，使其在生命过程中遵循某种既定的内在规律，呈现出与亲代类似的特征，这些特征一旦形成，不会轻易改变，在生命过程某个阶段的体质状态具有相对稳定性。

（6）动态可变性

先天禀赋决定着个体体质的相对稳定性和个体体质的特异性，后天各种环境因素、营养状况、饮食习惯、精神因素、年龄变化、疾病损害、针药治疗等，又使得体质具有可变性。体质的可变性具有两个基本规律：一是机体随着年龄的变化呈现出特有的体质特点；二是由外来因素不断变化的干扰所导致的体质状态的变化。两种变化往往同时存在，相互影响。

（7）连续可测性

体质的连续性体现在不同个体体质的存在和演变时间的不间隔性，体质的特征伴随着生命自始至终的全过程，具有循着某种类型体质固有的发展演变规律缓慢演变的趋势，这就使得体质具有可预测性，为治未病提供了可能。

（8）后天可调性

体质既是相对稳定的，又是动态可变和连续可测的，这就为改善体质的偏倾，防病治病提供了可能。一方面可以针对各种体质类型及早采取相应措施，纠正和改善体质的偏倾，以减少个体对疾病的易感性，预防疾病的发生。另一方面可针对各种不同的体质类型，辩证与辩体相结合，以人为本，充分发挥个体诊疗的优势，提高疗效。

2. 答：体质的特殊性是由脏腑之盛衰、气血之盈亏所决定的，反映了机体阴阳运动形式的特殊性。由于体质的特异性、多样性和可变性，形成了个体对疾病的易感倾向、病变性质、疾病过程及其对治疗的反映等方面的明显差异。因此，中医学强调“因人制宜”，并把体质学同病因学、病机学、诊断学、治疗学和养生学等密切地结合起来，以指导临床实践。

（1）体质与病因

体质决定着某种致病因素和某些疾病的易感性。不同体质对某些病因和疾病有特使易感性。中医病因学对这一现象早有认识，针对某些体质容易感受相应淫邪的特点尚有“同气相求”之说。如迟冷质者素体阳虚，形寒怕冷，易感寒邪而为寒病，感受寒邪亦易入里，常伤脾肾之阳气；燥红者素体阴虚，不耐暑热而易感温邪；黏滞质者素体湿盛，易感湿邪，常见外湿引动内湿而为泄为肿等。

（2）体质与发病

中医学认为，正气虚是形成疾病的内在根据，而邪只是疾病形成的外在条件。邪之所客必因正气所虚。正气虚，则邪乘虚而入；正气实，则邪无自入之理。正气决定于体质，体质的强弱决定着正气的虚实。因此，发生疾病的内在因素在很大程度上是指人的体质因素。体质决定发病与否及发病情况，体质的强弱决定是否感受外来的邪气。如脾阳素虚之人，稍进生冷之物，便会发生泄泻，而脾胃强盛者，虽食生冷，却不发病。

（3）体质与病机

①体质与病机的从化：在中医学中，病情从体质而变化，称之为从化。人体感受邪气之后，由于体质的特殊性，病理性质往往发生不同的变化。如同感受风寒之邪，阳热体质者得之往往从阳化热，而阴寒体质者则易从阴化寒。

②体质与病机的传变：患者体质不同，其病变过程也迥然有别。在中医学中，传变是言疾病的变化和发展趋势。传变不是一成不变的，一切都因人而异。如伤寒之太阳病，患病七日以上而自愈者，正是因为太阳行经之期已尽，正气胜邪之故。如果在邪气盛而身体又具有传变条件的情况下，则疾病可以迅速传变，患伤寒病六、七日，身不甚热，但病热不减，病人烦躁，即因正不敌邪，病邪从阳经传阴经。

（4）体质与辨证

体质是辩证的基础，体质决定着临床证候类型。同一致病因素或同一种疾病，由于患者体质各异，其临床证候类型则有阴阳表里寒热虚实之不同。如同一感受寒邪，有的人出现发热恶寒，头身疼痛，苔薄白，脉浮等风寒表证；有的人一发病就出现畏寒肢冷，纳呆食减，腹痛泄泻，脉象缓弱等脾阳不足之证。前者平素体质尚强，正气御邪于肌表，后者阳气素虚，正不胜邪，以至寒邪直中太阴，故出现上述情况。另一方面，异病同证亦于体质有关。即使是不同的病因或不同的疾病，由于患者的体质有某些方面具有共同点，常常会出现相同或类似的临床证型。如泄泻和水肿都可以表现脾肾阳虚之征。

（5）体质与治疗

体质是治疗的重要依据。在疾病的防治过程中，按体质论治既是因人制宜的重要内容，又是中医治疗学的特色。临床所见同一种病，同一治法对此人有效，对他人则不但无效，反而有害。其原因就在于病同而人不同，体质不同，故疗效不一。体质与治疗有着密切的关系，体质决定着治疗效果。

①因人论治

体质有强弱之分，偏寒热者之别。因此，必须结合体质而辨证论治。如面色苍白形瘦，属阴虚体质者，内火易动，湿从热化，反伤津液，故其治与阳虚之体必然迥然不同。总之，阳盛或阴虚之体，慎用温热伤阴之剂；阳虚或阴盛之体，慎用寒凉伤阳之药。此外，在治疗中还应重视年龄、性别、生活条件、地理环境等因素造成的体质差异。

②同病异治、异病同治

由于体质的差异，即使同一疾病也可出现不同的症候，故其治则异。另外，即使病因或疾病不同，由于患者的体质在某些方面的共同点，往往可出现相似或相同的症候，故其治则同。

③用药宜忌

由于体质有阴阳偏颇的差异，临证应视体质而用药。其一，注意药物性味。其二，注意用药剂量。

④善后调理

疾病初愈或趋于恢复时，此时常需多方面措施的配合，包括药物、食饵、精神心理和生活习惯。这些措施的具体选择应用，皆须视患者的体质特征而异。如燥红质者热病初愈，慎食狗肉、羊肉、桂圆等辛温食物或辛辣之味。总之，中医体质学作为一门应用性学科，源于临床，最终也要服务于临床，并从临床实践中获得自身的发展。中医体质学的贡献，不仅在于生命科学，更在于临床医学，它将更全面、本质地揭示人类健康与疾病的关系，从而更有力地用以指导医学实践。

第六章　病因

一、名词解释

1. 六淫：风、寒、暑、湿、燥、火（热）六种外感病邪的统称。

2. 中寒：寒邪直中于里，伤及脏腑阳气，则为“中寒”。

3. 内伤七情：即喜、怒、忧、思、悲、恐、惊七种情志，在突然、强烈或长期持久的情志刺激下，使人体气机紊乱，脏腑阴阳气血失调导致疾病发生，称为”内伤七情”或七情致病。

4. 瘀血：指体内有血液停滞，包括离经之血积存体内或血运不畅，阻滞于经脉及脏腑内的血液，均称为瘀血。

5. 正气：指人体的机能活动（包括脏腑、经络、气血等功能）和抗病、康复能力。

二、选择题答案

1. D　2. A　3. B　4. B　5. B　6. D　7. D　8. C　9. C　10. B

三、填空题答案

1. 暑性升散，其性炎热　伤津耗气　暑多夹湿
2. 气上　气缓　气下
3. 气质血瘀　气虚血瘀　血寒致瘀　血热成瘀
4. . 劳力过度　劳神过度　房劳过度
5. 外感性　季节性　地区性　相兼性　转化性

四、判断题答案

1. ×　2. ×　3. ×　4. ×　5. √　6. √　7. ×　8. ×　9. ×　10. √

五、简答题

1. 答：中医病因学具有下述三个特点。

（1）辨证求因，是以病证的临床表现为依据，通过分析疾病的症状、体征，来推求病因，为治疗用药提供依据。之所以能通过辨别症状去认识病因，理由有三点。

①中医认为，临床上没有无原因的证候。

②任何证候都是在某种原因的影响和作用下，机体所产生的病态反映。

③不同原因，作用于机体引起病变，会出现相应的症状和体征。因此，可根据症状、体征去推求病因。

（2）病因分类，中医病因学的分类方法，是将致病因素和发病途径结合起来进行分类。

（3）研究方法，中医病因学不但研究病因的性质和致病特点，同时，也探讨各种致病因素所致病证的临床表现。

2. 答：燥邪伤人，常易犯肺，理由是。

（1）肺为娇脏，肺为清虚之腑、肺叶娇嫩，最不耐邪气侵犯。且肺位最高，为五脏六腑之华盖，燥邪侵入，肺首当其冲，最易损伤。

（2）肺在五行中属金，主宣发与肃降，而秋季为燥气当令，最易伤肺。

（3）肺主气司呼吸，肺气与自然界大气相通，肺外合皮毛，开窍于鼻。燥邪多从口鼻而入，最易伤损肺津，影响肺的宣发肃降功能，从而出现干咳少痰，或痰粘难咯，或痰

中带血，以及喘息胸痛等症。

3. 答：饮食应以适量为宜，过饥过饱都会导致疾病的发生。

（1）过饥，摄食量不足、则气血生化之源缺乏，久之则因气血衰少而为病，或气血不足，正气虚弱而继发它病。

（2）过饱，暴饮暴食，摄食量超越脾胃所承受的运化能力，则导致饮食停滞，脾胃受损而出现脘腹胀满，厌食，嗳腐吞酸，吐泻等症。若食积日久，可聚湿生痰，或郁而化热，小儿酿成疳结。

4. 答：《素问·遗篇·刺法论》说，“正气存内，邪不可干”。是强调人体正气在发病中的作用。即是说，当人体内脏功能正常，正气旺盛、气血充盈，卫外固密，病邪难于侵入，疾病无从发生，或病邪虽然侵入，立即被正气消除或驱逐，而不发生疾病。《素问·评热论》又说，“邪之所凑，其气必虚”，指出正气不足，是发生疾病的内在根据。因为正气相对虚弱，卫外不固，抗病无力的情况下，邪气方能乘虚而入，引起疾病。

5. 答：发病的内环境与人体正气密切相关，而正气的强弱受体质和精神因素的影响。

（1）体质与正气的关系。一般而论，体质壮实，则脏腑功能活动旺盛，精、气、血、津液充足，正气旺盛，体质虚弱，则正气不足。体质又与先天禀赋、饮食调养、身体锻炼有关。合理的饮食，充足的营养，或适当的劳动、体育锻炼，可使气血畅通，体质增强，提高正气的抗病能力，减少疾病发生。

（2）精神状态与正气的关系。情志舒畅，精神愉快，气血调和，脏腑功能协调，可使正气旺盛；相反情志不畅，精神抑郁，气血失调，脏腑功能失常，可使正气减弱。因此，注意调摄精神，保持思想安定清静，可以增强正气，减少和预防疾病发生。

六、思考题

1. 答：痰饮致病的特点表现为。

（1）阻碍经脉气血运行、出现肢体麻木，屈伸不利，甚至半身不遂等。若结聚于局部，则形成瘰疬、痰核，或阴疽流注。

（2）阻滞气机升降出入。阻碍肺气宣降，则胸闷、咳嗽、气喘；阻碍胃气下降，则恶心，呕吐，胃脘胀闷。

（3）影响水液代谢。如寒饮阻肺，宣降失常，水道不通，痰湿困脾，则水湿不运；饮阻肾气，失于蒸化，水液输布和排泄障碍。

（4）易于蒙蔽神明。痰浊蒙蔽清阳，则头昏目眩，精神不振；痰迷心窍，则神昏癫狂。

（5）症状复杂多变。痰饮全身各处都可流注，无处不到，影响脏腑组织功能，表现复杂多变症状，故有“怪病多属痰”“百病多由痰作祟”之说。

2. 答：邪正斗争不仅关系疾病的发生、而且影响疾病的发展与转归。

（1）正能胜邪则不发病。从发病原理来看，正气不足是疾病发生的内在根据、邪气是发病的重要条件。邪气侵袭人体时，正气奋起抗邪，若正气强盛，抗邪有力，则病邪难于侵入，或侵入后也会被正气及时消除，不产生临床症状，即不发病。如自然界中经常存在着各种各样的致病因素，但并不是所有接触的人都会发病，此即是正能胜邪的结果。

（2）邪盛正负则发病：在正邪斗争过程中，若邪气偏胜，正气相对不足，邪胜正负，从而使脏腑阴阳、气血失调，气饥逆乱，便可导致疾病的发生。

（3）发病后邪正斗争决定疾病性质。正气强，邪正斗争剧烈，多表现为实证；正气虚弱，抗邪无力，多表现为虚证或虚实错杂证；感受阳邪，导致阳盛伤阴、而出现实热证；感受阴邪，导致阴盛伤阳，而出现寒证或寒湿证。

第七章　病机

一、名词解释

1. 病机：即疾病发生、发展与变化的机理，又称病理。

2. 虚：主要指正气不足、是以正气虚损为矛盾主要方面的一种病理反映，即“精气夺则虚”。

3. 亡阳：是指机体阳气发生突然性脱失，而致全身机能突然严重衰竭的一种病理状态。

4. 内生五邪：是指在疾病的发展过程中，由于气血津液和脏腑等生理功能的异常，而产生的类似风、寒、湿、燥、火六淫外邪致病的病理现象。

5. 心脉痹阻：又称心血瘀阻，是指血液运行不利，痹阻心脉的病变。

二、选择题答案

1. D　2. C　3. D　4. C　5. C　6. A　7. C　8. A　9. B　10. C

三、填空题答案

1. 邪正盛衰　阴阳失调　气血失调　津液代谢失常

2. 形脏内外传变　脏与脏传变　腑与腑传变　脏与腑传变

3. 气闭　气滞　气虚　气脱

4. 因虚致实　外现假实之象

5. 阴盛格阳

四、判断题答案

1. √　2. ×　3. √　4. √　5. ×　6. ×　7. √　8. √　9. √　10. ×

五、简答题

1. 答：至虚有盛候，是指机体虚衰到一定程度的时候，有时会出现一些与本质不符合的有余的表现。这是由于体内脏腑的功能低下，气血亏虚，运化无力，气血不能外达，致使外部表现某些有余之象。因此，体内虚衰不足是本，外表有余是正气虚衰至极所表现的假象，故称为“至虚有盛候”，多是在疾病发展到严重阶段时出现的病理反应。例如，本为正气虚弱，表现为纳呆食少、疲乏无力、舌胖嫩苔润，同时又见到腹满、腹胀、腹痛等一些类似“实”的症状。但腹满，却时减；腹虽胀，却时有缓和；腹虽痛，却喜按，故为真虚假实。

2. 答：阴损及阳，是指由于阴液亏损，累及阳气生化不足，或无所依附而耗散，从而在阴虚的基础上又导致阳虚，形成以阴虚为主的阴阳两虚的病理状态。阴损及阳的病理形成过程是。

（1）一般多由肝肾阴虚或肾阴亏虚日久，损伤肾阳时才易发生阴损及阳的病变。

（2）阴损及阳形成的阴阳两虚证是以阴虚为主，而不是阴阳同处于正常水平时的平衡状态。

（3）一般先有阴虚证，继后又出现阳虚证。

3. 答：气逆的病机常见于肺、胃和肝答脏腑。

（1）肺气上逆：肺失肃降则肺气上逆，表现为咳嗽、气喘、咳痰等症。

（2）胃气上逆：胃失和降而致胃气上逆，表现为恶心、呕吐、嗳气等症。

（3）肝气上逆：肝气主升主动，肝气过度上逆，则见头晕头痛，面红目赤，咯血吐血，昏厥等症。

4. 答：肝阳化风，是指肝肾阴虚，肝阳亢盛，阳亢化风的病理状态。

病机：肝肾阴虚，水不涵木，阴不制阳，阳升无制，亢极化风。

表现：轻剧筋惕内瞤，肢麻震颤，眩晕欲仆，或口眼歪斜，或半身不遂，重则猝然仆倒，不省人事。

5. 答：脾气虚损的病理变化表现为。

（1）运化无权，可见纳食不化，口谈无味。

（2）升清降浊失调，上可见头目眩晕，中可见脘腹胀闷，下可见便溏泄泻。

（3）水谷精微不足，生化气血无源，可致全身性气血不足。

（4）统血无权，而致各种慢性出血症状。

（5）升举无力，中气下陷，可见久泄脱肛，内脏下垂等病理变化。

六、思考题

1. 答：（1）阴阳失调，是机体在疾病的发生发展过程中，由于各种致病因素的影响，导致机体阴阳消长失去相对平衡，从而形成阴阳偏胜、偏衰，或阴不制阳、阳不利阴，或阴损及阳、阳损及阴、或阴阳互相格拒的病理状态。

（2）阴阳失调是脏腑、经络、气血、营卫等相互关系失调，以及表里出入、上下升降等气机失调的概括。

（3）六淫、七情、饮食劳倦等各种致病因素作用于人体，必然通过机体内部的阴阳失调才能形成疾病。

所以，阴阳失调是疾病发生发展的内在根据。

2. 答：肝火上炎和肝阳上亢都属于肝的阴阳、气血失调的病理变化，都有阳气亢逆的病机，但两者之间存在一定的区别。

（1）肝火上炎，即肝火，多因肝郁气滞、郁而化火或情志所伤，五志化火所伤。主要病理变化为：①肝之阳气升发太过，则头目眩晕，急躁易怒。②肝火灼伤肺胃络脉，则咯血、吐血、衄血。③气火上逆之极，则为薄厥。④郁火内灼，耗伤阴血，可致阴虚火旺。

（2）肝阳上亢是阴虚于下，阳气亢逆于上的病理变化。多因肝阴虚，阴不制阳，或肾阴虚，不养肝阴，肝肾阴虚，肝阳失治，亢逆于上所致。病理变化为：①肝肾阴虚于下，则腰膝酸软，两足痿弱。②阳气失制而亢逆于上，可见头胀头痛，眩晕耳鸣，急躁易怒。

第八章　诊法

一、名词解释

1. 望诊：是医生运用视觉对病人全身和局部的一切可见征象以及排泄物等进行观察，以了解疾病情况的诊察方法。

2. 自汗：日间汗出不止，活动时尤甚为“自汗”。

3. 表证：是指六淫邪气从皮毛、门鼻侵入人体肌表所导致的病位浅在肌肤的证候。

4. 八纲：是指阴、阳、表、里、寒、热、虚、实。

5. 热证：是感受热邪或阳盛阴虚，机能活动亢进所表现的一类证候。

二、选择题答案

1. C　2. B　3. C　4. C　5. B　6. D　7. D　8. C　9. A　10. D

三、填空题答案

1. 阳　喜静多言

2. 润燥　盈亏

3. 寸口脉　寸　关　尺

4. 部位　深浅

5. 阴阳

四、判断题答案

1. √ 2. √ 3. √ 4. × 5. √ 6. × 7. × 8. √ 9. √ 10. √

五、简答题

1. 答：①青色：主寒证、主痛证、主瘀血、平惊风。②赤色：主热证。③黄色：主虚证、湿证。④白色：主虚证、寒证、失血证。⑤黑色：主肾虚、水饮、瘀血。

2. 答：一船舌苔有白、黄、灰、黑四种颜色变化，其临床意义是，①白苔：主表证，寒证；②黄苔：主里让、热证，黄包越深，热邪越重；③灰苔：主里热证、寒湿证；④黑苔：主热极，主寒盛。

3. 答：大凡腹痛，暴痛为实，久痛为虚，食后疼痛为实，空腹时疼痛为虚；痛而拒按为实、痛而喜按为虚；痛而灼热感为热、痛而喜暖属寒。

4. 答：①虚脉：三部脉举、寻、按皆无力，主虚证；②实脉；三部脉举、寻、按皆有力，主实证；③滑脉：往来流利，应指圆滑，如盘走珠，主痰饮、食滞、实热；④涩脉：往来艰涩不畅如轻刀刮竹，主气滞、血瘀、精伤、血少。

5. 答：恶热喜冷，口渴喜冷饮，面红目赤，烦躁不宁，痰、涕黄稠，小便短赤，大便燥结，舌红苔黄燥，脉数等。

六、思考题

1. 答：神是指人体生命活动总的外在表现，又指精神意识活动。望神就是观察病人精神的好坏，神志是否清楚，动作是否矫健协调，反应是否灵敏等。由于五脏六腑的精气皆通过经络上注于目，所以诊察眼神的变化尤为重要。

（1）得神。病人两眼灵活明亮，神志清楚，语言清晰，反应灵敏，活动自如等称为得神或有神，表明正气未伤，脏腑功能未衰，预后良好。

（2）失神。病人目光晦暗，瞳神呆滞，精神萎靡，反应迟钝，呼吸气微，甚至神志昏迷，循衣摸床或猝倒而目闭口开，手撒，遗尿等即是失神，表示正气已伤，病情严重，预后不好。

（3）假神。多见于久病、重病、精神极度衰弱的病人。如原来神志模糊，突然转清，原来面色晦暗，忽见两颧发红，如涂油彩等，这是阴阳将绝前的一种假象，因此称为假神，俗称“回光返照”，表示病情恶化，不能误认为是好转。

2. 答：用寸口诊法切脉时，即按病人桡动脉的腕后浅表部分。寸口分寸、关、尺三部，以桡骨茎突内侧为关部，关之前（腕侧）为寸部，关之后（肘侧）为尺部，两手共六部脉。它们分候的脏腑是：右寸候肺，右关候脾，右尺候肾，左寸候心，左关候肝，左尺候肾。

用寸口诊法切脉的方法：切脉的正确性，关键在于掌握诊脉的时间、姿势、布指、指法和指力。时间以内外环境安静为宜，叨脉者必须调匀呼吸，每次诊脉不应少于1分钟。病人姿势应直腕仰掌，手与心脏在同一水平，以使气血通畅。医生布指应先用中指在桡骨茎突内侧定关部，再用食指在关前定寸部，无名指在关后定尺部。布指的疏密应以病人的高矮适当调整，三岁以上十岁以内的小儿可用“一指（拇指）定关法”。切脉时三指应呈弓形斜按在同一水平，以指腹接触脉体，用轻中重三种指力体察脉象。

第九章 辨证

一、名词解释

1. 脏腑辨证：脏腑辨证是运用脏腑学说的理论，对四诊收集的病情资料加以整理，结合八纲进行分析归纳，以判断疾病所在的部位，病证的性质和邪正盛衰状况的一种辨证方法。

2. 心脾两虚：是心血不足，脾气虚弱所表现的证候。

3. 心脉庳阻：是心脏脉络的气血运行不畅，甚至痹阻不通所表现的证候。

4. 脏腑兼病：是某一脏或一腑发生了病变，往往影响到相关的其他脏腑，不仅表现本脏腑的证候，还可出现受影响脏腑的证候，从而构成脏腑兼病。

5. 阳明病：是外感热病过程中正邪剧争的极期阶段，其特点是阳热炽盛，性质属里实热。

二、选择题答案

1. D 2. A 3. E 4. E 5. C 6. B 7. B 8. C 9. B 10. D

三、填空题答案

1. 脏病 腑病 脏腑兼病

2. 抑郁 叹息 胀痛

3. 冷 寒 温

4. 阴 痨虫

5. 不寐 眩晕 腰膝 五心

四、判断题答案

1. √ 2. √ 3. × 4. √ 5. √ 6. × 7. √ 8. √ 9. × 10. √

五、简答题

1. 答：根据脏腑的生理功能及其病理表现来分析病证，就是脏腑辨证的理论依据。

2. 答：心血虚和心阴虚的临床表现：心悸，健忘，失眠，多梦，头晕目眩，面色无华，唇舌色淡，脉象细弱为心血虚。若兼见五心烦热，潮热盗汗，颧红，口渴，舌红少津，脉细数为心阴虚。

3. 答：肝气郁结的临床表现：精神抑郁，胸闷不舒，喜叹息。胁肋胀痛，苔薄脉弦。妇女可见月经不调，经期腹痛，经前乳胀或有结块，少腹胀痛；或咽部似有异物梗阻，吐之不出，吞之不下，然不碍进食，称为“梅核气”。

4. 答：脾气虚是指脾气虚弱，运化不健，或升举无力而反下陷，或不能统摄血液所表现的证候。

其临床表现为：纳呆腹胀，大便溏薄，肢体倦怠，气短懒言，面色萎黄，舌淡苔薄，脉缓弱。中气下陷则见脘腹坠胀，内脏下垂，久泄脱肛等；脾不统血则见便血，月经过多，崩漏，皮肤紫斑等。

5. 答：风热犯肺是由外感风热、侵犯肺系所致。

其临床表现为：咳嗽痰黄稠，口渴，咽红疼痛，发热，微恶风寒，苔黄舌边尖红，脉浮数。

六、思考题

1. 答：眩晕耳鸣，健忘失眠，腰膝酸软，齿浮发落，形体消瘦，五心烦热，颧红盗汗，男子遗精或精少不育，女子崩漏或经闭不孕，舌红少苔，脉细数。

2. 答：心脾两虚的临床表现：心悸健忘，失眠多梦，面色萎黄，神疲乏力，食欲不振，腹胀便溏。或皮下出血；或妇女月经量多色淡，淋漓不尽；或月经虽少，甚至闭经。舌淡脉细弱。

心脾两虚的治疗：补益心脾，用归脾汤。

第十章　预防与治则

一、名词解释

1. 未病先防：就是在疾病未发生之前，做好各种预防工作，以防止疾病的发生。

2. 治则：治疗疾病的法则。是用以指导治疗方法的总则。

3. 正治：是逆其证候性质而治的一种常用治疗法则，又称“逆治”。

4. 扶正：即是扶助正气，增强体质，提高机体抗邪能力。

5. 异病同治：不同疾病，出现相同病机，表现为同一性质的证，可采用相同方法进行治疗。

二、选择题答案

1. A　2. A　3. D　4. C　5. A　6. C　7. D　8. B　9. A　10. C

三、填空题答案

1. 单独使用　合并使用　先后使用
2. 急则治其标
3. 热因热用　通因通用　塞因塞用
4. 因时制宜　因地制宜　因人制宜
5. 提高正气　抵病能力

四、判断题答案

1. √　2. ×　3. ×　4. ×　5. ×　6. ×　7. ×　8. ×　9. √　10. ×

五、简答题

1. 答：治未病的思想包括未病先防和既病防变两方面的内容。

（1）未病先防；即在疾病未发生前，做好各种必要的预防工作，采取综合的预防措施，防止疾病发生。具体方法如下：

①增强体质，提高正气抗邪能力。可从四个方面加强对正气的培养；调摄精神，或加强锻炼，或注意饮食起居有一定规律，或加强药物预防及人工免疫。

②防止病邪的侵害。注重生活环境和饮食方面的卫生，防止环境、水源、食物的污染，还要做好传染病人隔离工作，避免蔓延。

（2）既病防变，疾病发生后早期诊断，早期治疗，防止发展和传变。具体措施为：

①早期诊断，将疾病消除在最初阶段。

②根据疾病传变规律，先安未受邪之地，切断传变途径，控制疾病传变，减少损害。

2. 答：治则，是治疗疾病的原则。它对临床治疗方法的选择，以及立法、处方、用药等，均具有重要指导意义。

治则是用以指导治疗方法的总则。而治法是针对具体病情的治疗方法。任何具体的治疗方法，总是从属于一定的治疗原则，都是在治疗总则指导下确定的。如扶正祛邪是治疗的总则，在此指导下，益气、养血、滋阴、补阳是扶正的具体方法；发汗、攻下等是祛邪的具体方法。因此，治则是确定治疗方法曲依据，治疗方法是治则的具体体现。

3. 答：疾病的发生、发展，一般总是通过若干症状而显示出来。但有些症状只是疾病的表面现象，不一定是疾病的本质。只有充分地搜集、了解疾病的各个方面，包括症状在内的全部情况，在中医理论指导下，进行综合分析，才能透过现象看到本质，找出疾病的根本原因，从而确立恰当的治疗方法。这就是“治病必求其本”的意义所在。

4. 答：反治的方法有下列四种。

（1）热因热用：是以热治热。即用热性药物治疗具有假象（本质为寒）症状的病证。适用于阴寒内盛，格阳于外，反见热象的其寒假热证。由于阳虚寒盛是本质，故仍用温热药治其真寒，而假热之象自然消失。

（2）寒因寒用：是以寒治寒。即用寒性药物治疗具有假寒症状的病证。适用于里热盛极，阳盛格阴，反见寒象的真热假寒证。因为热盛是其本质，故须用寒凉药治其真热，而假寒之象自然消失。

（3）塞因塞用：是补以开塞。即用补益药治疗具有闭塞不通的症证。适用于因虚而闭阻的真虚假实证。

（4）通因通用：是以通治通。即用通利的药物治疗具有实性通泄症状的症证。适用于食积内停而此起不利等真虚假实证候。

5. 答：扶正，是指扶助正气，增强体质，提高机体抗病能力。扶正多用补虚方法。

祛邪，是指祛除病邪，使邪去而正安。祛邪多用泻实法。

扶正与祛邪，两者相互为用，相辅相成。扶正有助于机体抗御相祛除病邪；祛邪能够排除病邪的侵害和干扰，使邪去正安，有利于正气的保存和恢复。

六、思考题

1. 答：“急则治其标”是指在某些情况下，标病甚急，如不及时解决，可危及患者生命或影响疾病的治疗，可采取“急则治其标”的方法，待病情缓解后，再治其本。例如，大出血病人，无论属于何种性质的出血，均应采取应急措施，先止血以治标，待血止后，病情缓和，再治其本。再如，某些慢性病患者，原有宿疾，又复感外邪，当新病较急时，应先治外感以治其标，待新病愈后，再治宿疾以治其本。

2. 答：“损其有余”和“补其不足”是调整阴阳的总法则，两者含义不同。

（1）损其有余：是指临床上阴或阳的任何一方过盛有余的病证，用“损其有余”的方法进行治疗。适用于阳热亢盛的“实热证”，和阴寒内盛的“实寒证”。

具体方法：对于阴或阴偏盛的一方，要直泻盛者，如热者寒之，寒者热之。但阴阳偏盛的病变中，一方偏盛，可致另一方不足。故在调整偏盛时，亦应兼顾不足。

（2）补其不足：临床上，阴或阳的一方虚损不足的病证，用“补其不足”的方法治疗。适用于阴寒内盛的“虚寒证”和阴虚阳亢的“虚热证”以及阴阳两虚之证。

具体方法：一方面直接补其不足，如滋阴、补阴、补气、补血等，另一方面要注意阴阳互根的相互关系。

主要参考文献

[1] 杨永杰，龚树全. 黄帝内经 [M]. 北京：线装书局. 2009.

[2] 沈庆法. 内经 [M]. 北京：人民卫生出版社. 2009.

[3] 陈言. 三因极一病证方论（18卷）[M]. 北京：人民卫生出版社. 1957.

[4] 陈直. 养老奉亲书 [M]. 陈可冀，李春生，订正评注. 上海：上海科学技术出版社. 1988.

[5] 陈自明.《妇人良方》校注补遗 [M]. 熊宗立，补遗. 薛己，校注. 余瀛鳌，等，点校. 上海：上海科学技术出版社. 1991.

[6] 王履. 医经溯洄集 [M]. 南京：江苏科学技术出版社. 1985.

[7] 卞华，等. 伤寒杂病论 [M]. 北京：中医古籍出版社. 2012.

[8] 姜建设. 尚书 [M]. 开封：河南大学出版社. 2008.

[9] 清章楠. 医门棒喝 初集 医论 [M]. 北京：中医古籍出版社. 1999.

[10] 万金. 幼科发挥 [M]. 北京：人民卫生出版社. 1959.

[11] 虞抟. 医学正传 [M]. 郭瑞华，等，点校. 北京：中医古籍出版社. 2002.

[12] 张介宾. 景岳全书 [M]. 赵立勋，主校. 北京：人民卫生出版社. 1991.

[13] 刘完素. 素问玄机原病式 [M]. 北京：中华书局. 1985.

[14] 吴谦，等. 医宗金鉴 第8分册 幼科杂病心法要诀 [M]. 北京：人民卫生出版社. 1963.

[15] 沈金鳌. 杂病源流犀烛 [M]. 李占永，李晓林，校注. 北京：中国中医药出版社. 1994.

[16] 戴天章. 广瘟疫论 [M]. 刘祖贻，唐承安，点校. 北京：人民卫生出版社. 1992.

[17] 钱乙原. 小儿药证直诀 [M]. 北京：人民军医出版社. 2008.

[18] 喻嘉言. 医门法律 [M]. 韩飞，等，点校. 太原：山西科学技术出版社. 2006.

[19] 周学海. 读医随笔 [M]. 北京：人民军医出版社. 2010.

[20] 柴荣. 论衡 [M]. 哈尔滨：黑龙江人民出版社. 2004.

[21] 江百龙，雷斌. 中医学基础 [M]. 武汉：湖北科学技术出版社. 2000.

[22] 王新华. 中医学基础 [M]. 北京：中国中医药出版社. 2001.

[23] 山东省卫生厅. 中医学基础 [M]. 济南：山东科学技术出版社. 2006.

[24] 韩俊生. 中医学基础应试指导 [M]. 南京：江苏科学技术出版社. 2003.

[25] 张伯讷. 中医学问答题库 中医基础理论分册 [M]. 北京：中医古籍出版社.

1988.

[26] 方伯英. 中医学问答题库 诊断学分册 [M]. 北京：中医古籍出版社. 1988.

[27] 梁嵘，杨毅玲，赵精一. 中医诊断学习题集 [M]. 北京：人民卫生出版社. 2004.

[28] 何建成. 中医诊断学习题与解析 [M]. 北京：化学工业出版社. 2007.

[29] 张登本. 中医学基础习题集 [M]. 北京：中国中医药出版社. 2003.

[30] 宋传荣. 中医学基础概要学习指导与习题集 [M]. 北京：人民卫生出版社. 2010.

[31] 秦智义. 全国中等中医药教育规划教材习题集 中医学概要分册 [M]. 济南：山东科学技术出版社. 2003.